甲状腺超声进阶解读

原　著　[俄] 亚历山大 N. 森查
　　　　(Alexander N. Sencha)
　　　　[俄] 尤里 N. 帕特鲁诺夫
　　　　(Yury N. Patrunov)
主　译　徐　栋

辽宁科学技术出版社
LIAONING SCIENCE AND TECHNOLOGY PUBLISHING HOUSE
拂石医典
FU SHI MEDBOOK

图书在版编目（CIP）数据

甲状腺超声进阶解读 /（俄）亚历山大N.森查(Alexander N. Sencha),（俄）尤里N.帕特鲁诺夫(Yury N. Patrunov)主编；徐栋主译. -- 沈阳：辽宁科学技术出版社,2021.6

ISBN 978-7-5591-2028-1

Ⅰ.①甲… Ⅱ.①亚… ②尤… ③徐… Ⅲ.①甲状腺疾病—超声波诊断 Ⅳ.①R581.04

中国版本图书馆CIP数据核字(2021)第068086号

First published in English under the title
Thyroid Ultrasound: From Simple to Complex
edited by Alexander Sencha and Yury N. Patrunov

著作权号 06-2020-86

出版发行：辽宁科学技术出版社
北京拂石医典图书有限公司
地　　址：北京海淀区车公庄西路华通大厦B座15层
联系电话：010-57262361/024-23284376
E-mail：fushimedbook@163.com
印 刷 者：青岛名扬数码印刷有限责任公司
经 销 者：各地新华书店

幅面尺寸：185mm×260mm
字　　数：399千字　　印　　张：16.25
出版时间：2021年5月第1版　　印刷时间：2021年5月第1次印刷

责任编辑：陈　钢　陈　颖　　责任校对：梁晓洁
封面设计：潇　潇　　封面制作：潇　潇
版式设计：天地鹏博　　责任印制：丁　艾

如有质量问题，请速与印务部联系　联系电话：010-57262361

定　　价：128.00元

翻译委员会名单

主　　译　徐　栋

副 主 译　杨　琛　王立平　周玲燕　郭　良

译者名单　冯　娜（中国科学院大学附属肿瘤医院　超声医学科）

朱乔丹（中国科学院大学附属肿瘤医院　超声医学科）

李　伟（中国科学院大学附属肿瘤医院　超声医学科）

刘　鑫（中国科学院大学附属肿瘤医院　超声医学科）

宋　梅（中国科学院大学附属肿瘤医院　超声医学科）

欧　笛（中国科学院大学附属肿瘤医院　超声医学科）

邵智颖（中国科学院大学附属肿瘤医院　超声医学科）

杨　菁（中国科学院大学附属肿瘤医院　超声医学科）

程　芳（中国科学院大学附属肿瘤医院　超声医学科）

程建美（中国科学院大学附属肿瘤医院　超声医学科）

彭婵娟（中国科学院大学附属肿瘤医院　超声医学科）

颜美莹（中国科学院大学附属肿瘤医院　超声医学科）

王可敬（中国科学院大学附属肿瘤医院　头颈外科）

赏金标（中国科学院大学附属肿瘤医院　头颈外科）

赵坚强（中国科学院大学附属肿瘤医院　头颈外科）

汪丽菁（中国科学院大学附属肿瘤医院　超声医学科）

陈　超（中国科学院大学附属肿瘤医院　头颈外科）

陈丽羽（中国科学院大学附属肿瘤医院　超声医学科）

徐　栋（中国科学院大学附属肿瘤医院　超声医学科）
杨　琛（中国科学院大学附属肿瘤医院　超声医学科）
王立平（中国科学院大学附属肿瘤医院　超声医学科）
周玲燕（中国科学院大学附属肿瘤医院　超声医学科）
郭　良（中国科学院大学附属肿瘤医院　头颈外科）
刘　莉（中国科学院大学附属肿瘤医院　超声医学科）

原著前言

本书是基于我们多年的甲状腺疾病超声诊断研究和临床经验汇编而成。从简单的常规超声检查和多普勒彩超，到复杂的弹性成像技术和超声造影技术；从基础的诊断技术到复杂的创新性诊断技术的分析，以及超声引导下的细针穿刺活检等，逐一进行了详细评述。

全书重点介绍了正常甲状腺的超声特征及超声诊断的实际应用，深入探讨了甲状腺弥漫性改变和甲状腺病变，对甲状腺肿瘤的早期鉴别诊断进行了大篇幅介绍，尤其是肿瘤的早期检测，以及TIRADS分类作为对甲状腺恶性肿瘤风险分层的这一实用方法。作者总结了他们利用压迫式弹性成像定性参数和剪切波弹性成像定量数据的经验，并分析了这些方法在甲状腺病变诊断的可能性、诊断意义和优缺点。基于肿瘤新血管生成的全面阐释，讨论了超声造影在甲状腺肿瘤鉴别诊断中的作用。本书还探讨了在诊断和鉴别诊断存在争议时超声诊断检查算法和参数的选择问题。

本书内容丰富，结构合理，参考资料简洁全面，并结合了大量的超声图像和图表进行说明，旨在促进广大读者思考、比较和分析，帮助超声诊断医师、放射科医师、内分泌科医师、肿瘤医师、外科医生和全科医生系统梳理甲状腺疾病超声诊断、多参数超声成像的原理和技术，超声造影及超声引导穿刺活检等方面的知识体系。适合超声诊断学初学者、在校学生、住院医师及经验丰富的放射科医师和超声诊断研究教学专家阅读。

Alexander N. Sencha，俄罗斯莫斯科
Yury N. Patrunov，俄罗斯雅罗斯拉夫尔

内容提要

随着知识和技术的发展，对甲状腺疾病的诊断能力不断提高。在过去的20～30年中，超声成像已成为甲状腺异常早期鉴别诊断的首选方式。由于新技术和新方法的出现、诊断设备的改进，超声诊断医师操作更加自动化，读图更加标准化，工作效率更高，主观性判断误差降低。尽管如此，诊断结果仍很大程度上依赖有效、及时的成像技术，以及超声医生的正确判断和对数据的综合分析，恰当的诊断策略关乎后续治疗的进度和费用。遵循合理的超声检查操作顺序非常重要：从简单和低成本到复杂和高成本，从无创到微创，从门诊到住院，从器官保留到根治。

为了有效救治病患，只会用简单的超声探头扫描是远远不够的，更重要的是要学会看超声图，并做出分析和预后评估。目前超声成像的自动分析技术仍然不完善，还需要进一步的技术和智能改进。超声医生不仅需要系统掌握各种疾病的适应证以及超声治疗的局限性，还要掌握正常或病变的甲状腺组织和颈部其他组织结构的特征。在掌握知识、积累经验的基础上严格遵循规范也很重要，这决定了诊断搜索的方向和准确性，从而保证能得出正确且及时的诊断结果。

如今，做一个常规甲状腺超声检查是件比较简单的事，而比较重要且更加困难的是，要在此专业基础上进行高水平的研究，并保持一贯的高质量诊断，这样才能得到业界其他同事、临床医生和患者的完全信任。我们非常期待随着TIRADS系统的不断改进，能使超声诊断变得更加标准化，该系统促进了甲状腺恶性肿瘤的风险分层，并有助于确定进一步的治疗方案。利用这一系统，医生们可以制定明确的标准和算法。

本书作者根据文献及个人经验总结和分析了各种甲状腺疾病超声诊断的问题和观点，其中包括他们2000—2018年采用多参数超声波频谱分析的100 000多个甲状腺检查结果，5000多个超声引导的活组织检查和1200多个对比增强超声研究，如此丰富的经验展示能够让读者对当前的超声成像水平有一个充分的认识。

毫无疑问，并非所有的甲状腺疾病超声诊断问题都已得到解决。我们希望读者在阅读本书的基础上进行分析、反思、评论，进一步的科学探索和实践验证，并及时给予反馈和建议，以便我们在以后的实践工作和科学研究中认真考虑并悉心采纳，不胜感激！

亲爱的朋友和同道们，祝你们取得进一步的专业成就！

知识就是力量。加油！

缩略语

3D　三维图像重建
3DPD　三维能量多普勒（血管模式下图像的三维重建）
4D　实时三维成像
AIT　自身免疫性甲状腺炎
AITD　自身免疫性甲状腺疾病
AJCC　美国癌症联合委员会
AT　急性甲状腺炎
ATA　美国甲状腺协会
BI-RADS　乳房成像报告和数据系统
BSA　体表面积
BSRTC　甲状腺细胞病理学 Bethesda 报告系统
CCA　颈总动脉
CDI　彩色多普勒成像
CEUS　造影增强超声
CPD　彩色像素密度
CT　计算机断层扫描
EDV　舒张末期流速
FNA　细针抽吸
FNAB　细针穿刺活检
hCG　人绒毛膜促性腺激素
HPT　甲状旁腺功能亢进
IJV　颈内静脉
ITA　甲状腺下动脉
IVF　体外受精
LN　淋巴结
MEN　多发性内分泌肿瘤
MRI　磁共振成像
PDI　能量多普勒成像
PET　正电子发射断层扫描
PI　搏动指数
PSV　收缩期峰值流速
PTH　甲状旁腺激素
PW　脉冲多普勒
RI　阻力指数
SAT　亚急性甲状腺炎
SPECT　单光子发射计算机断层显像
STA　甲状腺上动脉
SWE　剪切波弹性成像（弹性测定法）
TIRADS　甲状腺影像报告和数据系统
TSH　促甲状腺激素
US　超声（回波）
USE　超声弹性成像

目录

第1章

甲状腺疾病的诊治现状：甲状腺超声原理与技术

Alexander N. Sencha，Yury N. Patrunov，
Stanislav V. Pavlovich，Liubov A. Timofeyeva，
Munir G. Tukhbatullin，and Antonina A. Smetnik

近些年来，碘缺乏所致的地方性甲状腺肿，其他甲状腺疾病在临床上呈现出日益高发的趋势，都是重要的社会问题和医疗问题。甲状腺疾病的防治是世界上许多国家初级卫生保健的主要内容之一。在所有内分泌疾病中，甲状腺疾病发病率排在第二位。在全球范围内，成人甲状腺疾病患病率为8%～20%。据世界卫生组织报告显示，有超过2亿人患有各类甲状腺疾病。在甲状腺疾病流行地区，患病率超过50%[1-6]。

A. N. Sencha（✉）
Department of Visual and Functional Diagnostics，National Research Center for Obstetrics，Gynecology and Perinatology，Ministry of Healthcare of the Russian Federation，Moscow，Russia

Y. N. Patrunov
Department of Ultrasound Diagnostics，Center for Radiological Diagnostics of Non-State Healthcare Institution Yaroslavl Railway Clinic of JSC "Russian Railways"，Yaroslavl，Russia

S. V. Pavlovich
Academic Council of National Research Center for Obstetrics，Gynecology and Perinatology，Ministry of Healthcare of the Russian Federation，Moscow，Russia

L.A. Timofeyeva
Department for Internal Diseases Propaedeutic，Course of Diagnostic Radiology of Medical Faculty of Federal State Budget Educational Institution of Higher Education "I. N. Ulianov Chuvash State University"，Cheboksary，Russia

M.G. Tukhbatullin
Department of Ultrasound Diagnostics，Kazan State Medical Academy – Branch Campus of the Federal State Budget Educational Institution of Further Professional Education，"Russian Medical Academy of Continuing Professional Education" of the Ministry of Healthcare of the Russian Federation，Kazan，Russia

A. A. Smetnik
Department of Gynecological Endocrinology，National Medical Research Centre for Obstetrics，Gynecology and Perinatology，Ministry of Healthcare of the Russian Federation，Moscow，Russia

甲状腺癌占全身恶性肿瘤的1%～3%。最近的研究表明，几乎所有国家的甲状腺疾病（包括甲状腺癌）发病率都呈上升趋势[5,7-12]。例如，1973—2009年美国甲状腺癌的发病率增加至3.6倍，从每10万人3.5例增加到12.5例[13-15]。甲状腺发病率的增加主要归因于分化型甲状腺癌数量的增加。

然而，甲状腺恶性肿瘤患者的死亡率呈持续下降趋势。例如，2007—2017年间俄罗斯地区，在确诊为甲状腺癌后一年内死亡率从5.9%下降到3.5%[16]。这可能与超声的普及、新的治疗方法的出现和密切的随访有关。

任何一名诊断医师在进行日常工作时都应该将疾病与肿瘤进行鉴别诊断，这也适用于甲状腺病变。Davydov[1]指出，弥漫性毒性甲状腺肿的恶变风险为2.5%～8.4%，结节性甲状腺肿为4.6%～31.4%，自身免疫性甲状腺疾病（autoimmune thyroid disease，AITD）为1.2%～8.2%（结节AIT为 4.7%～29.5%），甲状腺腺瘤为5.0%～24.4%。

超声检查可为甲状腺疾病诊断提供有价值的信息，主要内容包括：明确甲状腺位置；分析毗邻颈部组织的解剖关系；评估甲状腺大小和体积、病变部位的边界、回声等与病理相关的超声特征；确定周围器官和淋巴结的情况；提出进一步的诊断策略；为进一步治疗和随访提供建议。

甲状腺疾病的诊断方法如下：

1.术前

a. 基本检查：

- 甲状腺和颈部淋巴结触诊
- 甲状腺超声检查
- 血清甲状腺激素和促甲状腺激素的测定

b. 附加检查：

- 超声引导下细针穿刺活检
- 抗甲状腺抗体测定
- 甲状腺放射性核素扫描
- 纵隔X线与食管造影
- 计算机断层扫描（CT）
- 磁共振成像（MRI）
- 肿瘤的分子遗传学分型
- 其他

2.术中

a. 术中甲状腺超声

b. 可疑甲状腺恶性肿瘤组织的冰冻切片检查

3. 术后

a. 基本检查

- 已切除的甲状腺组织病理学检查

b. 补充检查

- 肿瘤的免疫组织化学检查（检测肿瘤标志物）

影像学检查是诊断甲状腺疾病的重要检查方法，如超声检查、放射性核素扫描、CT、MRI和普通X线等。现代甲状腺检查是将各种方法按最佳的组合和顺序应用，来检查甲状腺形态和功能变化。到目前为止，没有哪种诊断方法是绝对可靠的。在选择诊断方法时，必须考虑其优缺点，如辐射接触（放射性核素扫描、X射线和CT）、信息局限（触诊）、检查时间长、适用性低（MRI、PET/CT）等等。对于不同的甲状腺疾病，其诊断价值也不尽相同，通常取决于基础疾病、先前治疗方式、患者年龄、甲状腺解剖特点以及其他一些因素。

术前分子遗传学基因检测有助于明确病灶的生物学特征并及时发现肿瘤高危患者。欧洲和美国的甲状腺协会临床指南指出甲状腺分子遗传学特征有助于判断BSRTC Ⅲ～Ⅳ类结节中罹患恶性肿瘤的风险。BRAF V600E、RAS/MAPK、RET/PTC、EIF1AX和AKT1等突变基因，以及与之相关的多基因诊断平台ThyroSeg v2、Afirma、TheGenX、Thyra MIR等联合使用，具有较好的阴性预测值，有助于避免不必要的手术[11]。

超声具有快速便捷、安全无创、成本较低，以及能提供丰富的诊断信息等优点，因此，超声是甲状腺影像学检查首选方法，在甲状腺疾病诊断中得到广泛应用。自从第一份超声诊断报告发表以来，没有科学证据证明超声在医学上的应用会产生不良影响，但有可能在将来会被发现有副作用。现有资料显示，超声检查给患者带来的益处远超其风险（如果存在风险的话）。临床诊断使用的超声剂量在患者体内不会累积，同时检查时间又很短，不足以造成任何显著的生物学效应。因此，超声检查可反复多次进行，对检查时间间隔没有任何限制和要求，这使得可以动态评估相关病灶。

现代超声扫描仪可敏感地分辨出直径1mm的甲状腺囊性和实性病灶。超声也可探及位于上纵隔的胸骨后甲状腺肿。然而，气管分叉限制了其以下甲状腺组织的超声显示。同时，超声的另一个缺点是它高度依赖于超声医生的专业水平、诊断经验和技能。不同的超声医生检查相同病人，诊断差异为10%～30%。另外，超声的诊断价值和数据可重复性在很大程度上取决于设备的质量。

超声造影诊断甲状腺癌的敏感性为69%～100%、特异性为55%～98%、诊断准确性为54%～99%[3,4,7,17,18]。彩色多普勒成像（CDI）、能量多普勒成像（PDI）、三维立体图像、多平面扫描、超声弹性成像（USE）、超声造影（CEUS）等现代检查手段提高了常规超声的诊断价值。

分化型甲状腺癌区域淋巴结转移率高达50%～60%[13,19,20]。超声在甲状腺癌颈部淋巴结转移方面的诊断价值也比较高，敏感性为76%～100%，特异性为72%～91%，准确性为82%～94%[13,19,21]。

下图所示的是多模态超声在甲状腺疾病诊断流程图中的地位，包括病理类型不同的甲状腺疾病患者不同的治疗原则，其他诊断方法的先后顺序，治疗方式的选择和进一步的处理策略（图1.1）。

甲状腺超声检查可判断病变类型，对甲状腺结节进行恶性风险分层和明确细针穿刺活检（FNAB）是否具有必要性。与不同诊断方式相结合可更好的评价甲状腺结节，并且病理诊断结果能够评估肿瘤性质和恶性程度。现代多项技术的联合诊断不是要使用所有诊断方法，而是找到合适的诊断方式和诊断顺序以获得每个病例最全面的临床信息。

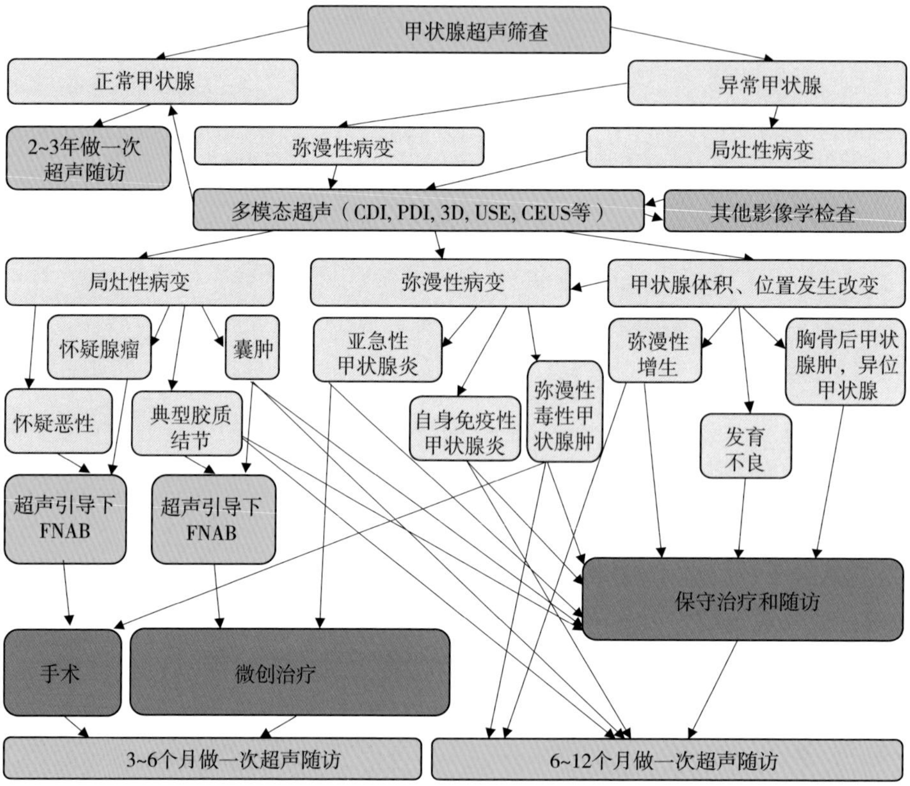

图 1.1　多模态超声在甲状腺疾病诊断流程图中的地位

1.1　甲状腺超声原理及适应证

超声检查（US）是超声诊断仪向人体发射超声波（频率在20 000Hz以上）进入体内，遇到不同声阻抗的两种组织（介质）的交界面（界面），即有超声波反射回来，由仪器接收后于屏幕上形成图像的无创性检查。

1955年，Howry等人用B型超声探查肝脏标本，开启了B型超声检查的先河[22]。在

1966—1967年期间，超声波（A型和B型）首次用于对甲状腺进行检查[23]。1971年有报道首次提出超声可以鉴别甲状腺组织[24]。自20世纪70年代以来，超声已被广泛应用于医学各个领域，是诊断甲状腺疾病必不可少的影像学检查方法之一。现代超声扫描仪能够对器官进行实时动态成像并可持续观察组织器官的运动。

甲状腺超声检查有以下优点：

- 相对简单、操作速度快、价格便宜；
- 无痛、无创；
- 检查前患者无需进行任何特殊准备；
- 没有禁忌证；
- 对病人和医师都无害且安全。儿童、孕妇、哺乳期妇女以及重症患者可以多次接受检查；
- 无论患者使用何种药物，都可以进行检查，包括抗甲状腺药物；
- 是一种高分辨率技术；
- 可利用多普勒成像、三维图像重建、超声弹性成像等模式进行鉴别诊断；
- 可使用超声造影剂对病灶血供进行评估；
- 提供视频数据和静态图像文档，以及使用现代通信渠道快速传递信息；
- 超声引导下微创治疗。

甲状腺超声检查适用于下列患者：

- 甲状腺病变引起相关临床症状：呼吸困难、咳嗽、易怒、心悸、心前区不适；
- 颈前触诊肿块；
- 已被其他方法检测出甲状腺疾病；
- 患有心血管疾病，主要表现为心律失常；
- 患有耳、鼻、喉、咽、气管等器官持续性疾病、发声困难或失声等；
- 吞咽困难；
- 监测甲状腺疾病的治疗效果；
- 术后随访。

超声检查可作为甲状腺疾病的筛查手段，有利于早期发现甲状腺疾病高风险人群，早期发现异常，对相关疾病进行鉴别诊断，从而便于早期治疗以及后期随访复查。

超声检查具有安全可靠、可多次重复检查、对超声设备及操作人员的依赖降低、操作简单、检查方便和费用低等优点。其缺点是诊断准确率较低，假阳性以及假阴性较高。在实际操作中，患者往往由全科医生进行简单的甲状腺超声检查（比如，仅仅二维灰阶扫查）完成初步筛查。其筛查的目的是将患者分成两类：一类是大体正常；二类是有可疑病变（图 1.1）。

对发现甲状腺有可疑病变的患者需要进一步行多模态超声检查，以期区别是局灶性或弥漫性病灶，再决定后续的诊治策略。

但是，有必要了解并避免混淆早期筛查和深入全面检查两者之间的概念，两者并不等同。近年来，伴随着私营商业体检中心的繁荣，超声便捷的优点促进了疾病的早期筛查，但诊断率却没有明显提高。在日常生活中进行常规超声检查不是难题，难的是经验丰富的超声专业医师利用专业超声设备对患者进行检查，获得准确及稳定的结果。

1.2 甲状腺超声技术

1.2.1 甲状腺的一般评估

患者行甲状腺超声检查时不需要进行特殊准备。建议患者去除颈部衣物和首饰，嘱其采取仰卧位，垫高颈肩部，使颈前部充分暴露（图1.2）。无法平躺的重病患者可以坐在硬椅子上，嘱其背部和肩膀在一条垂直线上，颈部轻度伸展，头部稍微偏离患侧。

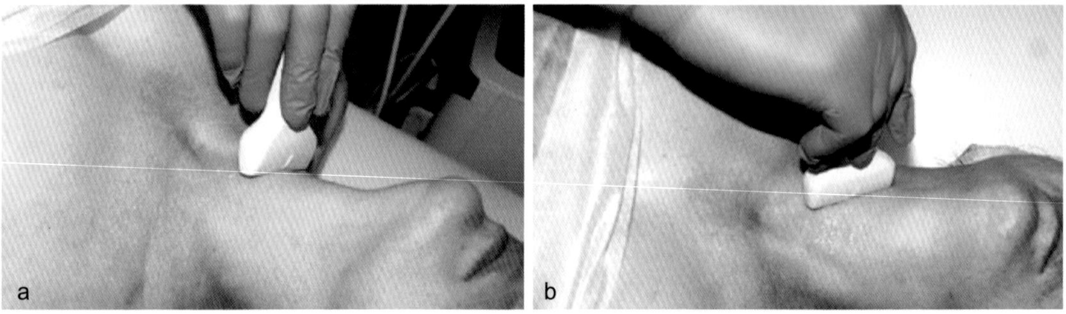

图 1.2 甲状腺的超声检查，超声探头的位置。（a）甲状腺横向扫查检查。（b）甲状腺纵向扫查检查

超声扫查甲状腺一般使用频率为5～18MHz（通常为7.5～12MHz）的线性探头。3.5～5MHz凸阵探头有时更适合扫查体积较大的甲状腺。胸骨后甲状腺可能需要使用频率为2.5～5MHz的扇形探头。

超声评估甲状腺具体内容如下：

1.甲状腺整体性评估

- 解剖位置（正常，异位）
- 体积（增大，正常，缩小）

- 包膜（清晰，模糊，中断）
- 形态（正常；先天性发育异常：甲状腺叶缺失；发育不全；甲状腺肿大）
- 回声分类（正常，回声增高，回声减低）
- 回声分布（均匀，不均匀）
- 弹性
- 甲状腺血流分布（血流密度，血流分布对称性）

2.甲状腺结节评估

- 结节特征（弥漫型，局灶型，混合型）
- 位置（腺叶或者峡部）
- 数目
- 结节边缘（规则，不规则；光滑，模糊）
- 结节大小（测量结节最大径及与之垂直的另一径线，与最大径切面垂直的切面测量第三径线）
- 结节回声强度、回声分布特点
- 结节弹性
- 结节内部血流

3.甲状腺与周围组织关系

4.区域淋巴结的情况

在颈部均匀涂抹耦合剂，以使超声探头与皮肤保持良好的接触。然后将探头置于颈部前方，从胸骨上窝扫查到舌骨，再返回继续扫查。扫查时手法尽量轻柔，以避免甲状腺受压发生变形以及相邻结构的错位。甲状腺超声检查时应该完成以下几个切面：左、右叶的横向扫查、纵向扫查和多角度面的斜切扫查（图1.3）。常规超声不仅可以明确甲状腺的位置，还可以通过测量三条径线计算体积大小。

甲状腺大小的评估是基于径线的测量和腺叶体积的估算。超声检查的顺序是横向扫查测量左右径和前后径两条径线，然后纵向扫查测量最大上下径（图1.4）。横向扫查时，必须遵循解剖学的横切平面，并将探头垂直于皮肤，呈90°。纵向扫查测量的是腺叶的最大上下径，实际上是在垂直于颈部纵向解剖的平面上获得的。探头的最佳位置应平行且靠近胸锁乳突肌内缘。甲状腺增大会影响腺叶长度的评估，这是因为增大的腺叶长度超过超声探头的长度，无法在一个扫查切面内看到整个腺叶。可以采用以下技术来解决此问题：

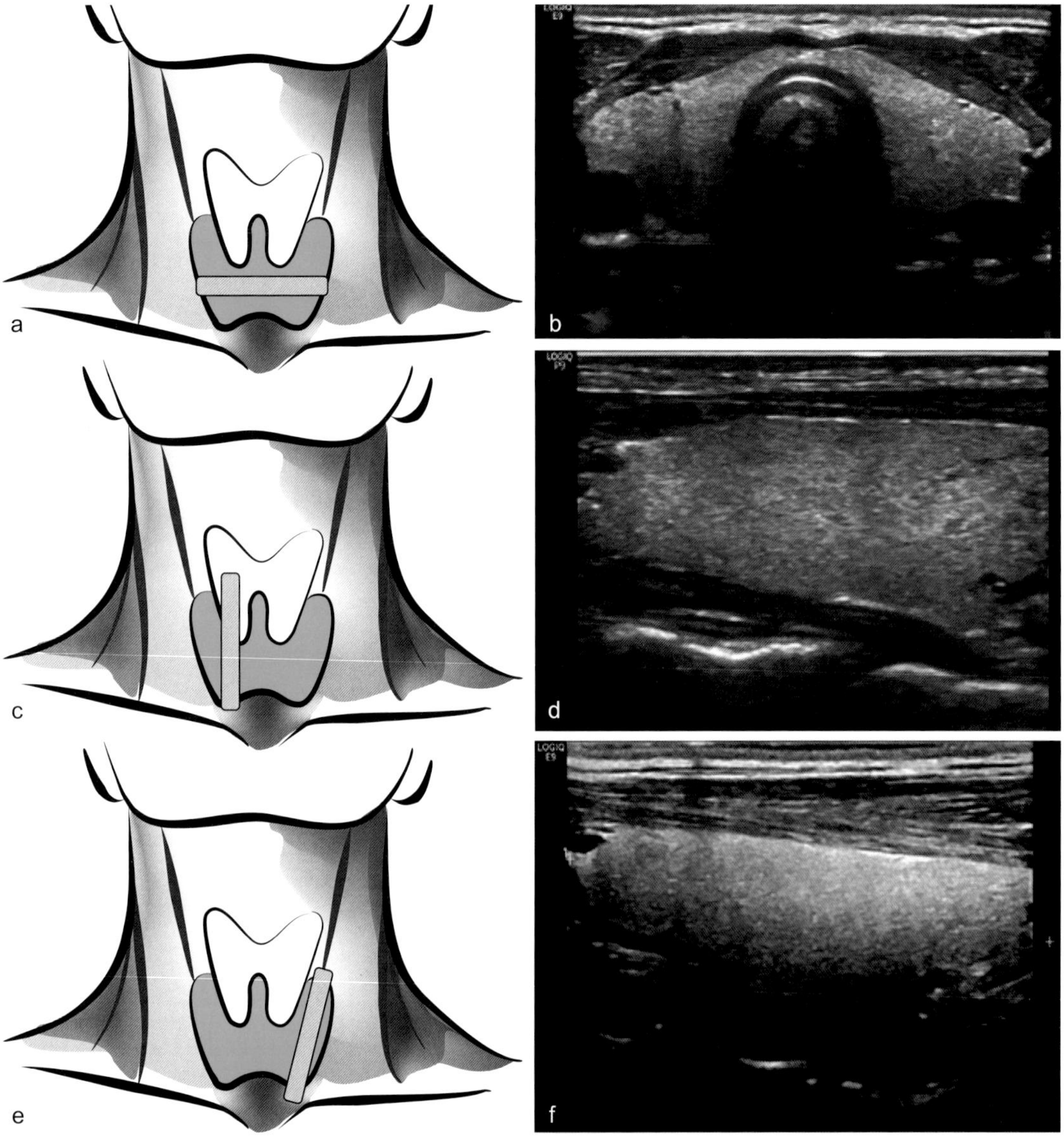

图 1.3 甲状腺超声检查的常规扫查切面。（a）横向扫查示意图。（b）横向扫查超声图像。（c）纵向扫查示意图。（d）纵向扫查超声图像。（e）斜切扫查示意图。（f）斜切超声图像

- 结合两个切面扫描（图1.4i、j和4.2a）
- 使用“凸型扩展技术”或梯形模式（图1.4h和4.2b）
- 使用凸阵探头（图4.2c）
- 全景扫描（图4.2d）

甲状腺纵向扫查和横向扫查包括测量每个腺叶的左右径（w）、上下径（l）和前后径（d）。甲状腺体积的计算公式为：V（ml）=0.479×d×w×l（cm）。公式中的0.479（或0.524）是确定椭球形状结构体积的修正系数。甲状腺体积是两个腺叶的体积之和，不包括峡部体积（厚度小于10 mm）。

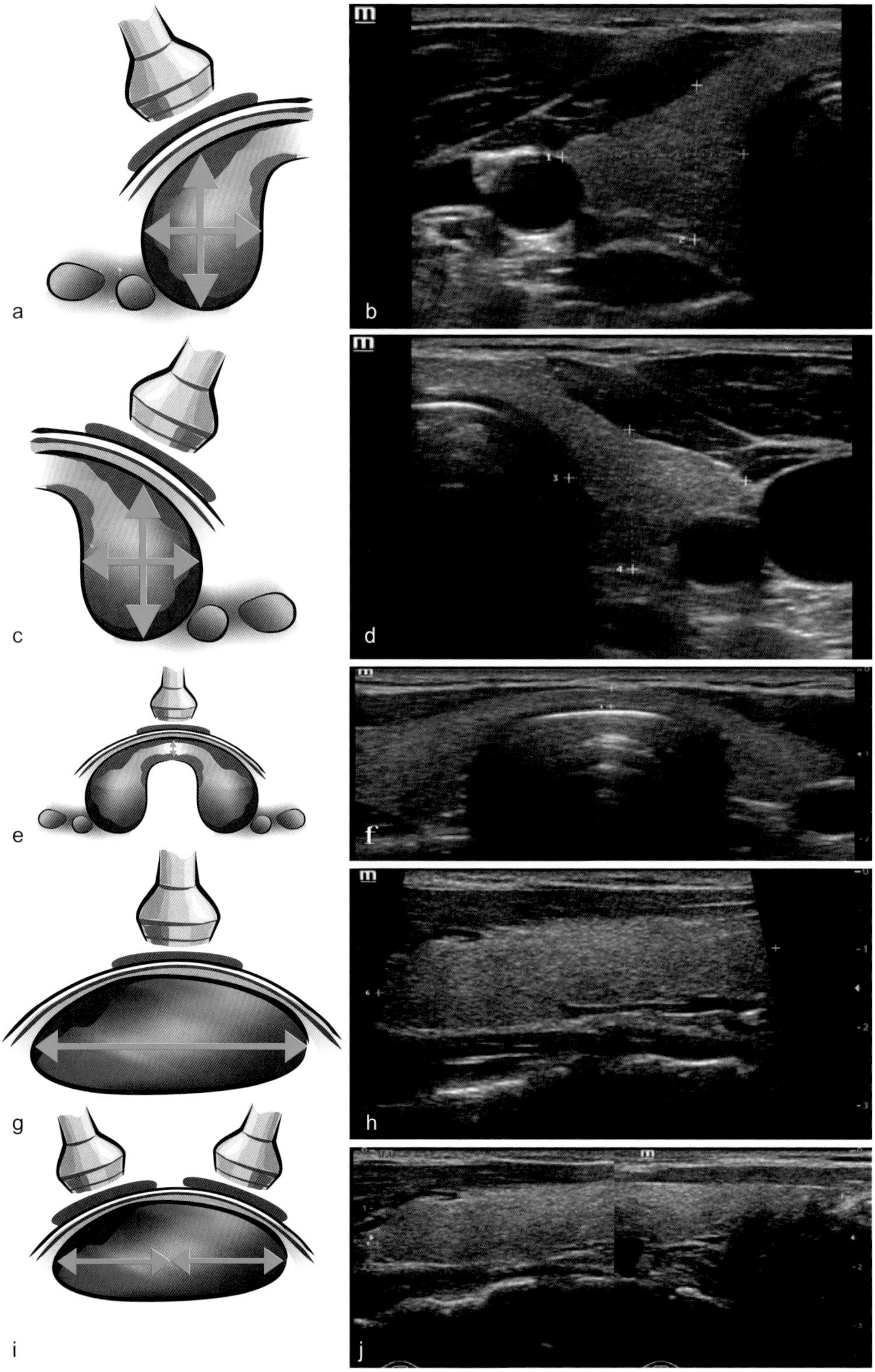

图 1.4 超声测量甲状腺径线。右叶的前后径和左右径：（a）扫查示意图，（b）右叶的前后径和左右径超声图像。左叶的前后径和左右径：（c）扫查示意图，（d）左叶的前后径和左右径超声图像。峡部厚度的测量：（e）扫查示意图，（f）峡部前后径超声图像。腺叶长度的测量超声图像：（g）扫查示意图，（h）梯形超声图像，（i）两种切面的组合扫查示意图，（j）两个扫查切面的组合超声图像

成人甲状腺超声检查测量值正常范围：甲状腺叶左右径为13～18mm，前后径为16～18mm，上下径为45～60mm，峡部前后径为2～6mm。通常，左右甲状腺叶之间的三条径线没有显著差异。其中，单独一条径线没有参考意义，只有腺体组织的总体积才能代表甲状腺大小。

成人和儿童甲状腺的正常体积仍然是争论的焦点。世界卫生组织建议男性甲状腺体积正常值7.7～25cm^3，女性正常值为4.4～18cm^3[25]。成人甲状腺体积可以与推荐的标准进行比较，因为后者已根据年龄、身高、体重和体表面积进行标化。

甲状腺的正常体积及甲状腺肿大的标准目前正处于研究阶段。甲状腺肿大的超声诊断标准目前尚无定论，因此甲状腺专业协会不建议推广其进行临床应用。该协会建议，在甲状腺触诊及视诊的基础上，用超声数据来评估甲状腺是否肿大（例如1994 WHO版本）。

同时，在大多数情况下，只有一点值得关注，那就是患者甲状腺体积是否发生变化。许多作者认为，以百分比表示偏离程度可能有助于动态评估治疗期间甲状腺体积的变化。

1.2.2 胸骨下甲状腺肿

超声扫查胸骨下甲状腺肿时常常显示困难。胸骨下甲状腺肿是指甲状腺完全或部分位于胸骨上窝以下。当胸骨下甲状腺肿坠入胸腔时，往往位于前纵隔，极少数发生于后纵隔。胸骨下甲状腺肿也可称为胸骨后甲状腺肿、胸内甲状腺肿、颈纵隔甲状腺肿或纵隔甲状腺肿，意味着超过80%的腺体位于胸腔内。这种病变常见于老年人，腺体“下降”进入纵隔的主要原因是胸廓入口较宽，特别是身高较矮的患者。甲状腺两侧有颈前肌群的限制，当有甲状腺肿发生时，由于重力作用，又受到胸腔负压的吸引，促使肿块向胸腔内坠入。

各个国家胸骨后甲状腺肿的发病率报道不一，占所有甲状腺手术的1%～31%[26,27]。胸骨后甲状腺肿分为以下5度：

1度：腺体小部分位于胸骨后。

2度：腺体大部分位于胸骨后，当吞咽时可使其上移至颈部。

3度：吞咽后甲状腺肿无法上移至颈部。

4度：触诊时仅能触及甲状腺上缘。

5度：完全性胸内甲状腺肿。

胸内甲状腺肿占所有纵隔病变的8%～10%，占所有甲状腺肿疾病的5%[28]。Pinsky等人指出[29]，与颈部甲状腺肿相比，胸骨后甲状腺肿的恶性病变更常被发现。

“胸骨后位置”的超声评估在一定程度上是主观的，因为患者的体位（直立或仰卧）不同，并且在检查过程中患者的头部屈曲程度也不同。这就会影响甲状腺位置的判断，从而做出不同的临床决策。胸骨后甲状腺肿主要表现为纵隔器官移位或压迫症状，例如高达39%～65%的患者有呼吸困难，16%的患者有吞咽困难，其他症状还包括声音嘶哑、喉咙异物感、上腔静脉综合征以及相关并发症[26,30,31]。30%～50%的患者无明显临床症状，因其他疾患或常规体检时发现。

虽然超声在诊断颈部甲状腺疾病方面有重要价值，但是无法对纵隔深处的腺体进行详细观察，在评估胸骨后甲状腺肿时存在一定的局限性。然而，对于位于上纵隔的胸骨后甲状腺肿，超声扫查是有效的。

7.5～15MHz的高频线阵探头检查胸骨后甲状腺时存在以下困难：首先，从技术上讲，扫查胸骨后甲状腺是有难度且复杂的。短轴扫查可防止探头倾斜，但是会限制有效扫描范围。为了改善这种情况，病人被要求把头向后仰，然后转向另一侧，显著扩大了可用于操作探头的区域，并抬高了甲状腺叶的较深部分，这就使得大部分甲状腺暴露出来，增大扫查范围。但是，如果胸骨后腺体部分体积较大，操作者必须使用低频探头。因此，不可避免地会出现第二个问题：图像质量下降。在这种情况下，常规超声以及多普勒成像无法鉴别甲状腺疾病。然而，超声低频探头可以敏感地区分异常甲状腺组织与脂肪组织及纵隔器官。微凸或扇形超声探头扫查胸骨上窝和肋间胸骨旁可以测量甲状腺的前后径和长径。考虑到胸骨后有很宽的声影，横径的测量通常不准确。

有研究表明超声可探及胸骨后及纵隔内甲状腺组织，评估其具体位置（前纵隔，后纵隔，中纵隔），与其他来源的肿瘤以及转移性淋巴结进行鉴别。Kazakevich[32]推荐在以下情况下使用超声检查：

- 临床检查或胸部X线检查怀疑胸内肿瘤占位
- 不明原因的纵隔肿大或胸部X线检查怀疑纵隔肿大
- 超声扫查甲状腺时发现胸骨后有占位
- 颈部淋巴结广泛转移
- 甲状腺下极恶性肿瘤
- 甲状腺下极肿瘤、胸内甲状腺肿瘤和颈部或纵隔淋巴结转移术后的随访

超声扫查纵隔时使用的是3~5MHz的扫描半径较小的探头，探头置于胸骨上窝、锁骨上窝和前4个肋间隙。CT是评估纵隔结构和鉴别胸骨后甲状腺肿、淋巴瘤和其他胸部病变的首选方法。CT对纵隔肿瘤的敏感性为98.8%，特异性为92.7%[33]。

胸部放射学检查，包括纵隔X线、食管造影及放射性核素扫描，在评估胸骨后甲状腺肿时通常是必需的。MRI、PET（更常见于肿瘤检查）和SPECT也为胸骨后甲状腺肿提供了额外的诊断信息。

细针穿刺活检（FNAB）操作简单，诊断价值高。然而，由于胸部大血管和器官受创的高风险性，大多数学者不推荐使用这种方法。胸骨后甲状腺肿通常表现为体积较大的肿块，因此，穿刺获得的活检材料不能提供病灶的完整信息，继而无法排除恶性肿

瘤。根据Ignjatovic[34]报道，临床上约有20%的病理标本无法得到正确诊断。

现代多模态甲状腺超声检查包括以下技术：

1.灰阶超声及其衍生技术（组织谐波等）

2.血管无创性评估（彩色和能量多普勒成像、脉冲波多普勒频谱、二维灰阶血流、微血流等）

3.组织弹性评估（压迫式弹性成像和剪切波弹性成像）

4.超声造影（经血管有创性评估）

5.后期处理和重建［3D/4D、全景扫描、多层视图、自适应彩色成像（伪彩）等］

灰阶超声（B超或二维超声）以256级灰阶实时提供甲状腺的截面图像（图1.5），是检查甲状腺的常用方法，占所有超声数据的70%～75%。B超可以直接显示甲状腺的以下征象：

● 甲状腺的解剖特征（位置、形态、腺叶对称性等）

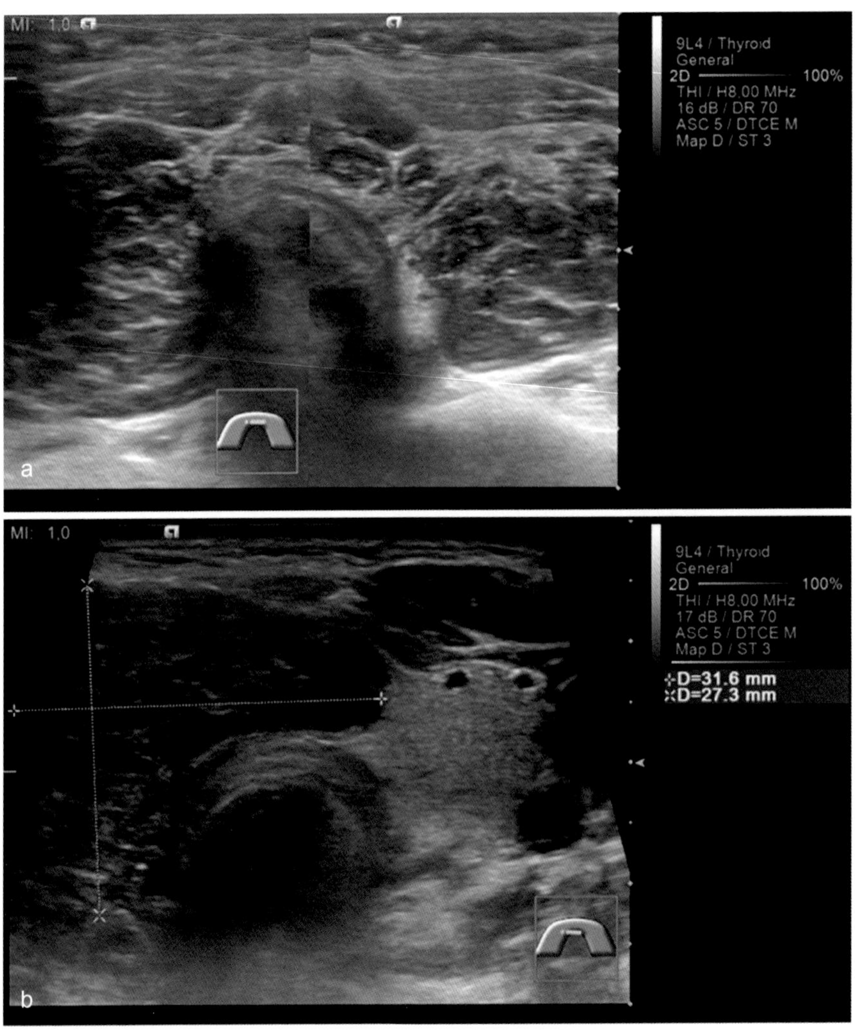

图 1.5　甲状腺病变灰阶超声图像。（a）自身免疫性甲状腺炎弥漫性改变。（b）甲状腺右叶病变

- 甲状腺大小和体积
- 甲状腺的内部回声（回声强度，回声均匀性）
- 病变分布特点（分散，集中）
- 疾病严重程度（病灶的数量和范围等）
- 周围组织器官的状况（例如，肿瘤侵犯）
- 颈部淋巴结状态

灰阶超声是检查甲状腺的常规方法，可以评估甲状腺的位置、病变范围、异常的腺叶和其形状的变化。

正常甲状腺的回声强度及其分布特点与下颌下腺相同。甲状腺回声改变可表现为弥漫性（全部甲状腺表现异常）或局灶性（局灶性结节表现异常）特征。

评估甲状腺病灶回声的方法是评估甲状腺整体与局部的回声特征。与正常甲状腺实质相比，可将结节回声分为：

- 等回声——病灶平均回声强度与正常的甲状腺实质的回声相等
- 低回声——回声减弱
- 高回声——回声增强
- 混合——具有上面列出的不同回声类型

回声分布是指回声分布是否均匀。甲状腺内的灰阶变化可能是均匀的，也可能是不均匀的。考虑到人眼对灰阶图像灰阶级别的分辨能力只有彩色图像的千分之一，可以用其他颜色替换灰阶图像，以迎合操作者的主观感受。该功能称为灰阶级-彩色转换法（伪彩），即以其他颜色呈现2D图像（图1.6）。图像的颜色调整变换可以在配备相应软件的超声机器上实现。一些研究人员指出，它有助于检测等回声的甲状腺病变并确定病变大小和后部声学特征，特别是对于微小病变，为后续正确医学判读打下良好的基础。

谐波成像（又称组织谐波成像）是通过宽频探头，采用滤波技术/特定频率技术，来获取二次谐波的成像方法。它是二维超声的一个常规选项，通常在现代超声设备中默认打开。组织谐波成像可清晰地显示病灶边缘、内部回声、积液和钙化，提高甲状腺癌的诊断率。Belashkin等人的研究指出[35]，组织谐波成像技术提高了图像质量，能明确80%的胶质结节的特征。

传统的血管无创性评估是基于多普勒成像技术。

彩色多普勒成像（CDI）是一种血流成像技术，血流的彩色信号叠加在二维超声图上，用彩色编码信号显示血流速度（图1.7）。

甲状腺实质血流信息是诊断甲状腺疾病的重要信息。血流信号丰富是甲状腺功能亢进典型征象。自身免疫性甲状腺疾病常伴有弥漫性和局灶性甲状腺血流改变，亚急性甲

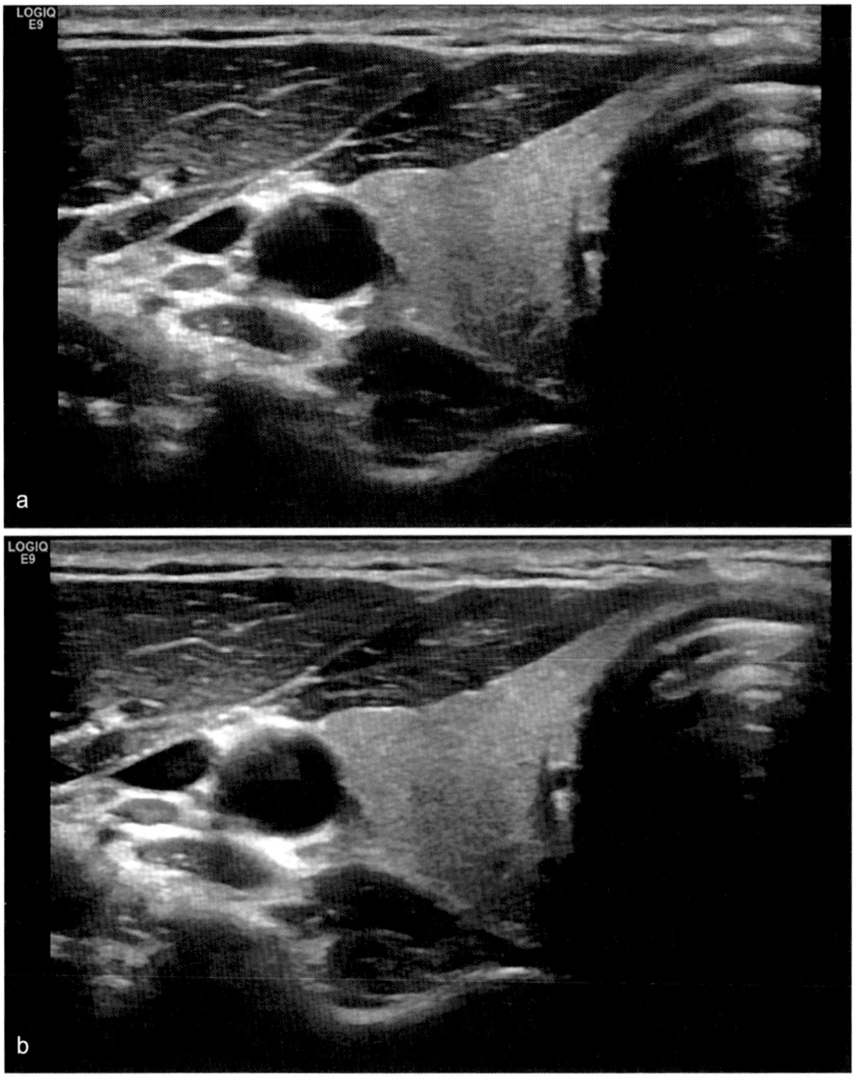

图 1.6 （a，b）甲状腺超声图像。伪彩模式

状腺炎病变通常有血流信号减弱。

甲状腺血流状态评判标准如下：

- 血流密度
- 血流分布对称性（双侧腺叶对比）
- 血流分布特征
- 血管变形程度

CDI在评估组织血流情况时具有主观性，在很大程度上取决于超声设备的设置和型号。尽管如此，还是有很多方法可以降低主观因素对诊断疾病的影响。

弥漫性甲状腺疾病CDI血流信号分级判定标准如下：

1.彩色像素密度（CPD指数）是血流信号的面积与图像总面积的比率（以份数或百

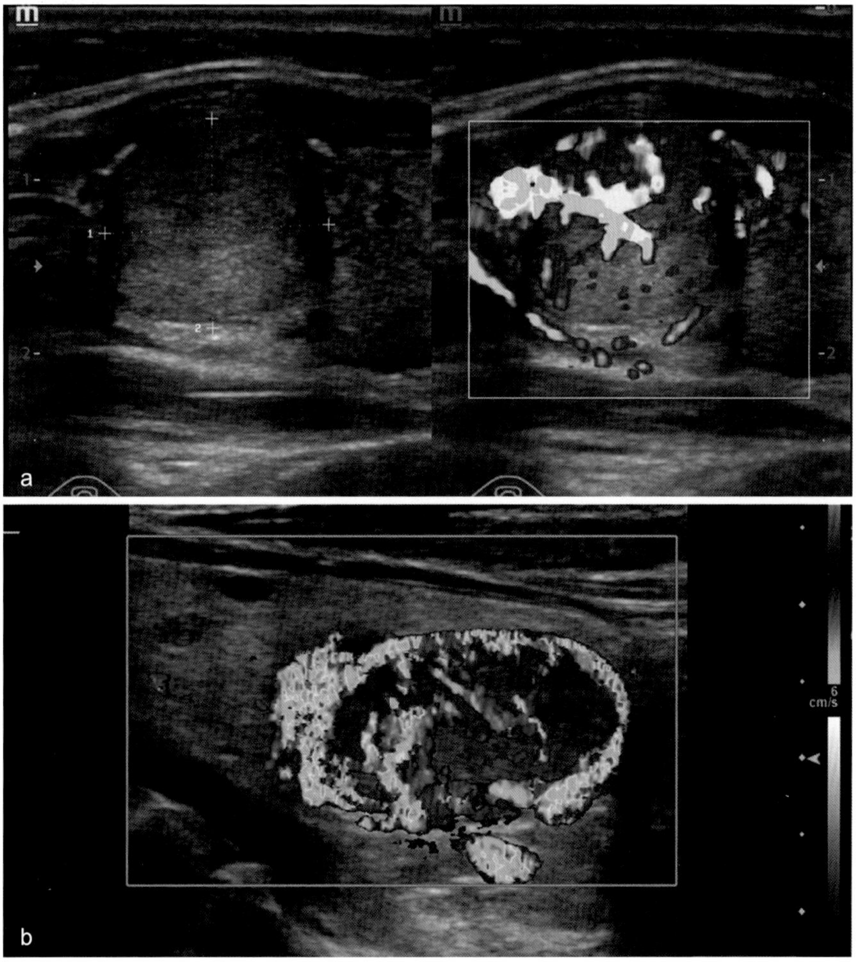

图 1.7 （a，b）甲状腺超声图像。彩色多普勒成像

分比表示）。CPD指数在3%和15%之间被认为是正常的（图1.8）。

2.对单位面积（例如$1cm^2$）的血流信号进行评分。推荐正常甲状腺组织内血管密度参考范围为每平方厘米内0.4～2.5条血管信号。

3.计算甲状腺腺叶纵向扫描时的血管总数。甲状腺单侧腺叶正常血管数目的参考范围为5～10条。

虽然CPD主观性强，考虑到其能对病灶血流状态进行快速有效的定量分析，我们推荐在常规超声扫查中进行彩色多普勒血流成像。操作者使用同一型号同一设置的机器对患者同一病灶进行扫描，得到的数据是稳定的，进行随访是可靠有效的。熟悉病人影像数据且超声经验丰富的医生采集的数据可重复性高并且质量好。

有研究报道，对病变组织内血流状态的评估（包括血流分布和血流强度）有助于鉴别甲状腺相关疾病。甲状腺病变血流分布特点参考如下（图1.9）：

1.无血管分布型。病灶内未见血流信号。

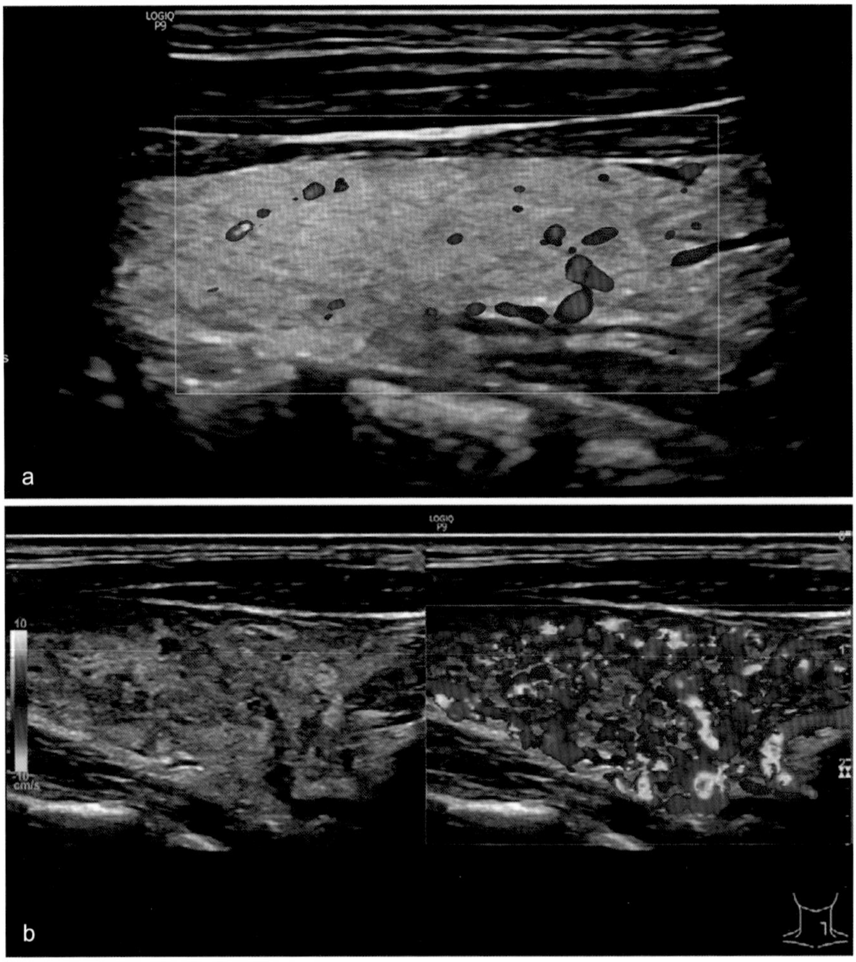

图 1.8　彩色多普勒成像。测量平均彩色像素密度指数分析甲状腺血流信息。（a）CPD 5% ～ 10%。（b）CPD 80% ～ 90%

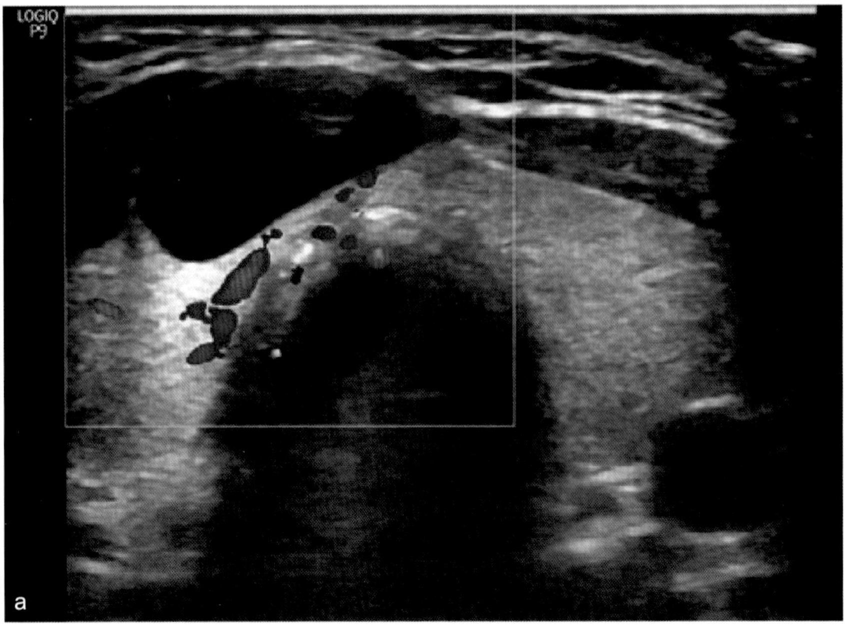

图 1.9　甲状腺结节彩色多普勒成像。（a）结节内部无血流信号；（b）周边型血流；（c）中央型血流；（d）混合型血流。（b，c，d）见下页

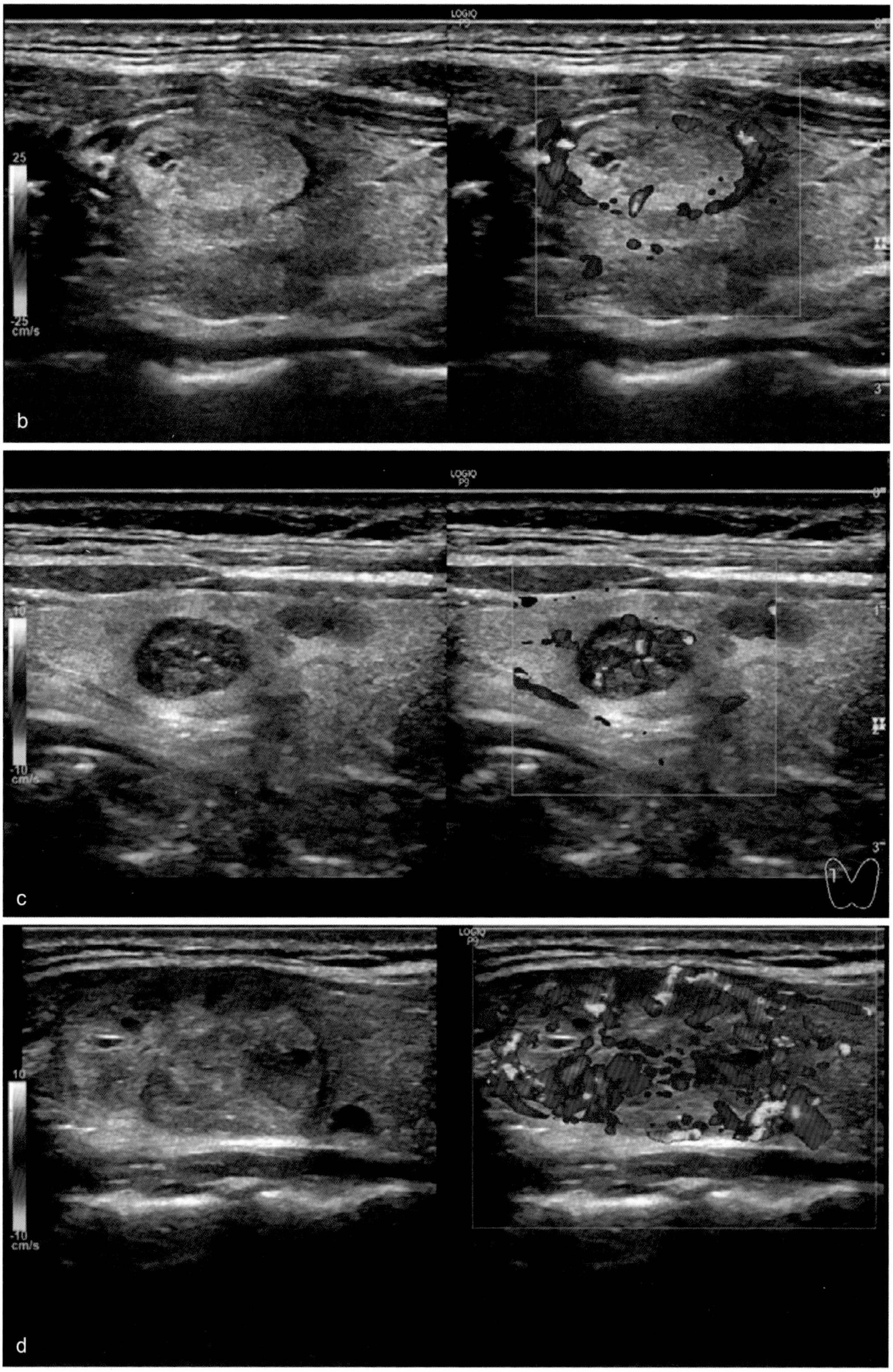

续图 1.9

2.外周（结节周边）型。血流信号主要集中在病灶周围，通常呈边缘状。

3.中央（结节中央）型。病变内可见单个或多个血流信号，周围无边缘型血流。

4.混合型。血流信号分布在病变周围和内部。

除评估血流分布特征外，还需比较病灶及周边正常组织的血流信号，具体如下：

1.富血供病变表现为血流增加，病灶内存在多条动静脉血管，特征性表现为“彩色镶嵌”。

2.中等程度血供病变，其血流强度与甲状腺实质相同。

3.乏血供病变，与正常甲状腺实质相比，病灶内血流减少。

4.无血供病变，病灶内无任何血流信号。

某些甲状腺病变具有典型的血流分布特点。例如，囊肿无血流分布，内部丰富而杂乱的血流信号的病灶通常可疑为滤泡性病变。然而，对于CDI在甲状腺癌鉴别诊断中的价值，目前尚无定论。Khadra等人[36]对89篇文章进行meta分析，其中有14篇前瞻性研究的文章（其中包含了4154个甲状腺结节），分析指出CDI的血流信息在预测甲状腺结节的恶性程度方面无法提供有效的参考信息。

CDI同时存在很多缺点，如衰减伪像、基线噪声和对声束角的依赖。

能量多普勒成像降低了声束角依赖性，并且具有较低的信噪比，可获得更清晰的微血管图像，其灵敏度是CDI的3～5倍（图1.10）。

非多普勒原理超声血流成像技术与超声造影呈现的图像类似，可有效评估微血管分布情况（图1.11），但缺乏与时间相关的数据（无法评估血流的灌注和消退阶段）。

脉冲（PW）多普勒的原理是采用深度选通等技术进行定点血流测定，因而具有很高的距离分辨率，也可对血流的性质做出准确的分析（图1.12）。

PW在Graves病患者的诊断和随访方面有重要应用价值。与治疗过的Graves病患者相比，未经治疗的患者甲状腺动脉流速和甲状腺上动脉收缩期峰值流速（PSV）明显偏高[37]。Graves病患者的甲状腺血流丰富，PSV明显高于亚急性甲状腺炎或胺碘酮引起的2型甲状腺毒症，有助于鉴别不同原因引起的甲状腺毒症。

Joish等[38]认为甲状腺功能正常的患者甲状腺上动脉（STA）的参考范围如下：峰值流速（PSV）为16.94 ± 5.3 cm/s； 阻力指数（RI）为0.5 ± 0.1； 搏动指数（PI）为0.93 ± 0.31。

PW多普勒可以比较病变组织与周围正常甲状腺组织的血流信号差异，对良、恶性结节的鉴别诊断有较大参考价值。虽然目前关于PW多普勒在良恶性病变鉴别诊断中的价值仍存在争议，但一些研究者证明恶性结节的RI（＞0.73）和PI（＞1.3）高于良性结节[39]。

我们目前的研究显示不同性质的甲状腺结节PW多普勒血流参数分布不集中，没有规

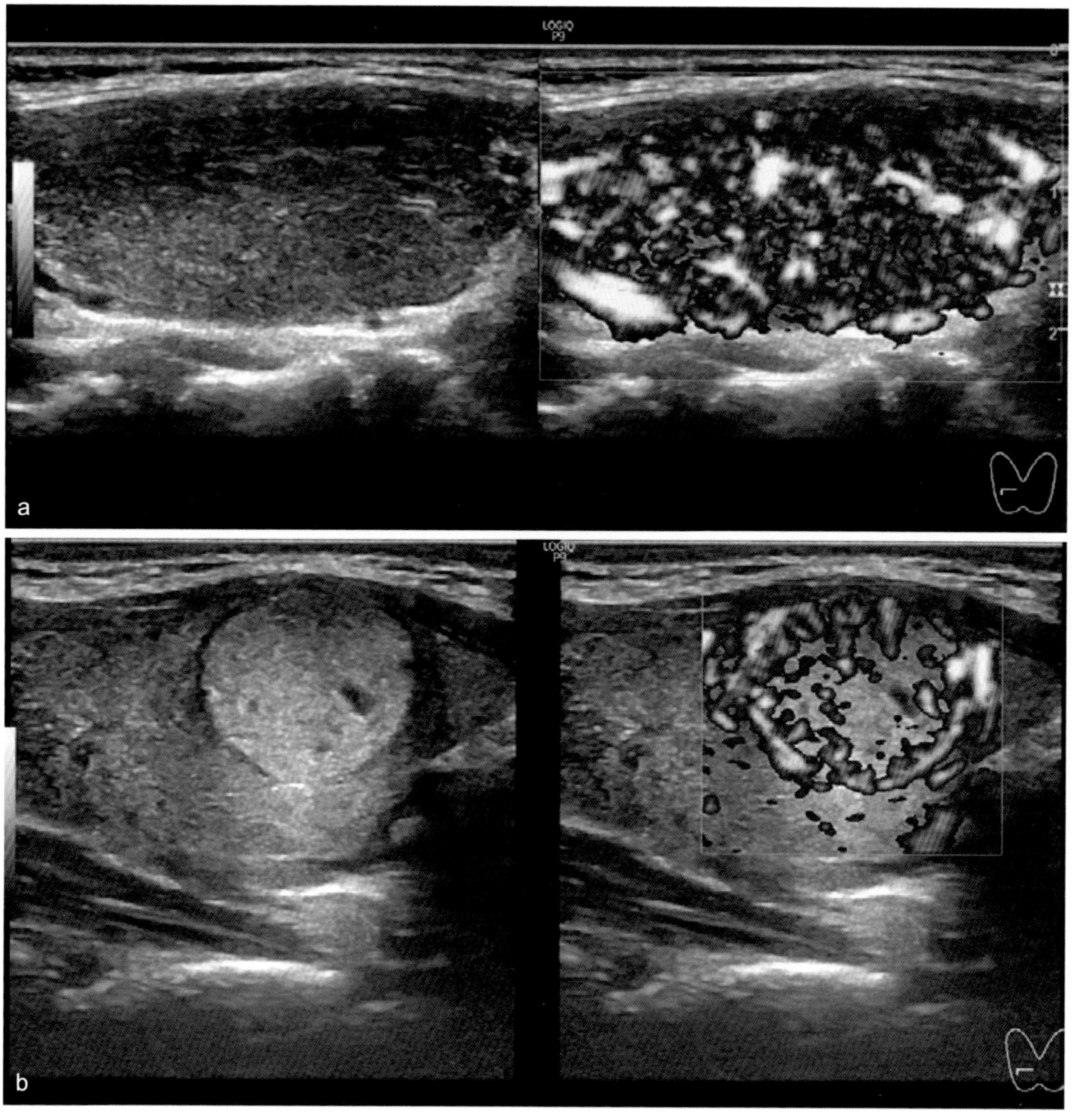

图 1.10　（a，b）甲状腺超声图像。能量多普勒成像

律性，不能提供重要信息。尽管PW多普勒可为甲状腺病灶提供额外的血流信息，但是不能用于甲状腺良恶性结节的鉴别诊断。

超声弹性成像（USE）是一种基于正常和患病组织的弹性（硬度）差异的成像技术。USE是对触诊的机器模拟，触诊坚硬的组织在弹性成像上表现出坚硬的特征。因此，它允许在质地较软的背景下检测较硬的肿瘤。许多作者指出，超声弹性成像有助于肿瘤的早期诊断和临床分期并明确有无侵犯其他组织[40-46]。

USE是现代超声机器的一个常规功能。超声设备的制造商经常使用不同的弹性成像方法并创建自己的商标，例如，实时弹性成像（迈瑞），组织弹性成像（西门子），弹性成像（三星麦迪逊），实时组织弹性成像（日立），弹性成像Q（东芝），单纯弹性

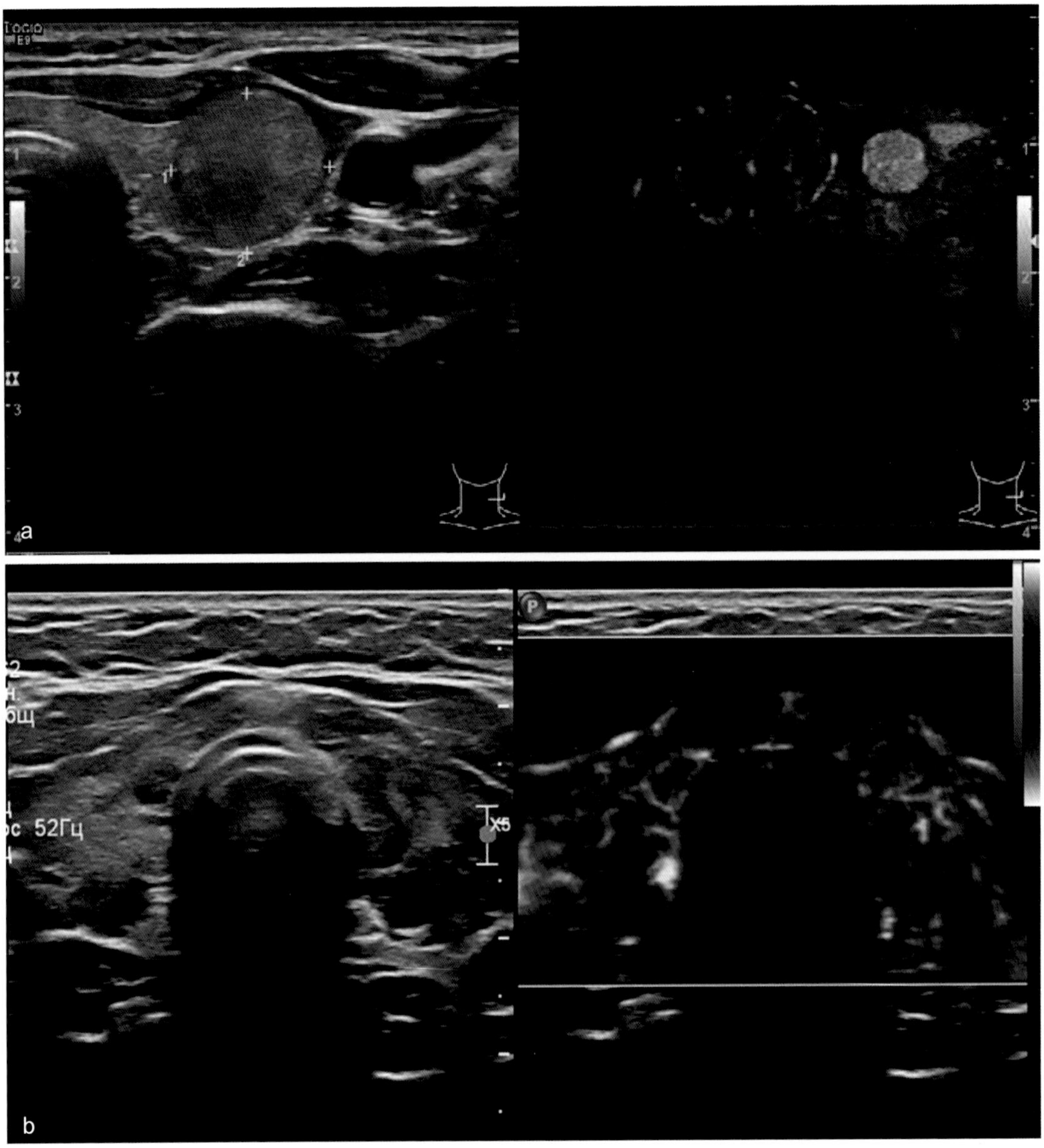

图 1.11 甲状腺超声图像。非多普勒原理超声血流成像技术。（a）灰阶血流成像，（b）微血流成像

成像（通用电气，飞利浦）等。

Ophir等[43]在20世纪90年代首次提出弹性成像技术可应用于临床诊断。超声弹性成像技术可以分为两大类，如下所示：

- 压迫式弹性成像
- 剪切波弹性成像

传统上，超声弹性成像的主要原理是压迫式弹性成像，该技术通过评估人体组织受压后产生形变大小不同，计算相对硬度（弹性系数）。外部压力可通过操作者手法施加

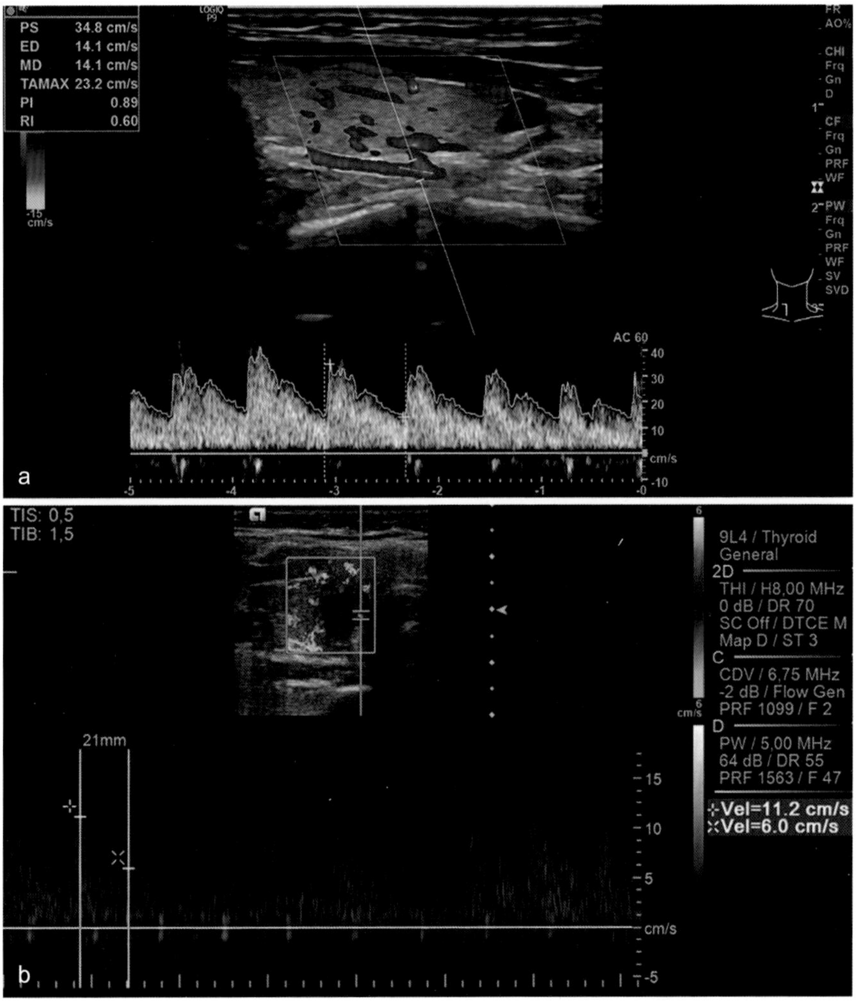

图 1.12　甲状腺超声图像。（a，b）脉冲多普勒成像

或者特定的振动器施加。

在进行压迫式弹性成像时，超声探头应垂直于甲状腺病灶上方皮肤，探头有节奏地对病灶的ROI及周边组织进行弹性加压，手动频率1～2次 / s，位移为1～5mm，压缩时间控制在2～5s，直到显示出轻微噪点和伪像的静态图像。为了提高观察者信度并有效地控制压缩程度，扫描仪会显示特定的参考图标（圆形、弹簧、刻度、索引等）。彩色“压缩”图像叠加在灰阶图像上显示出来。弹性系数小的组织显示为红色，指标弹性系数大的组织显示为蓝色，弹性系数中等的组织显示为绿色，以不同的色彩对不同组织的弹性编码来反映组织硬度（图1.13）。扫描仪通常会提供几种颜色谱，例如“蓝色—绿色—红色”，灰色阴影，红色或其他特定颜色阴影。异常组织通常具有典型的弹性特征，质地较硬的病变通常倾向恶性肿瘤。

评估甲状腺病变弹性成像特征的必要因素[44]：

● 病变组织彩色强度

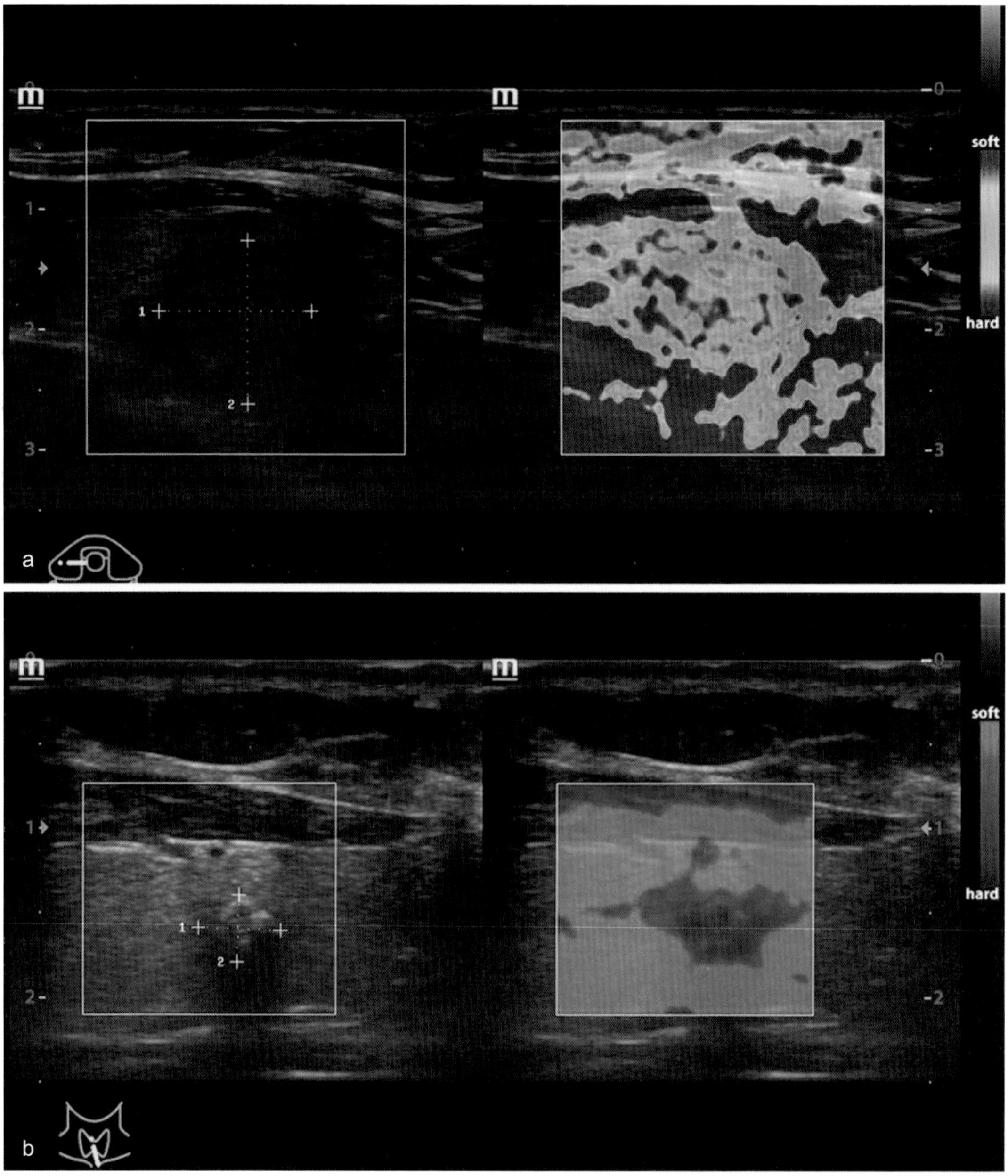

图 1.13 （a，b）甲状腺超声弹性成像。不同颜色反映结节不同的硬度

- 彩色类型（硬、软、混合）
- 彩色分布均匀/不均匀
- 彩色区域的大小与病变的灰阶大小相比
- 区分彩色区域与周围组织

Itoh等[47]，Rago等[48]和Zubarev等[46]制定了超声弹性成像五分法。1分：病灶整体

出现变形，弹性图上表现为病灶整体是绿色； 2分：病灶部分出现变形，弹性图上表现为蓝绿相间的马赛克现象； 3分：病灶周边出现变形，中心部分未出现变形，弹性图上表现为病灶中间是蓝色周围是绿色； 4分：病灶整体未出现变形，弹性图上表现为病灶整体为蓝色； 5分：病灶整体及周围组织未出现变形，弹性图上表现为病灶整体为蓝色且蓝色范围超出灰阶图像显示的二维病灶范围。1～3分为良性，4～5分为恶性。

压迫式弹性成像操作简单但是可重复性差。由于探头直径较短，无法均匀压迫整个甲状腺。探头在触及颈部结构，特别是气管时，不能使两个腺叶同时受压。压迫式弹性成像在包含病变的单个部分（一个腺叶或峡部）时是简单有效的。Park等人[49]证实在使用手动外力式压迫进行弹性成像时，对操作者的依赖性过大。

USE诊断甲状腺病变的结果并不一致，敏感性范围为73%～100%，特异性为60%～95%[12,44,50-53]。弹性成像仅能评估常规超声探及的病变，不能用来发现病变。Garra（2011）研究指出超声弹性成像能为FNAB不能明确的病变提供额外的的组织硬度信息，可以使约15%患者避免有创活检，同时不会增加肿瘤漏诊率。根据Sencha等[55]研究，弹性成像可将FNAB的数量减少6.9%，从而降低穿刺并发症的风险以及避免侵入性操作引发患者紧张情绪。

利用剪切波技术对组织弹性进行定量评估具有良好的客观性。与手动压迫式弹性成像相反，它们通过机器产生标准的声辐射力引起组织应变，例如瞬时弹性成像的脉冲（通常用于肝硬度评估）或高能量的脉冲，明显减少了对操作者的依赖。

剪切波弹性成像技术的原理是剪切波速度依赖于组织硬度。剪切波速度可以定量显示组织的硬度。较高的速度对应较硬的组织。组织越硬（恶性肿瘤常见），剪切波速度越高。

剪切波弹性成像评估组织弹性的定量指标如下所示（图1.14）：

- 杨氏模量（以kPa为单位）
- 剪切波速度（m/s）

同时也有基于以上两个指标得出的指数。但是，某些弹性指数（例如应变率）是半定量的，因为它们是根据定性数据计算得出的。在两种不同材料的界面上，声阻抗差会产生透射波和反射波从而导致数据失真，异质性软组织可能具有复杂的剪切波传播模式。

不同厂家的剪切波弹性成像技术有不同的命名，例如VTTQ（声触诊组织成像定量），西门子；实时弹性成像，迈瑞； TE（瞬时弹性成像），爱科森；剪切波实时成像技术和剪切波弹性点测量技术，飞利浦； SWE（剪切波弹性成像），声科影像；等等。剪切波弹性成像技术首先被FibroScan系统采用进行肝脏检查。目前已有部分研究利用剪切波弹性成像评估甲状腺结节[42,56-62]。与传统的静态压迫式弹性成像相比，剪切波弹性成像受操作者的经验及主观因素影响较小，可提供更加可靠的数据[42,63]。

杨氏模量在甲状腺良恶性结节鉴别诊断中具有应用价值，并且便于研究。

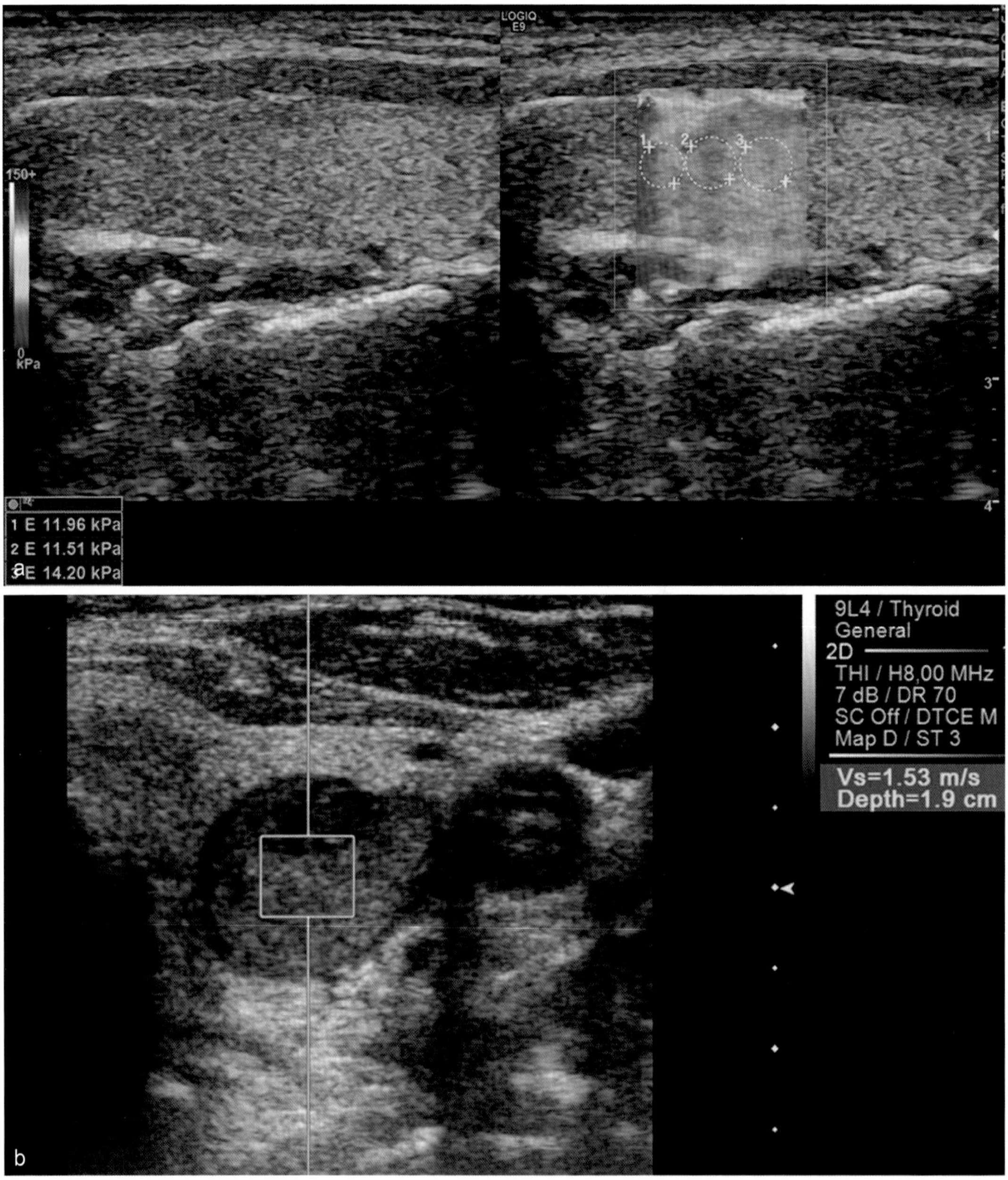

图 1.14　剪切波弹性成像技术。（a）甲状腺剪切波弹性成像：测量甲状腺病灶的杨氏模量。（b）声触诊组织成像定量评估：测量甲状腺病灶的剪切波速度

甲状腺病变的硬度（杨氏模量值）超过50 kPa通常倾向恶性肿瘤。根据Sebag[61]，Magri等[64]，Ivanishina[40]和Mitkov等[18]文献报道，杨氏模量值（硬度）对不同甲状腺疾病的诊断界值如下：自身免疫性甲状腺病为5～69kPa，甲状腺良性病变为30～50kPa，恶性肿瘤为15～150kPa。剪切波弹性成像在甲状腺癌鉴别诊断中的敏感性为85%～100%，特异性为78%～94%[40,42,44,58,61]。

应变比是甲状腺病变组织与周围同一水平正常甲状腺组织杨氏模量值或剪切波速度的比值，是一种定量参数。压迫式弹性成像技术无需测量每个目标区域的弹性数值，相关软件可直接计算得出数据，但在这些情况下得到的应变比是半定量的（图1.15）。我们的研究证实甲状腺恶性病变的弹性应变比平均值为3.4 ± 0.84。

根据Sencha等[44]和Ivanishina[40]的报道，剪切波弹性成像在诊断甲状腺癌中的敏感性为78%～86%，特异性为82%～90%。

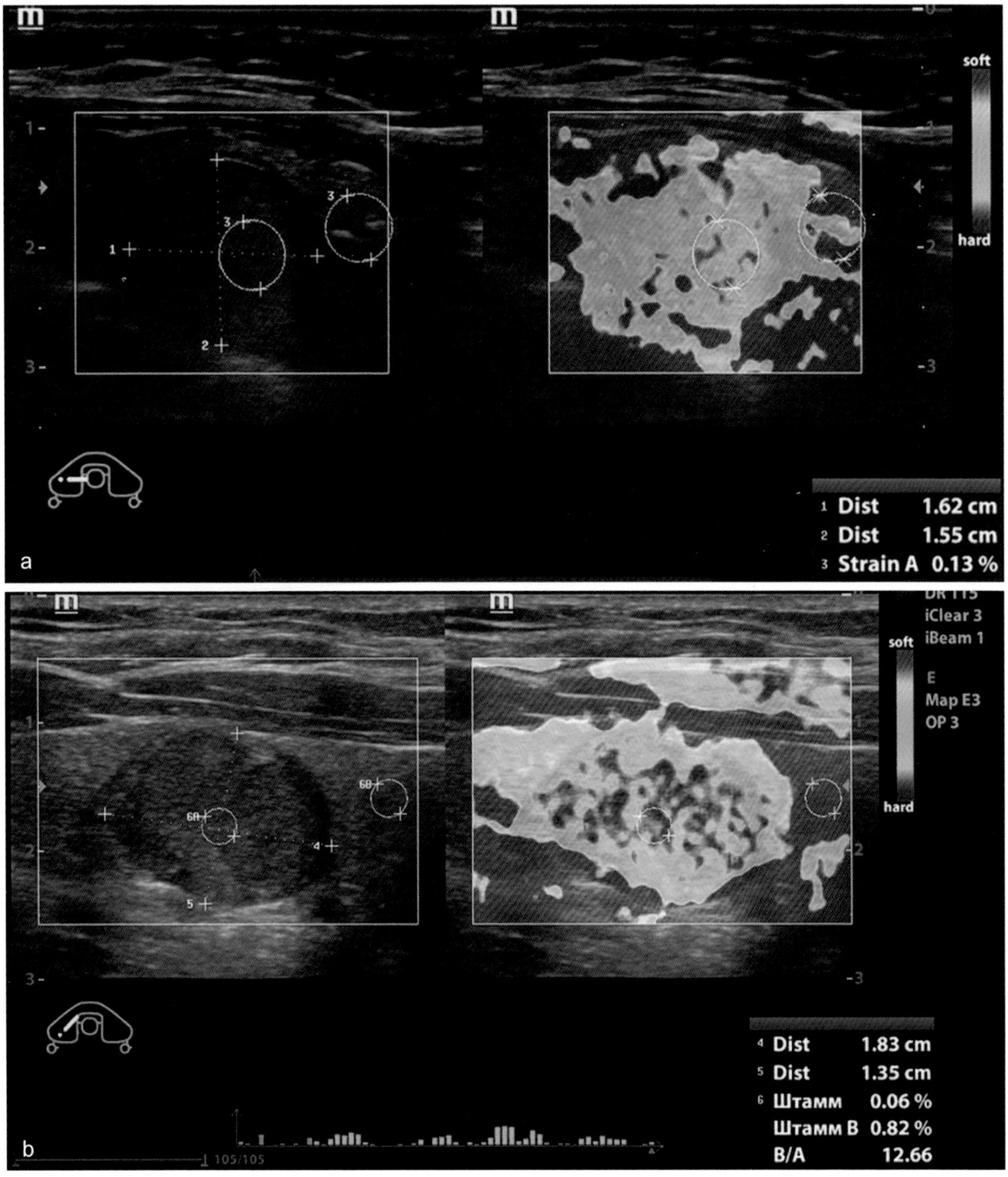

图 1.15　（a，b）弹性应变比的测量

USE是一种相对较新的评估模式，实际应用前景还不太明朗。然而，它为评估组织变化的特征提供了重要的附加参考信息，同时有望促进甲状腺肿瘤的早发现及不同病变的鉴别诊断[40–42,45,50,55]。

超声造影（CEUS）是一种通过静脉注射造影剂评估组织的血流灌注情况的技术，其灵敏度高于CDI和PDI[65-70]。首次使用造影剂进行超声诊断的报道发表于1969年[71]。第一次利用Levovist®造影剂对甲状腺进行研究，试图鉴别肿瘤、良性结节和滤泡性腺瘤[72]。第二代造影剂声诺维®（美国的Lumason®）（瑞士Bracco Swiss SA）是一种在许多国家广泛应用的超声造影剂，包括在欧洲（EMA）和美国（FDA）。事实证明，它是安全的并且具有良好的耐受性。

目前CEUS在甲状腺疾病辅助诊断方面的价值仍在研究中。最近的研究表明，甲状腺良、恶性病变超声造影定性和定量特征存在显著的统计学差异[65,68,70,73,74]。CEUS技术适用于不同组织器官，并且在肝脏中的研究已经很成熟。造影剂是被磷脂壳包围的六氟化硫气泡悬浮液。由于微气泡非常易碎，并且在常规US中很容易被破坏，因此CEUS需要使用超声扫描仪的特殊“对比”选项，以较低的机械指数工作。该介质以静脉推注的方式给药（图1.16a），快速到达甲状腺，形成强烈对比，并迅速消退。在“对比”模式下，屏幕通常分为两部分，分别显示实时灰阶图像和对比度图像（棕褐色）。视频（cineloop）记录和时间配准应在注射造影剂的同时开始，并且持续时间不少于180s。造影结束后，可以进行所有阶段（动脉，静脉和延迟）的同层动态分析。

声诺维®是一种真正的血池示踪剂，不会弥散到血管外，可以精确反映甲状腺的血流灌注情况。甲状腺CEUS具有重要的定性特点，例如血流强度，血管分布特点以及灌注和消退的动力学。甲状腺实质微血管密度高，增强效果就明显。弥漫性和局灶性病变血管密度不同，从而导致CEUS影像学上的差异性（图1.16b～d）。

甲状腺病变显示出各种类型的造影模式，有助于进行相关疾病的鉴别诊断。下面列出甲状腺病变造影剂灌注和消退的主要特征[67,75]：

1.与正常甲状腺实质相比，增强是否出现以及增强的强度：

- 无增强
- 低增强
- 等增强
- 高增强

2.病变结构内造影剂的灌注和消退规律：

- 均匀增强
- 不均匀增强

3.病灶增强范围的边缘清晰度：

- 边缘清晰

- 边缘模糊

4.与正常甲状腺实质相比，造影剂灌注速度：

- 快速灌注
- 灌注速度与周围正常组织同步
- 灌注缓慢

5.消退速度与正常甲状腺实质相比：

- 快速消退

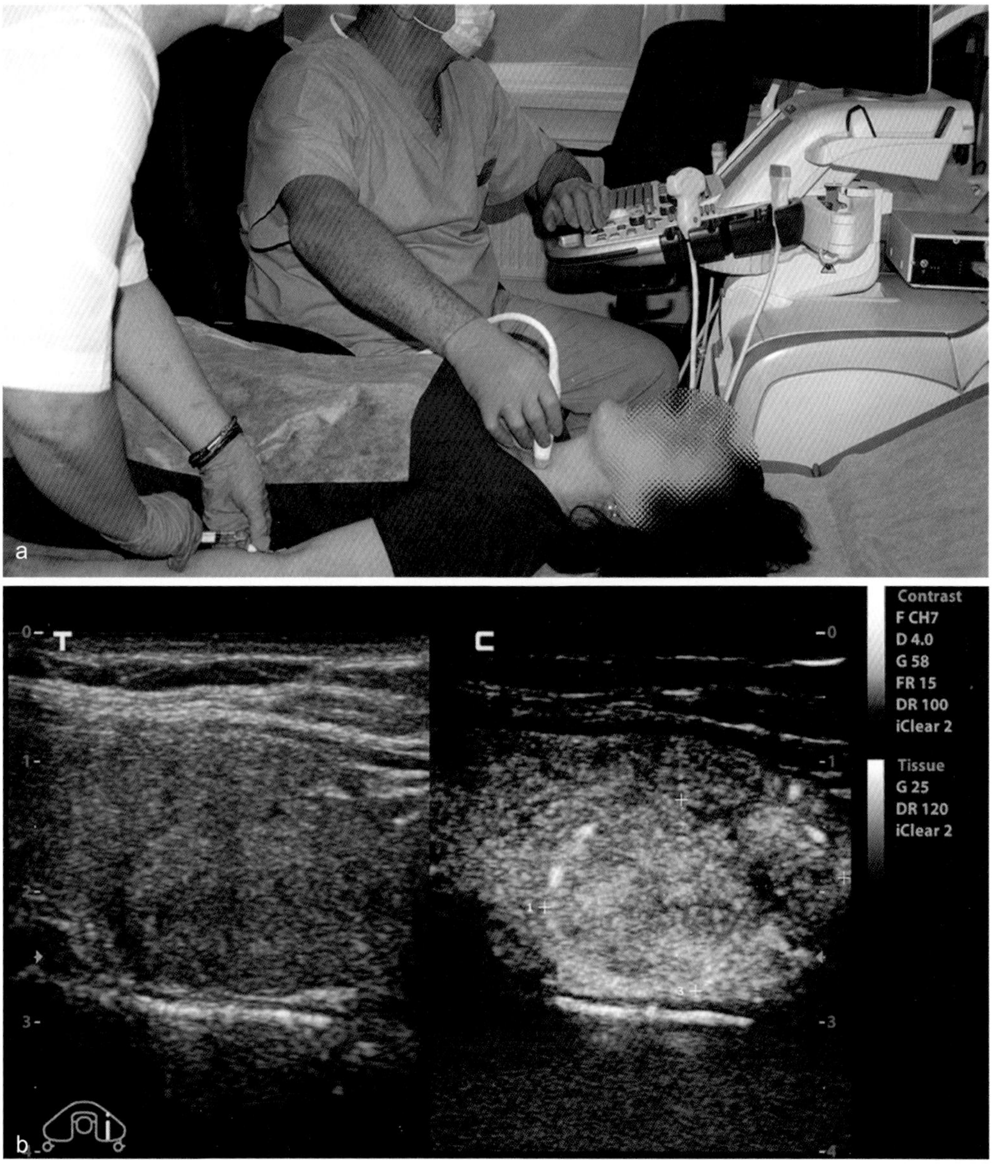

图 1.16　甲状腺超声造影（2.4ml 的声诺维®）。（a）患者和医务人员的操作照片。（b）甲状腺结节 CEUS 增强图像。（c）甲状腺结节 CEUS 的时间 - 强度曲线。（d）甲状腺结节 CEUS 血流动力学数据。（c）（d）见下页

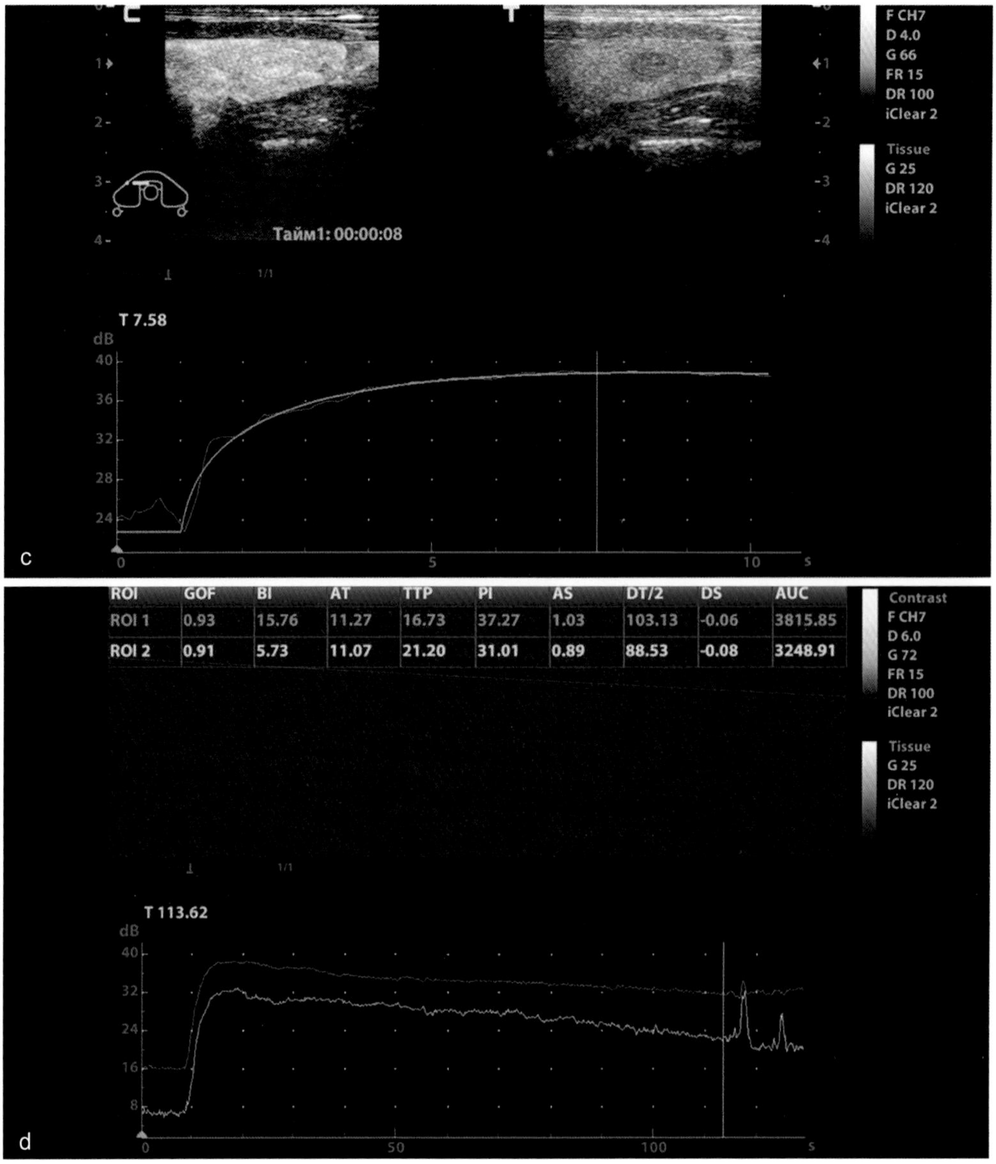

续图 1.16

- 消退速度与周围正常组织同步
- 缓慢消退

甲状腺良性结节表现出不同的增强模式，但是环形增强具有较高的诊断特异性（敏感性83%，特异性94%，阳性预测值94%，阴性预测值84%，总体准确性89%）[68]。低增强常见于甲状腺乳头状癌[65]，不均质增强是恶性肿瘤的特征（敏感性98%，特异性86%，阳性预测值93%，阴性预测值95%，总体准确性94%）[70]。

超声造影的定量分析是根据感兴趣区域内视频信号强度随时间变化的关系，对从造影剂开始灌注到彻底消退的整个视频过程进行分析，测定局部组织的血流量，得到一系列的数据，包括：时间-强度曲线、相关表格、颜色图谱等，该方法具有可重复性强、准确性高、较客观等优点（图1.16c、d）。

常用的定量参数如下所示：

- 达峰时间（TTP，s）——从造影剂开始进入至增强到最大强度的时间
- 峰值强度（PI，Db）——造影剂在感兴趣区内最大增强强度值
- 降半时间（DT/2，s）——峰值强度下降到一半强度值所需要的时间

甲状腺增强效果的差别还取决于患者的个体生理特征和操作者的经验。为了消除人为误差的影响，增强的定量指标通常以比率的形式呈现，即正常腺体组织内的ROI参数与甲状腺结节ROI参数比值。Turtulici等[76]研究显示恶性结节的峰值指数（甲状腺峰值/结节峰值）和TTP指数（甲状腺TTP/ 结节TTP）的平均值分别为1.78 ± 0.60（范围1.13～2.61）和0.56 ± 0.35（范围0.22～1.16）；良性结节分别为1.09 ± 0.52（范围0.43～2.93）和0.99 ± 0.13（范围0.70～1.23）。将TTP指数的阈值设置为0.60，灵敏性为66%，特异性为100%，准确性为94%，阳性预测值为100%。CEUS也与这些病变的细胞学和组织学特征有良好的相关性。

据Jiang等人[77]和Sencha等人[74]研究显示，与常规超声（灵敏性50%，特异性77%，阳性预测值59%，阴性预测值69%，准确性66%）相比，超声造影定量分析可为甲状腺钙化结节的鉴别诊断提供更多诊断信息（灵敏性90%，特异性92%，阳性预测值88%，阴性预测值93%，准确性91%）。超声造影在鉴别甲状腺良恶性病变中有非常广阔的应用前景，可作为FNAB不能明确诊断的甲状腺结节的术前评估重要手段[74,78,79]。

与常规超声相比，CEUS具有以下优势：

- 高质量的血管成像，不受声束角及血流速度影响；
- 微循环的定性和定量评估，肿瘤新血管生成的检测；
- 实时动态分析造影剂的灌注与消退；
- 与增强CT相比，超声造影无电离辐射，可使相应研究具有良好的可重复性，同时便于随访。

但是，CEUS也具有以下局限性和劣势：

- 检查费用增加。
- 超声造影属于有创操作，考虑无菌操作以及潜在的副反应。
- 超声造影效果依赖于操作者的经验和机器型号。配备有低机械指数的特殊功能的超声仪必不可少；多普勒模式和其他选项不能替代它。
- 检查时间延长，并需要更多工作人员（进行静脉注射等）。

大量的研究数据表明，CEUS在诊断甲状腺疑难疾病方面卓有成效并取得快速发展。

对超声图像进行计算机处理可以实现对甲状腺结构、病变、血管分支和周围组织的快速三维（3D）重建（图1.17）。这项功能可以添加到软件中并在常规超声机器上实现。2D探头扫描病灶组织获得数据，然后计算机通过三维重建，将重建好的三维图像直接在计算机屏幕上显示出来。另外一些扫描仪还可以配备机械扫描方式超声传感器直接进行3D扫描。

实时3D超声（4D）需要特殊的超声探头以及高级影像设备，以期足够快速执行3D图像采集和重建，达到实时3D可视化。4D可以更精确地定义甲状腺的空间特征，噪声伪

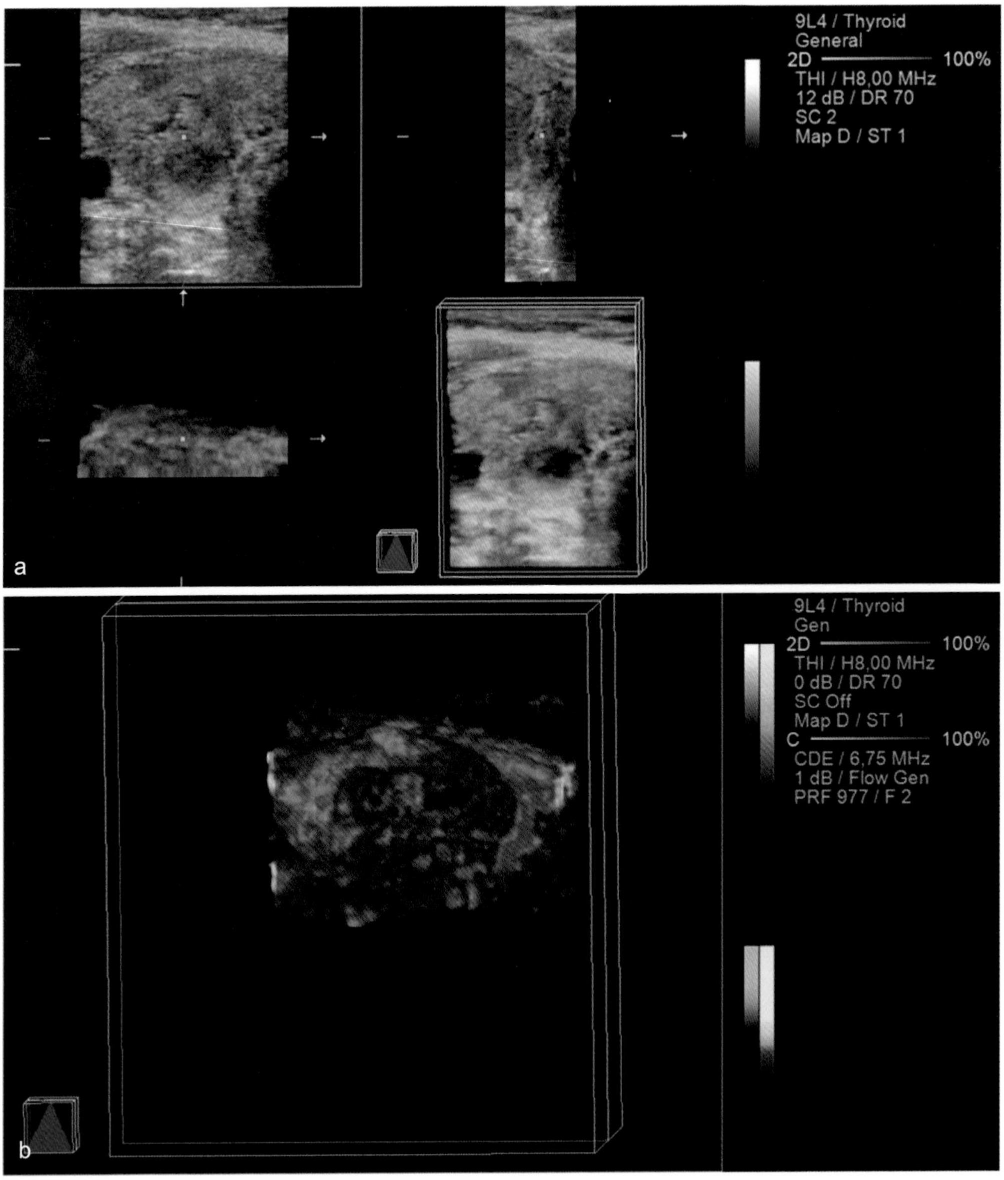

图 1.17 三维图像重建。（a）灰阶三维超声图像重建。（b）能量多普勒模式下的三维图像重建

像较小。4D成像可以更精确地勾勒甲状腺的空间特征，减轻噪声伪像的影响。3D图像具有许多优点，例如可以任意角度观察任何一个平面，可以对组织器官参数实现精确测量，还有助于客观地归档数据来进行延时分析以及数据传输。

依据病变组织的血流分布特点、血管数量及颈部血管解剖情况的图像信息，三维能量多普勒成像（3DPD）在甲状腺结节良恶性鉴别方面有一定的应用价值，并且具有良好的客观性（图 1.17b）。

类似于螺旋CT的连续扫描，3DPD视图转换为一系列连续的图片，回顾性重建层厚0.5～5mm（图1.18），这有助于客观地分析甲状腺图像。

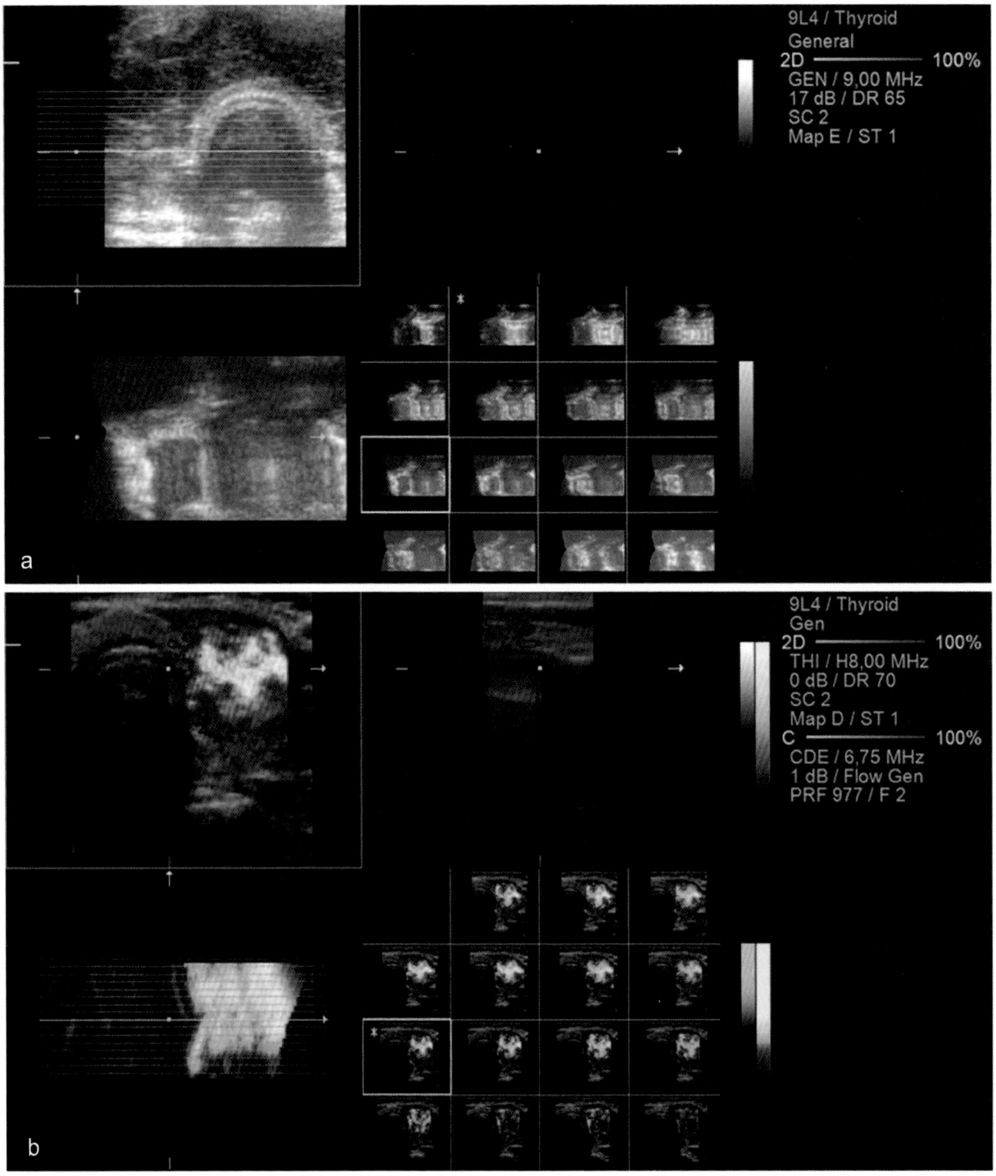

图 1.18　多层视图。（a）灰阶超声模式多层视图。（b）多普勒模式多层视图

对于较长结构的组织，全景扫描扩展视野可以实现简单的可视化和测量（图1.19）。这有助于精确评估甲状腺腺叶以及整个腺体的大小。它可以完整显示甲状腺及其周围结构，这在评估病灶范围增大，侵袭性和区域转移方面尤其重要。

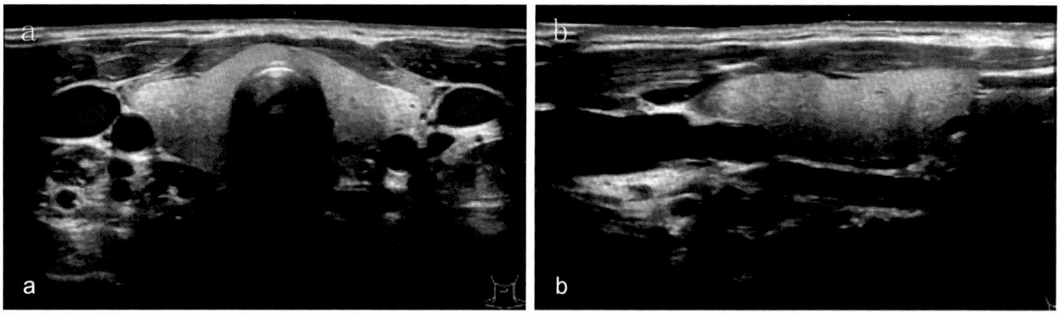

图 1.19 （a，b）全景扫描

传统程序的改善和新技术的进步有助于不断提高超声诊断的准确性及价值。

参考文献

1. Davydov MI, editor. Thyroid cancer. Oncology. Clinical recommendations. Moscow: Izdatyelskaya gruppa RONTS; 2015. (Book in Russian).
2. Fadeev VV. Nodular lesions of the thyroid gland: international algorithms and domestic clinical practice. Vrach. 2002;7:12–6. (Article in Russian).
3. Kotlyarov PM, Kharchenko VP, Alexandrov YK, et al. Ultrasound diagnosis of the diseases of the thyroid gland. Moscow: Vidar-M; 2009. (Book in Russian).
4. Schenke S, Zimny M. Combination of sonoelastography and TIRADS for the diagnostic assessment of thyroid nodules. Ultrasound Med Biol. 2018;44(3):575–83.
5. Shin JH, Baek JH, Chung J, et al. Ultrasonography diagnosis and imaging-based management of thyroid nodules: revised Korean society of thyroid radiology consensus statement and recommendations. Korean J Radiol. 2016;17(3):370–95.
6. Tessler FN, Middleton WD, Grant EG, et al. ACR thyroid imaging, reporting and data system (TIRADS): white paper of the ACR TIRADS committee. J Am Coll Radiol. 2017;14(5):587–95.
7. Baskin HJ, Duick DS, Levine RA, editors. Thyroid ultrasound and ultrasound-guided FNA. Berlin: Springer; 2013.
8. Biersack HJ, Grünwald F. Thyroid cancer. Berlin: Springer; 2005.
9. Choi YM, Kim WG, Kwon H, et al. Changes in standardized mortality rates from thyroid cancer in Korea between 1985 and 2015: analysis of Korean national data. Cancer. 2017;123(24):4808–14.
10. Kouvaraki MA, Shapiro SE, Fornage BD, et al. Role of preoperative ultrasonography in the surgical management of patients with thyroid cancer. Surgery. 2003;134(6):946–54.
11. Paschke R, Cantara S, Crescenzi A, et al. European Thyroid Association Guidelines regarding thyroid nodule molecular fine needle aspiration cytology diagnostics. Eur Thyroid J. 2017;6(3):115–29.
12. Sofferman RA, Ahuja AT, editors. Ultrasound of the thyroid and parathyroid glands. Berlin: Springer; 2012.
13. Cooper DS, Doherty GM, Haugen BR, et al. Revised American Thyroid Association management guidelines for

patients with thyroid nodules and differentiated thyroid cancer. Thyroid. 2009;19(11):1167–214.

14. Haugen BR, Alexander EK, Bible KC, et al. 2015 American Thyroid Association management guidelines for adult patients with thyroid nodules and differentiated thyroid cancer: the American Thyroid Association guidelines task force on thyroid nodules and differentiate d thyroid cancer. Thyroid. 2016;26:1–133.
15. Morris LG, Sikora AG, Tosteson TD, Davies L. The increasing incidence of thyroid cancer: the influence of access to care. Thyroid. 2013;23(7):885–91.
16. Kaprin AD, Starinsky VV, Petrova GV, editors. The state of oncological care for the population of Russia in 2017. Moscow: P.A.Hertsen Moscow Oncology Research Center—Branch of Federal State Budgetary Institution National Medical Research Radiological Center of the Ministry of Healthcare of the Russian Federation; 2018. (Book in Russian).
17. Duick DS, Levine RA, Lupo MA, editors. Thyroid and parathyroid ultrasound and ultrasoundguided FNA. Berlin: Springer; 2018.
18. Mitkov VV, Ivanishina TV, Mitkova MD. Shear wave elastography in multiparametric ultrasound diagnosis of thyroid cancer. Ultrazvukovaya i funkcionalnaya diagnostika. 2016;1:13–28. (Article in Russian).
19. Du J, Bai X, Lu Y, et al. Diagnostic efficacy of ultrasonographic characteristics of thyroid carcinoma in predicting cervical lymph node metastasis. Ultrasound Med Biol. 2016;42(1):68–74.
20. Rumyantsev PO, Ilyin AA, Rumyantseva UV, Sayenko VA. Thyroid cancer, modern approaches to diagnosis and treatment. Moscow: GEOTAR-Media; 2009. (Book in Russian).
21. Sencha AN. Ultrasonic visualization of malignant tumors of the thyroid gland. Ultrazvukovaya i funkcionalnaya diagnostika. 2008;2:20–9. (Article in Russian).
22. Howry DH, Holmes JH, Cushman CR, Posakony GJ. Ultrasonic visualization of living organs and tissues; with observations on some disease processes. Geriatrics. 1955;10(3):123–8.
23. Fujimoto Y, Oka A, Omoto R, Hirose M. Ultrasound scanning of the thyroid gland as a new diagnostic approach. Ultrasonics. 1967;5:177.
24. Blum M, Weiss B, Hernberg J. Evaluation of thyroid nodules by A-mode echography. Radiology. 1971;101:651–6.
25. World Health Organization. Assessment of iodine deficiency disorders and monitoring their elimination. A guide for programme managers. 2nd ed. Geneva: WHO; 2002. Available from: http://www.who.int/nutrition/publications/micronutrients/iodine_deficiency/WHO_NHD_01.1/en/.
26. Cui Y, Zhang Z, Li S, et al. Diagnosis and surgical management for retrosternal thyroid mass. Chin Med Sci J. 2002;17(3):173–7.
27. Sciume C, Geraci G, Pisello F. Substernal goitre. Personal experience. Ann Ital Chir. 2005;76(6):517–21.
28. Vlasov PV. Imaging diagnosis of the diseases of the chest. Moscow: Vidar; 2006. (Book in Russian).
29. Pinsky SV, Kalinin AP, Beloborodov VA. Diagnosis of diseases of the thyroid gland. Moscow: Medicine; 2005. (Book in Russian).
30. Ayache S, Mardyla N, Tramier B, Strunski V. Clinical signs and correlation with radiological extent in a series of 117 retrosternal goitre. Rev Laryngol Otol Rhinol (Bord). 2006;127(4):229–37.
31. Mackle T, Meaney J, Timon C. Tracheoesophageal compression associated with substernal goitre. Correlation of symptoms with cross-sectional imaging findings. J Laryngol Otol. 2006;26:1–4.
32. Kazakevich VI. Possibilities of mediastinal ultrasound in substernal spreading of thyroid tumors. Sonoace Int. 2007;16:58–65.
33. Pishchik VG. Mediastinal neoplasms: the principles of differential diagnosis and surgical treatment. PhD thesis, S-Petersburg. 2008. (Book in Russian).
34. Ignjatovic M. Intrathoracic goiter. Vojnosanit Pregl. 2001;58(1):47–63.
35. Belashkin II, Kulikova AD, Kochetkov AV, Kulikov MP. The value of the second tissue harmonic in the diagnosis

of colloid nodes of the thyroid gland. In: Reports of the 4th Congress of the Russian Association of Specialists in ultrasound diagnostics in medicine. Moscow: 2003.p. 209. (Article in Russian).

36. Khadra H, Bakeer M, Hauch A, et al. Is vascular flow a predictor of malignant thyroid nodules? A meta-analysis. Gland Surg. 2016;5(6):576–82.

37. Kahaly GJ, Bartalenab L, Hegedüs L, et al. 2018 European Thyroid Association Guideline for the management of Graves' hyperthyroidism. Eur Thyroid J. 2018;7:167–86.

38. Joish UK, Kavitha Y, Reddy RH, et al. Doppler indices of superior thyroid artery in clinically euthyroid adults. Indian J Radiol Imaging. 2018;28(1):10–3.

39. Palaniappan MK, Aiyappan SK, Ranga U. Role of gray scale, color Doppler and spectral Doppler in differentiation between malignant and benign thyroid nodules. J Clin Diagn Res. 2016;10(8):TC01–6.

40. Ivanishina TV. Diagnostic possibilities of shear wave elastography in thyroid disease. PhD thesis, Moscow: 2017. (Book in Russian).

41. Lindop JE, Treece GM, Gee AH, Prager RW. 3D elastography using freehand ultrasound. J Ultrasound Med Biol. 2006;32(4):529–45.

42. Mitkov VV, Ivanishina TV, Mitkova MD. Ultrasound examination of the unchanged thyroid gland with the use of shear wave elastography technology. Ultrazvukovaya i funkcionalnaya diagnostika. 2014;6:13–20. (Article in Russian).

43. Ophir J, Cespedes I, Ponnekanti H, et al. Elastography: a quantitative method for imaging the elasticity of biological tissues. Ultrason Imaging. 1991;13:111–34.

44. Sencha AN, Mogutov MS, Patrunov YN, et al. Quantitative and qualitative parameters of ultrasonic elastography in the diagnosis of thyroid cancer. Ultrazvukovaya I funkcionalnaya diagnostika. 2013;5:85–98. (Article in Russian).

45. Tanaka K, Fukunari N, Igarashi T, et al. Evaluation of thyroid malignant tumor using real–team tissue elastography. Ultrasound Med Biol. 2006;32(5):93.

46. Zubarev AR, Fedorova VN, Demidova AK, et al. Ultrasonic elastography as a new step in the differential diagnosis of thyroid nodules: a literature review and preliminary clinical data. Medicinskaya Vizualizaciya. 2010;1:11–6. (Article in Russian)

47. Itoh A, Ueno E, Tohno E, et al. Breast disease: clinical application of US elastography for diagnosis. Radiology. 2006;239:341–50.

48. Rago T, Vitti P. Role of thyroid ultrasound in the diagnostic evaluation of thyroid nodules. Best Pract Res Clin Endocrinol Metab. 2008;22:913–28.

49. Park SH, Kim SJ, Kim E, et al. Interobserver agreement in assessing the sonographic and elastographic features of malignant thyroid nodules. AJR. 2009;193(5):W416–23.

50. Cantisani V, Grazhdani H, Ricci P, et al. Q-elastosonography of solid thyroid nodules: assessment of diagnostic efficacy and interobserver variability in a large patient cohort. Eur Radiol. 2014;24:143–50.

51. Fukunari N, Arai K, Naakamura A, et al. Clinical evaluation of elastography for the differential diagnosis of thyroid follicular tumors. Abstracts from the 12th Congress of World Federation for Ultrasound in Medicine and Biology. J Ultrasound Med Biol. 2009;35(S8):230.

52. Vasiliev DA, Kostromina EV, ZA-G R, et al. Ways to improve the diagnostic significance of sonoelastography in differential diagnosis of thyroid nodules. Clin Exp Thyroid. 2014;10(1):38–43. (Article in Russian).

53. Wang Y, Dan HJ, Dan HY, et al. Differential diagnosis of small single solid thyroid nodules using realtime ultrasound elastography. J Int Med Res. 2010;38(2):466–72.

54. Garra BS. Tissue elasticity imaging using ultrasound. Appl Radiol. 2011;2:24–30.

55. Sencha AN, Mogutov MS, Sergeeva ED, Shmelev DM. Sonoelastografiya and the newest technologies of ultrasonic research of a cancer of a thyroid gland. Moscow: Vidar; 2010. (Book in Russian).

56. Borsukov AV, Morozova TG, Kovalev AV, et al. Standardized technique of compression thyroid ultrasound of the thyroid gland. Endocr Surg. 2014;1:55–61. (Article in Russian).
57. Calvete AC, Mestre JD, Gonzalez JM, et al. Acoustic radiation force impulse imaging for evaluation of the thyroid gland. J Ultrasound Med. 2014;33(6):1031–40.
58. Friedrich-Rust M, Sperber A, Holzer K, et al. Real-time elastography and contrastenhanced ultrasound for the assessment of thyroid nodules. Exp Clin Endocrinol Diabetes. 2010;118:602–9.
59. Monpeyssen H, Tramalloni J, Poiree S, et al. Elastography of the thyroid. Diagn Interv Imaging. 2013;94(5):535–44.
60. Pomortsev AV, Gudkov GV, Degtyareva YS, et al. Possibilities of shear wave elastography in differential diagnostics of focal thyroid pathology. Radiat Diagn Ther. 2011;3:60–6. (Article in Russian).
61. Sebag F, Vaillant-Lombard J, Berbis J, et al. Shear wave elastography: a new ultrasound imaging mode for the differential diagnosis of benign and malignant thyroid nodules. J Clin Endocrinol Metab. 2010;95(12):5281–8.
62. Sencha AN. Ultrasound diagnostics. Surface-located organs. Moscow: Vidar M Publishing House; 2015. (Book in Russian).
63. Osipov LV. Ultrasound diagnostic devices. Modes, methods and techniques. Moscow: Izomed; 2011. (Book in Russian).
64. Magri F, Chytiris S, Capelli V, et al. Shear wave elastography in the diagnosis of thyroid nodules: feasibility in the case of coexistent chronic autoimmune Hashimoto's thyroiditis. Clin Endocrinol. 2012;76(1):137–41.
65. Ma BY, Jin Y, Suntdar PS, et al. Contrast-enhanced ultrasonography findings for papillary thyroid carcinoma and its pathological bases. Sichuan Da Xue Xue Bao Yi Xue Ban. 2014;45(6):997–1000.
66. Sencha AN, Mogutov MS, Patrunov YN, et al. Ultrasound with contrast agents. Moscow: Vidar; 2016. (Book in Russian).
67. Sencha EA. Ultrasound examination with contrast enhancement in the diagnosis of thyroid tumors. REJR. 2017;7(3):44–52. (Article in Russian).
68. Zhang B, Jiang YX, Liu JB, et al. Utility of contrast-enhanced ultrasound for evaluation of thyroid nodules. Thyroid. 2010;20(1):51–7.
69. Zhang Y, Zhou P, Tian SM, et al. Usefulness of combined use of contrast-enhanced ultrasound and TIRADS classification for the differentiation of benign from malignant lesions of thyroid nodules. Eur Radiol. 2017;27:1527–36.
70. Zhao RN, Zhang B, Yang X, et al. Diagnostic value of contrast enhanced ultrasound of thyroid nodules coexisting with Hashimoto's thyroiditis. Zhongguo Yi Xue Ke Xue Yuan Xue Bao. 2015;37(1):66–70.
71. Gramiak R, Shah P, Cramer D. Ultrasound cardiography: contrast studies in anatomy and function. Radiology. 1969;92:939.
72. Spiezia S, Farina R, Cerbone G. Analysis of time/intensity enhancement curves after echocontrast agents injection in thyroid nodules evaluation: preliminary report. In: Ultrasound in medicine and biology 26(S2). Abstracts from the 9th Congress of WFUMB. Florence. Italy. 2000; p. A181.
73. Schleder S, Janke M, Agha A, et al. Preoperative differentiation of thyroid adenomas and thyroid carcinomas using high resolution contrast-enhanced ultrasound (CEUS). Clin Hemorheol Microcirc. 2015;61(1):13–22.
74. Sencha EA, Sencha AN, Penyaeva EI, et al. The use of quantitative analysis of ultrasound with contrast enhancement in the differential diagnosis of focal changes in the thyroid gland. Ultrazvukovaya i funkcionalnaya diagnostika. 2018;2:12–26. (Article in Russian).
75. Yuan Z, Quan J, Yunxiao Z, et al. Contrast-enhanced ultrasound in the diagnosis of solitary thyroid nodules. J Cancer Res Ther. 2015;11:41–5.
76. Turtulici G, Orlandi D, Fabbro E, et al. Contrast-enhanced ultrasound (CEUS) quantitative evaluation of histologically proven thyroid nodules. In: Radiological Society of North America 2011 Scientific Assembly and

Annual Meeting, November 26 - December 2, 2011, Chicago IL. 2011. http://archive.rsna.org/2011/11034465.html.
77. Jiang J, Huang L, Zhang H, et al. Contrast-enhanced sonography of thyroid nodules. J Clin Ultrasound. 2015;43(3):153–6.
78. Sencha AN, Patrunov Yu N, Mogutov MS, et al. Thyroid cancer: US THI-RADS classification, ultrasound qualitative and quantitative elastography, contrast ultrasound. In: Collection of scientific papers "Nevsky Radiologichesky Forum-2015". St. Petersburg: ELBI-SPb; 2015. pp. 605–8. (Book in Russian).
79. Yu D, Han Y, Chen T. Contrast-enhanced ultrasound for differentiation of benign and malignant thyroid lesions: meta-analysis. Otolaryngol Head Neck Surg. 2014;151(6):909–15.

第2章
正常甲状腺的超声图像

Yury N. Patrunov，Alexander N. Sencha，
Ekaterina A. Sencha，Ella I. Peniaeva，Liubov A. Timofeyeva，
and Munir G. Tukhbatullin

甲状腺通常位于距离胸骨和锁骨上方1～3cm的颈部中线处。它由左侧叶 、右侧叶和峡部组成（图2.1a）。有时可以观察到从峡部（多见于左侧叶）向舌骨延伸的锥状叶。甲状腺腺体通常呈蝴蝶状，有时因个体差异可能会有不同的形状。

甲状腺峡部和双侧叶环绕颈部中央的喉和气管，喉和气管表现为伴有声影的弓形结构。腺体的前方和侧方被对称的甲状腺前肌群（胸骨甲状肌、胸骨舌骨肌、肩胛舌骨肌的上腹、部分胸锁乳突肌）、皮下脂肪和皮肤覆盖。

Y. N. Patrunov（✉）
Department of Ultrasound Diagnostics of the Center for Radiological Diagnostics,
Non-State Healthcare Institution Yaroslavl Railway Clinic of JSC "Russian Railways"，Yaroslavl，Russia

A. N. Sencha
Department of Visual and Functional Diagnostics of National Research Center for Obstetrics，Gynecology and Perinatology，Ministry of Healthcare of the Russian Federation，Moscow，Russia

E. A. Sencha
Ultrasound Diagnostics Department，Medical Diagnostic Center，Moscow，Russia

E. I. Peniaeva
Department of Ultrasound Diagnostics，Center for Radiological Diagnostics of Non-State Healthcare Institution Yaroslavl Railway Clinic of JSC "Russian Railways"，Yaroslavl，Russia

L.A. Timofeyeva
Department for Internal Diseases Propaedeutic，Course of Diagnostic Radiology of Medical Faculty of Federal State Budget Educational Institution of Higher Education "I. N. Ulianov Chuvash State University"，Cheboksary，Russia

M.G. Tukhbatullin
Department of Ultrasound Diagnostics，Kazan State Medical Academy – Branch Campus of the Federal State Budget Educational Institution of Further Professional Education，"Russian Medical Academy of Continuing Professional Education" of the Ministry of Healthcare of the Russian Federation，Kazan，Russia

颈部的血管主要有双侧颈总动脉（CCA）和颈内静脉（IJV）（图2.1a、b）。CCA紧贴甲状腺外侧，超声扫查时不会被压瘪，脉冲多普勒显示动脉频谱。IJV位于CCA外侧，壁薄，可被超声探头完全压瘪，显示静脉血流频谱。

食管通常在甲状腺左侧叶的后内侧，为具有多层管壁且内壁粗糙的管样结构（图2.2）。如果患者头转向左侧，食管的位置也会发生改变，可在甲状腺右侧叶的后内侧附近探及（图2.3）。吞咽时可见高回声慢慢通过其管腔，并可见蠕动，这有助于将食管与颈部病变区分开。

成年男性甲状腺的正常体积一般为7.7～25cm^3，女性为4.4～18cm^3[2]。成人甲状腺叶宽13～18mm，厚16～18mm，长45～60mm，峡部厚2～6mm。

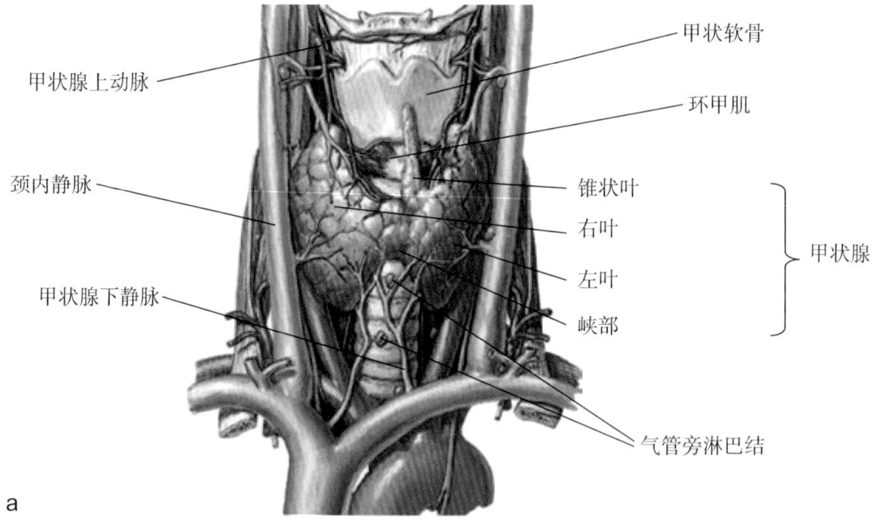

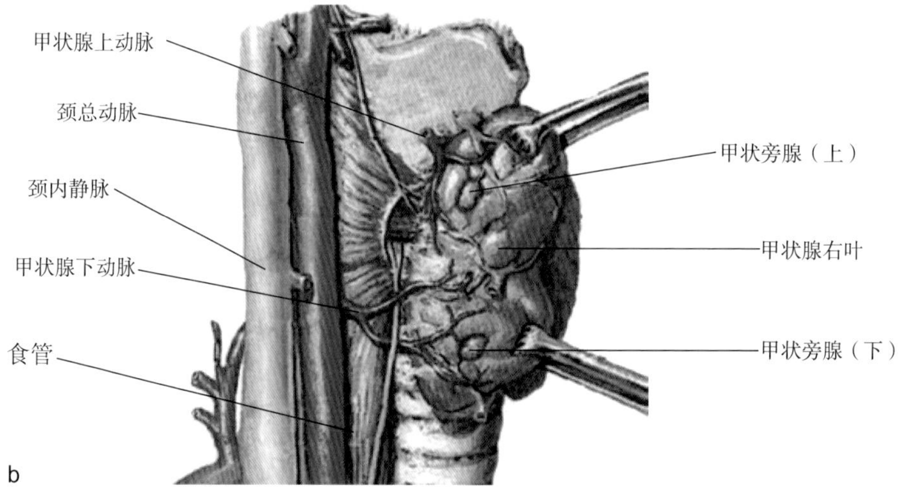

图 2.1　甲状腺位置，解剖示意图[1]。（a）冠状位图，（b）矢状位图

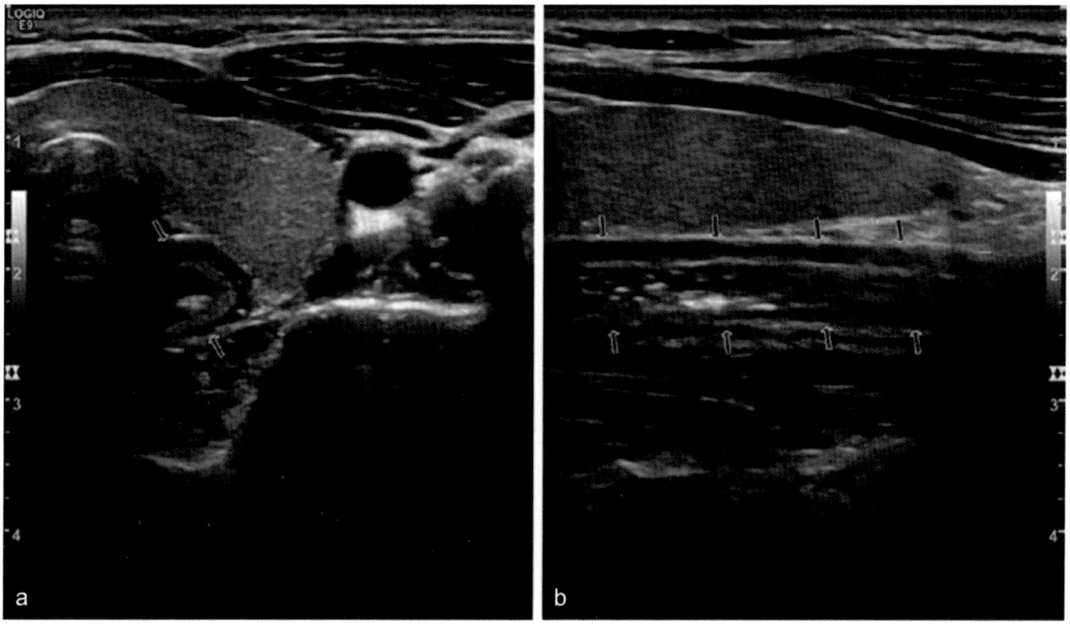

图 2.2　食管的超声图像（箭头）。横向扫查和纵向扫查

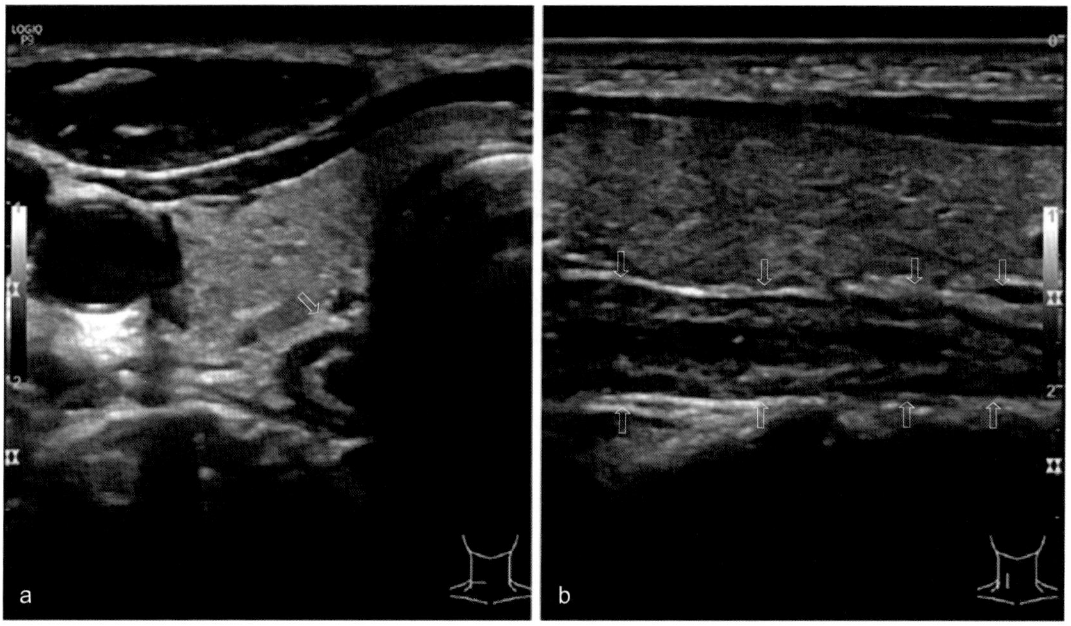

图 2.3　患者头部向左转时，右侧位置食管（箭头）的超声图像

在超声检查中，正常甲状腺呈均匀等回声结构，边缘清晰规则，包膜光整（图2.4和2.5）。通常将甲状腺的回声与正常下颌下腺的回声进行比较，两者呈等回声，高于颈部肌肉的回声。甲状腺腺体表现为颗粒不超过1mm的均质回声。回声与正常背景不同的区域则为不均匀的回声结构，这可能与弥漫性或结节性甲状腺病变有关。

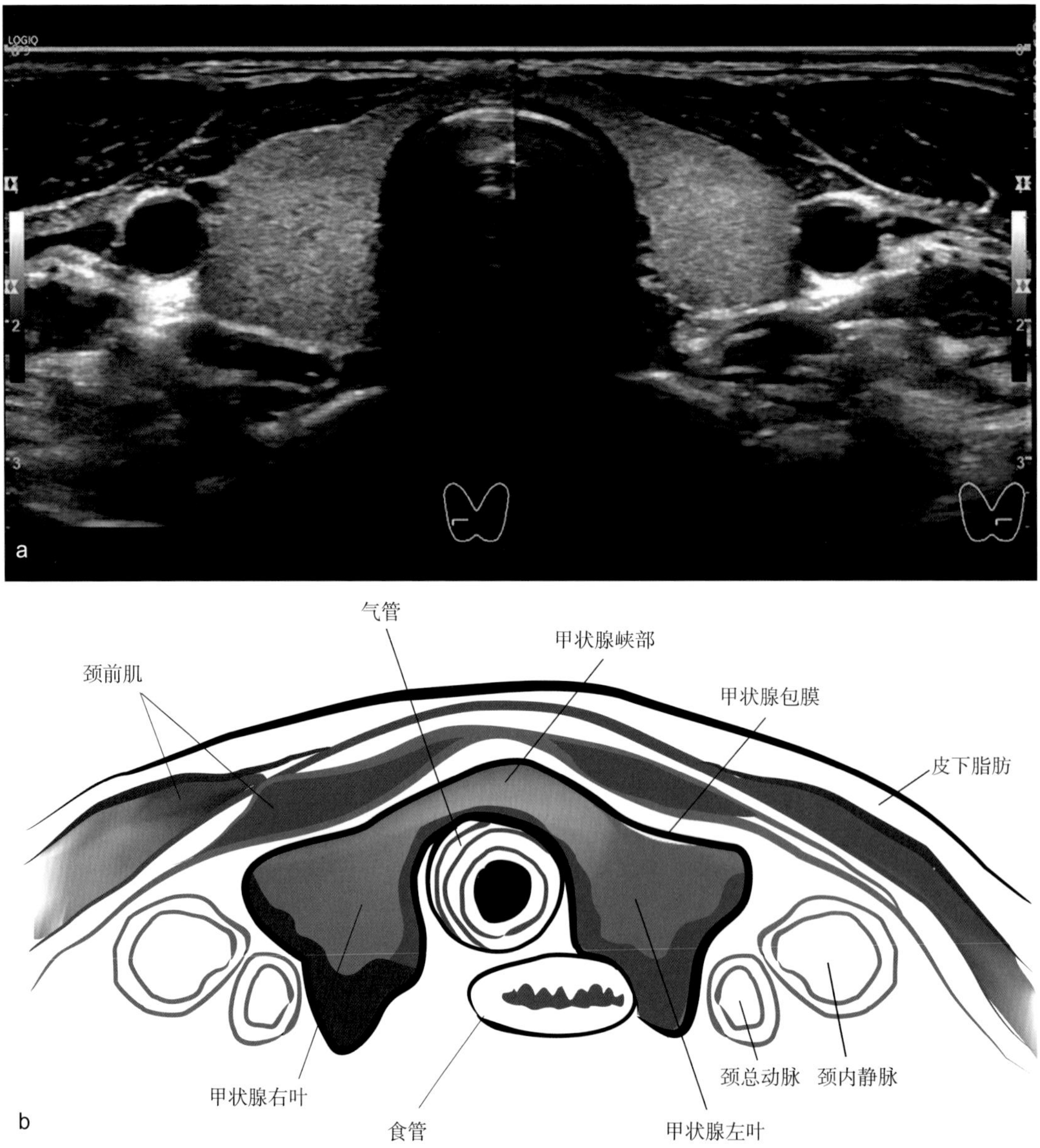

图 2.4　正常甲状腺超声。（a）横向扫查平面灰阶超声图像。（b）解剖示意图

有人提出了将甲状腺分成不同节段的解剖学部分[3]。然而，在日常超声检查实践中，描述上段、中段和下段对应于每个腺叶长度的三分之一是合理的。可以用前（腹）侧和后（背）侧、气管旁和血管旁以及峡部的右侧、左侧、上段和下段，以定位病变的具体位置。

约50%病例的甲状腺有锥状叶。它起源于峡部的上缘或任意一叶的邻近部分，并向舌骨延伸。然而仅有10%～15%的病例能通过甲状腺超声观察到锥状叶。该叶在回声强度、均匀程度和血管方面通常与峡部和腺叶相似（图2.6）。在甲状腺叶的后侧，特别是

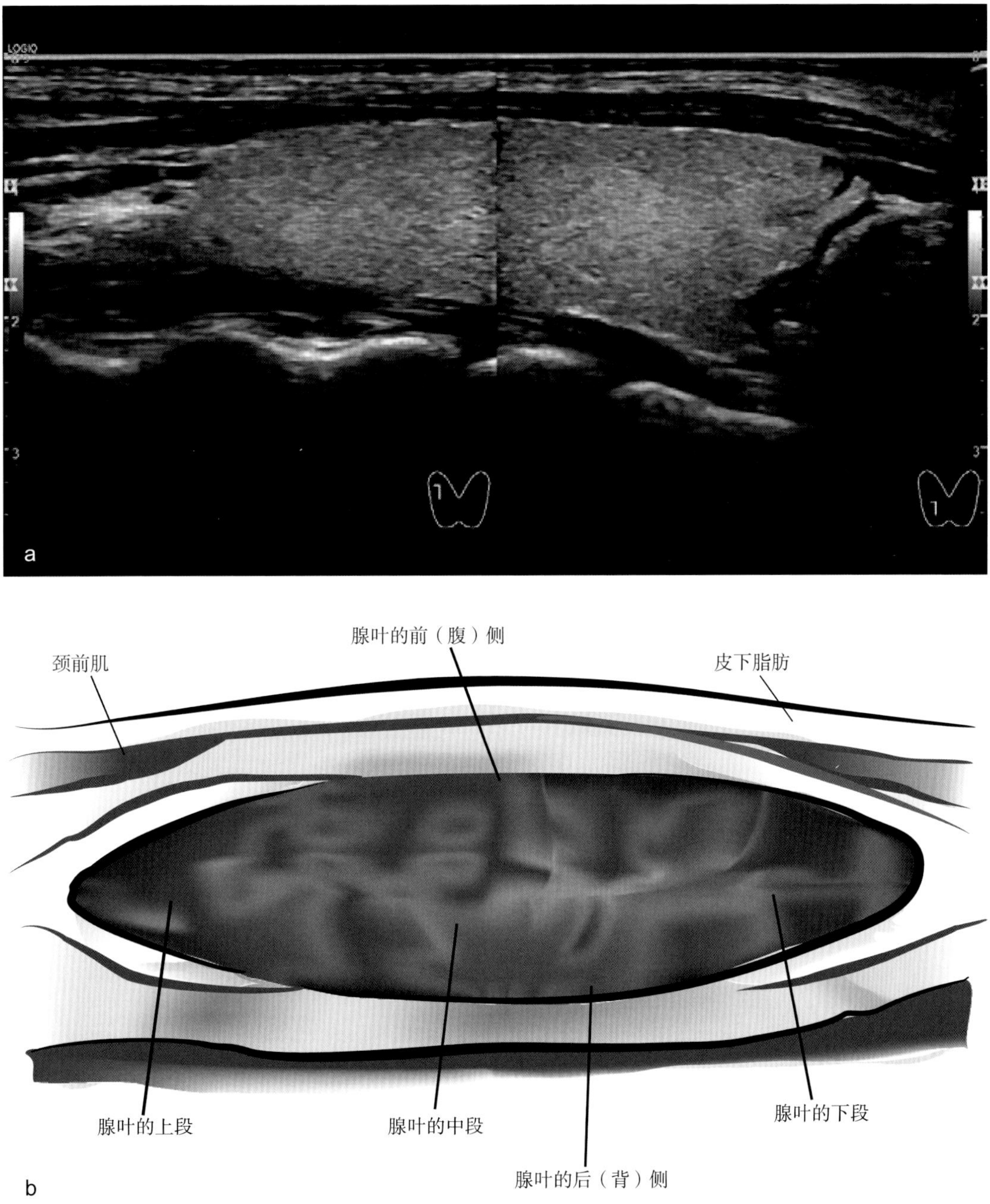

图 2.5　正常甲状腺超声。（a）纵向扫查平面灰阶超声图像。（b）解剖示意图

下段，可能有一个外突，叫Zuckerkandl结节，由纤维状高回声的后间隔与主要的腺叶分开（图2.7），其组织结构和血管分布与周围甲状腺的实质相同，但由于间隔导致后方回声衰减，使Zuckerkandl结节常表现为回声减低，因此，可能将其误诊为难以解释的甲状腺或甲状旁腺病变。

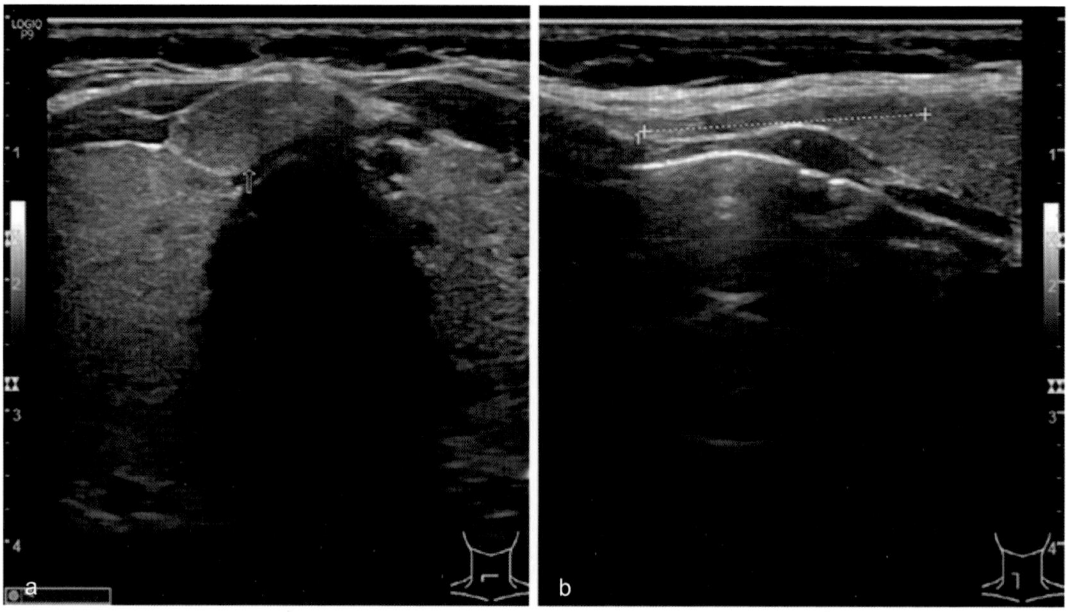

图 2.6　甲状腺锥状叶。灰阶超声

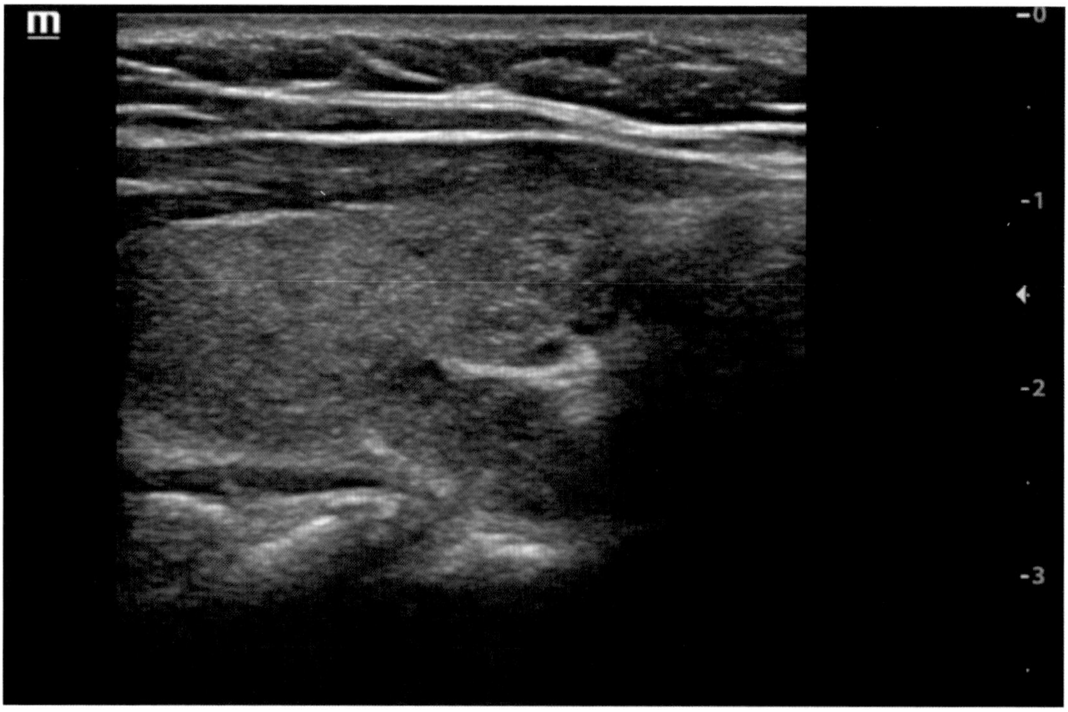

图 2.7　右甲状腺叶后间隔（Zuckerkandl 结节）。灰阶超声

甲状腺由成对的甲状腺上动脉（STA）和甲状腺下动脉（ITA）供给血液。有时会定义第五个动脉，即甲状腺最下动脉，为峡部供血，平均动脉直径不超过1～2mm。STA为

颈外动脉的第一分支。极少数情况下甲状腺上动脉（STA）从颈总动脉分出。STA在甲状腺叶的上极水平分为三个分支：前支、下支和内支（峡部支）。ITA从锁骨下动脉近端的甲状颈干分出。在靠近甲状腺叶的下段或下段的背侧分为三个分支（下支、上支和深支）（图2.8a）。在极少数情况下，可能会观察到先天性异常，包括动脉数量和位置的异常。甲状腺动脉在彩色血流图上清晰可见。

男性和女性间的STA和ITA的脉冲多普勒血流速度差异无统计学意义。甲状腺动脉血流的正常范围如下：STA的PSV为17 ± 1cm/s至24 ± 6 cm/s；ITA的PSV为16 ± 1cm/s至23 ± 7 cm/s；STA的EDV为7 ± 1cm/s至8 ± 3 cm/s；ITA的EDV为6 ± 0.3cm/s至10 ± 3 cm/s；ITA的RI为0.58 ± 0.1；STA的RI为0.56 ± 0.01至0.66 ± 0.05；STA的PI为0.96 ± 0.34至1.06 ± 0.54；ITA的PI为0.85 ± 0.24至0.88 ± 0.26 [4, 5]。Struchkova[6]定义四条动脉血流的标准如下：PSV：10.4～28.1 cm/s；EDV：3.1～9.6 cm/s；RI：0.5～0.75；PI：0.7～1.2。

甲状腺的静脉血通过甲状腺双侧叶上、中、下静脉回流（图2.8b）。通常，它们从甲状腺的静脉丛中分出，伴随相应的动脉，流入IJV。甲状腺静脉的直径通常不超过2～2.5mm。甲状腺静脉的血流量与呼吸有关。左右侧叶甲状腺静脉血流速度无明显差异。脉冲多普勒显示甲状腺静脉平均血流速度为1.0～36.0cm/s。

正常甲状腺腺叶实质CDI和PDI均能检测到点状的彩色血流信号，尽管形态大小不一，但通常分布对称、均匀（图2.9）。正常甲状腺的平均彩色像素密度（CPD）为5%～15%。1cm^{2}内不同血管的平均彩色像素数量为0.4～2.5，正常甲状腺叶的彩色像素数量为5～10 [6]。

正常甲状腺实质压迫式弹性成像表现出中等硬度，颜色均匀、细腻（图2.10a、b）。经过定量评估，它的杨氏模量平均值为12～23 kPa [7-12]。我们自己的研究认为正常甲状腺的杨氏模量平均值为11.3（9.8～22.0）kPa，声触诊组织定量技术（ARFI）的平均剪切波速度为2.8（1.7～3.5）m/s（ 图2.10c，d）。

Arda[7]和Mitkov等[12]研究者发现甲状腺组织的硬度与患者的年龄、性别之间的相关性极弱。甲状腺组织的硬度与多普勒数据和甲状腺体积之间没有相关性。

正常甲状腺实质超声造影表现为弥漫、均匀的高增强，缓慢且有规律的消退（图2.11），但正常甲状腺检查无需进行超声造影。

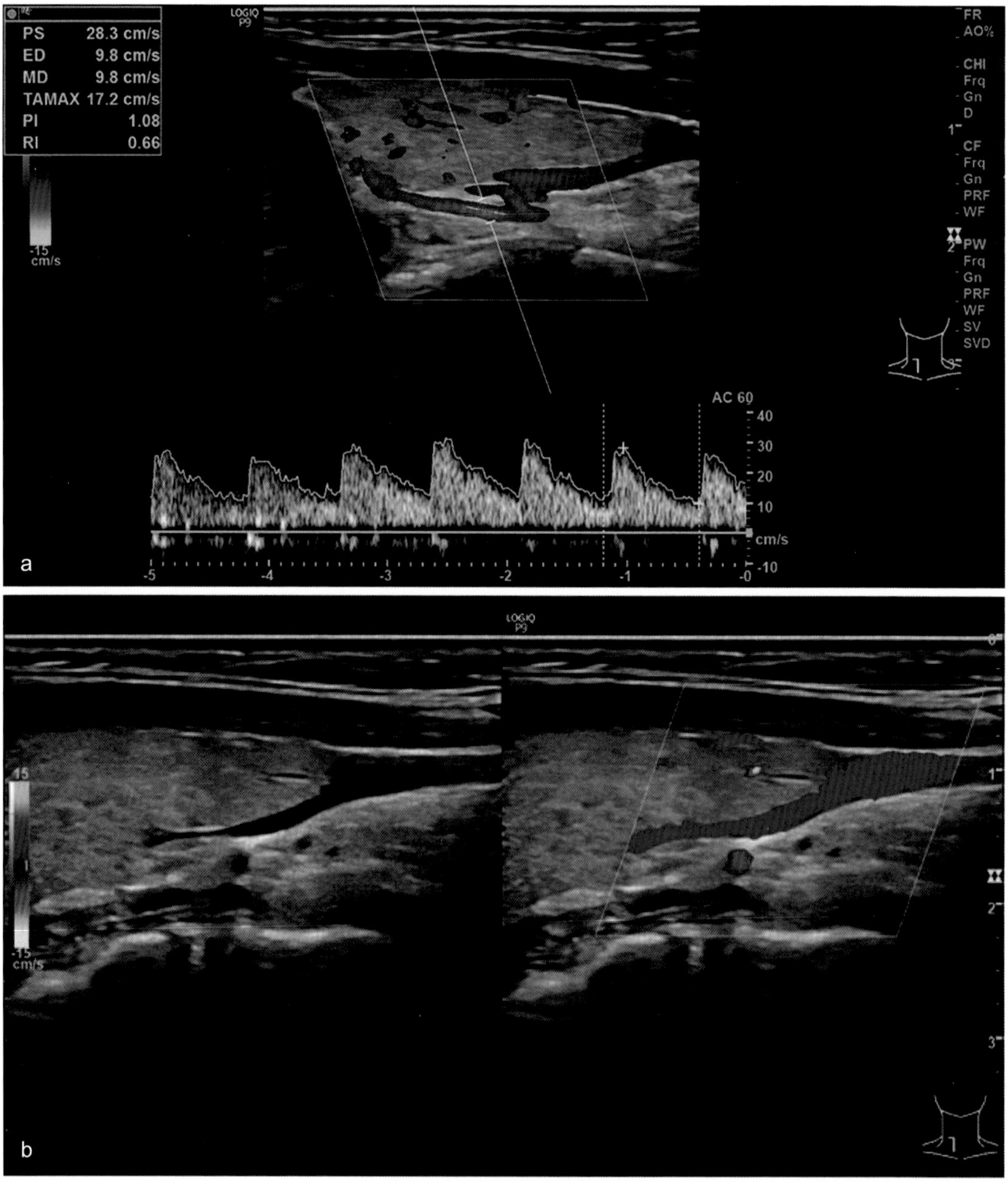

图 2.8　甲状腺血管超声图。（a）甲状腺下动脉。二维，CDI 和脉冲多普勒。（b）甲状腺下静脉

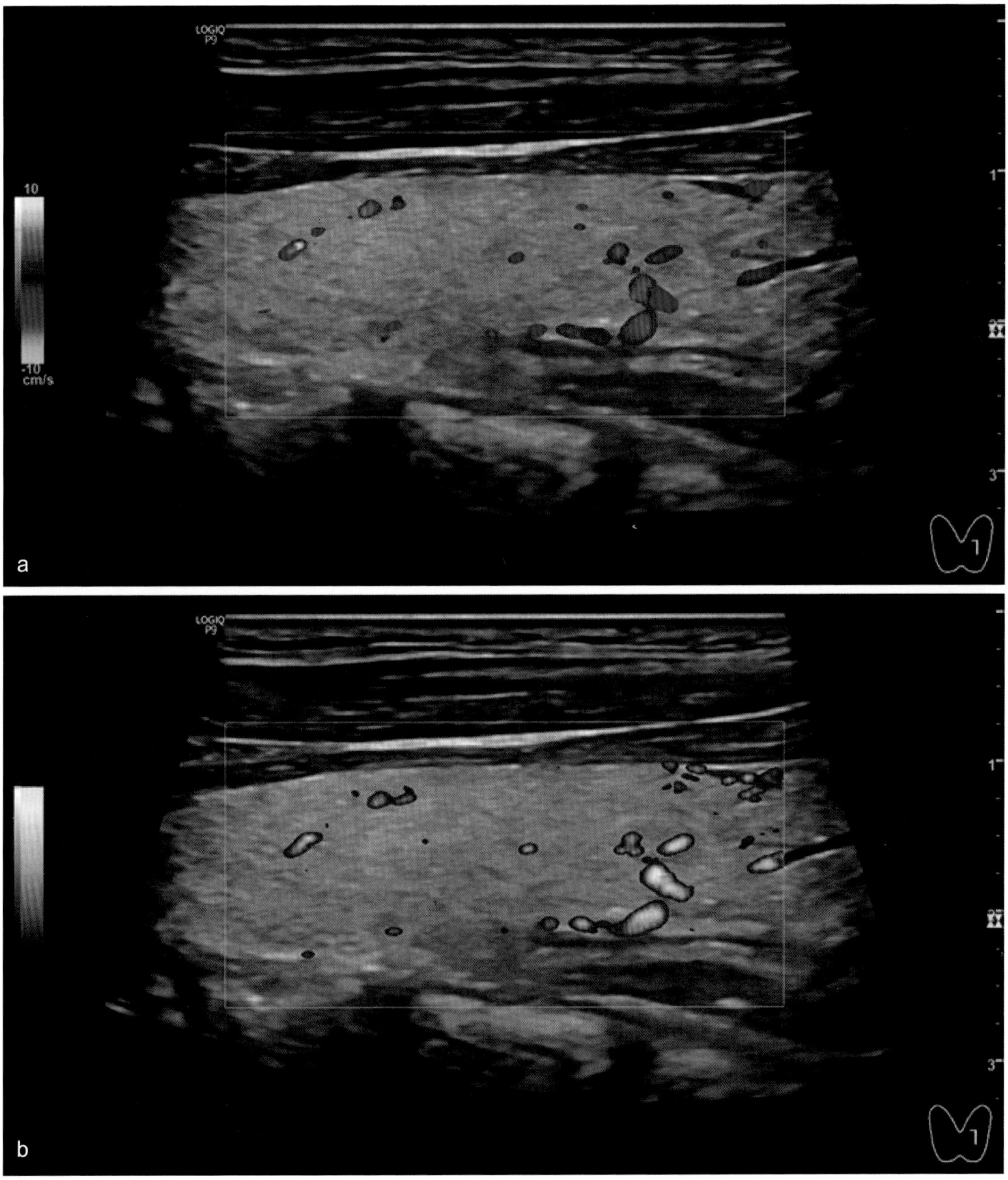

图 2.9　甲状腺超声的正常血管图像。（a）CDI，（b）PDI

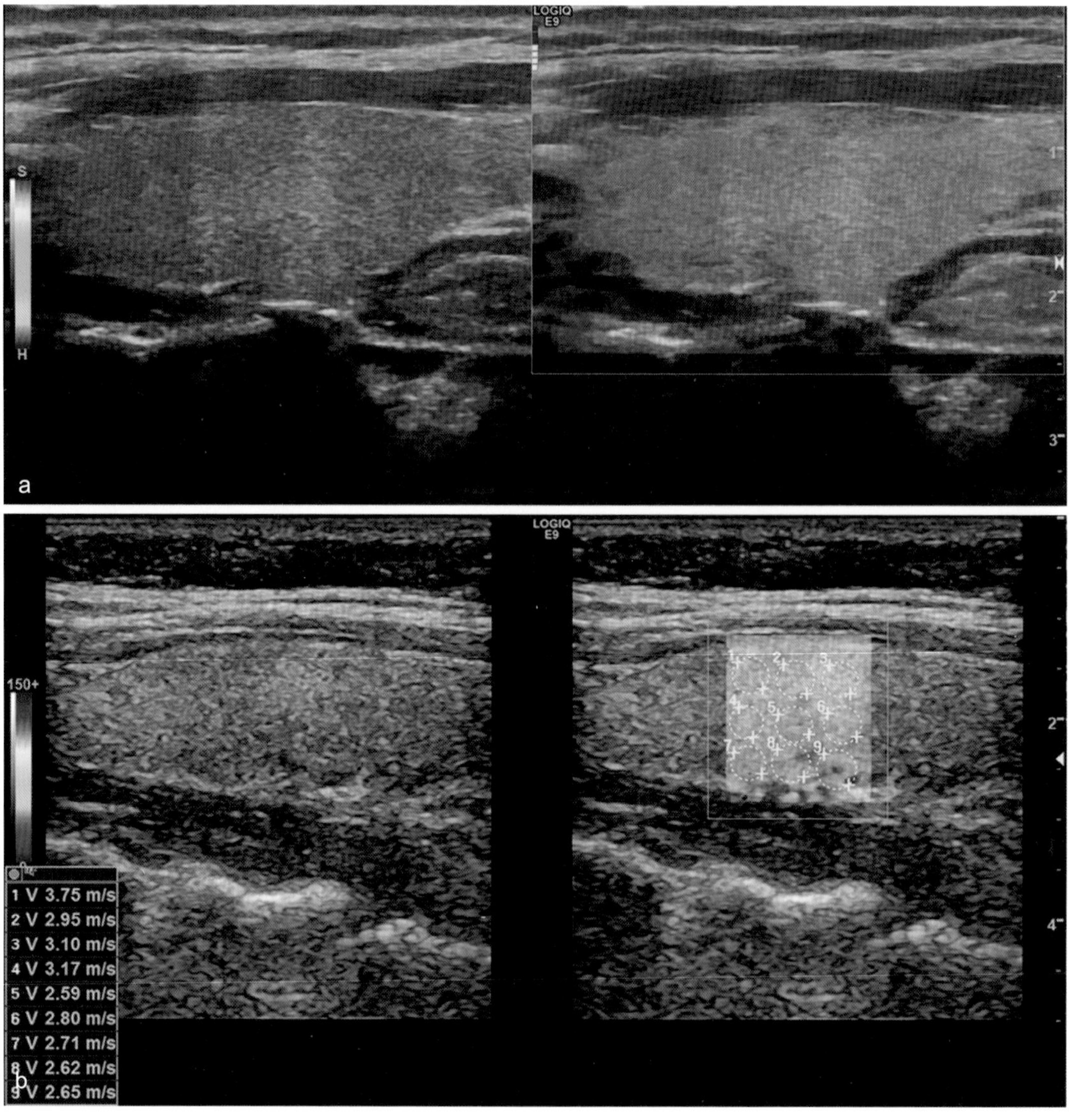

图 2.10　正常甲状腺 。（a）正常甲状腺压迫式弹性成像表现为中等弹性。（b）剪切波速度的标准值。（c）杨氏模量的测量。（d）ARFI 模式下的正常应变值。（c）（d）见下页

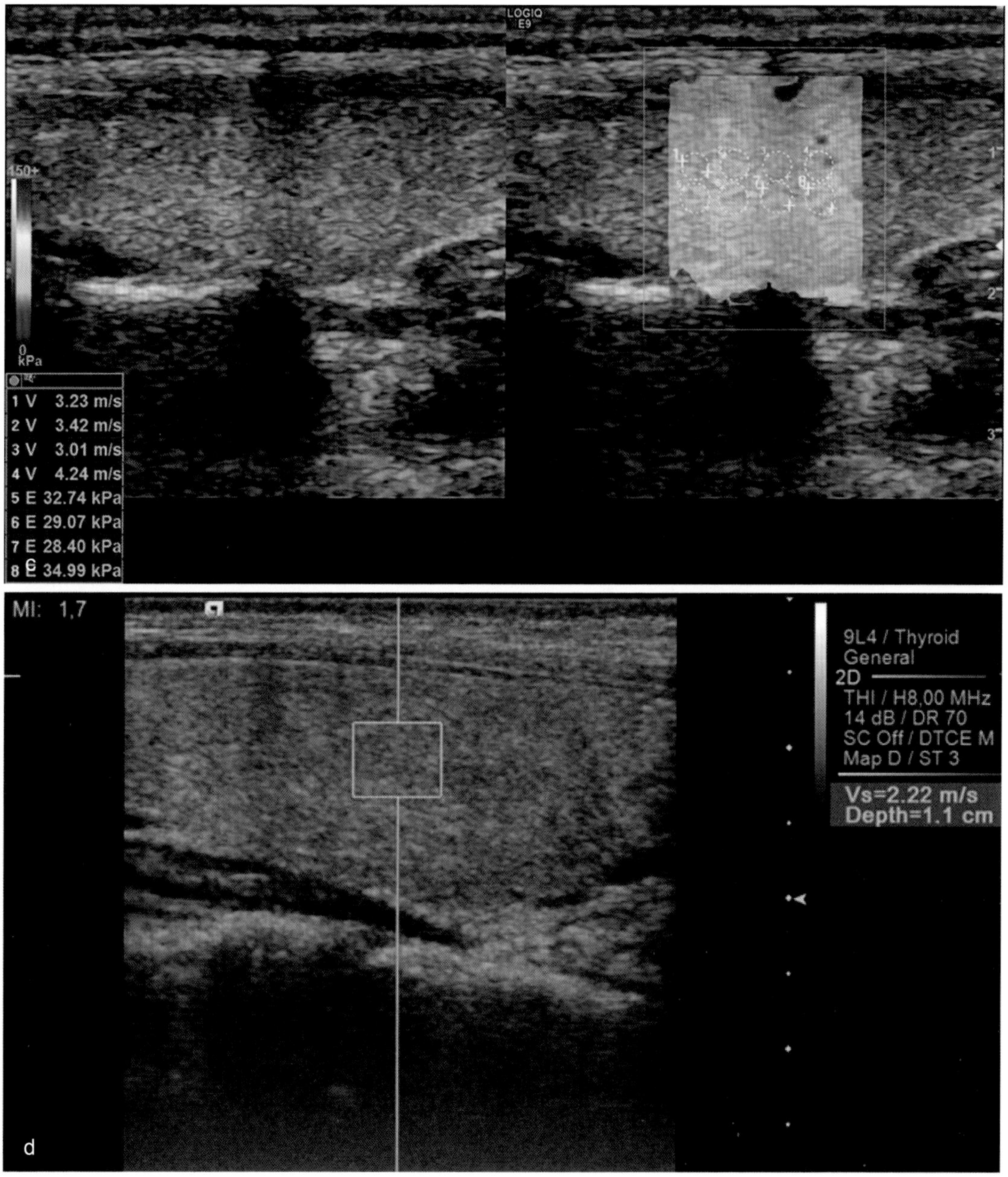
LOGIQ
E9
150+
0
kPa
1 V 3.23 m/s
2 V 3.42 m/s
3 V 3.01 m/s
4 V 4.24 m/s
5 E 32.74 kPa
6 E 29.07 kPa
7 E 28.40 kPa
8 E 34.99 kPa
MI: 1,7
9L4 / Thyroid
General
2D
THI / H8,00 MHz
14 dB / DR 70
SC Off / DTCE M
Map D / ST 3
Vs=2.22 m/s
Depth=1.1 cm
d

续图 2.10

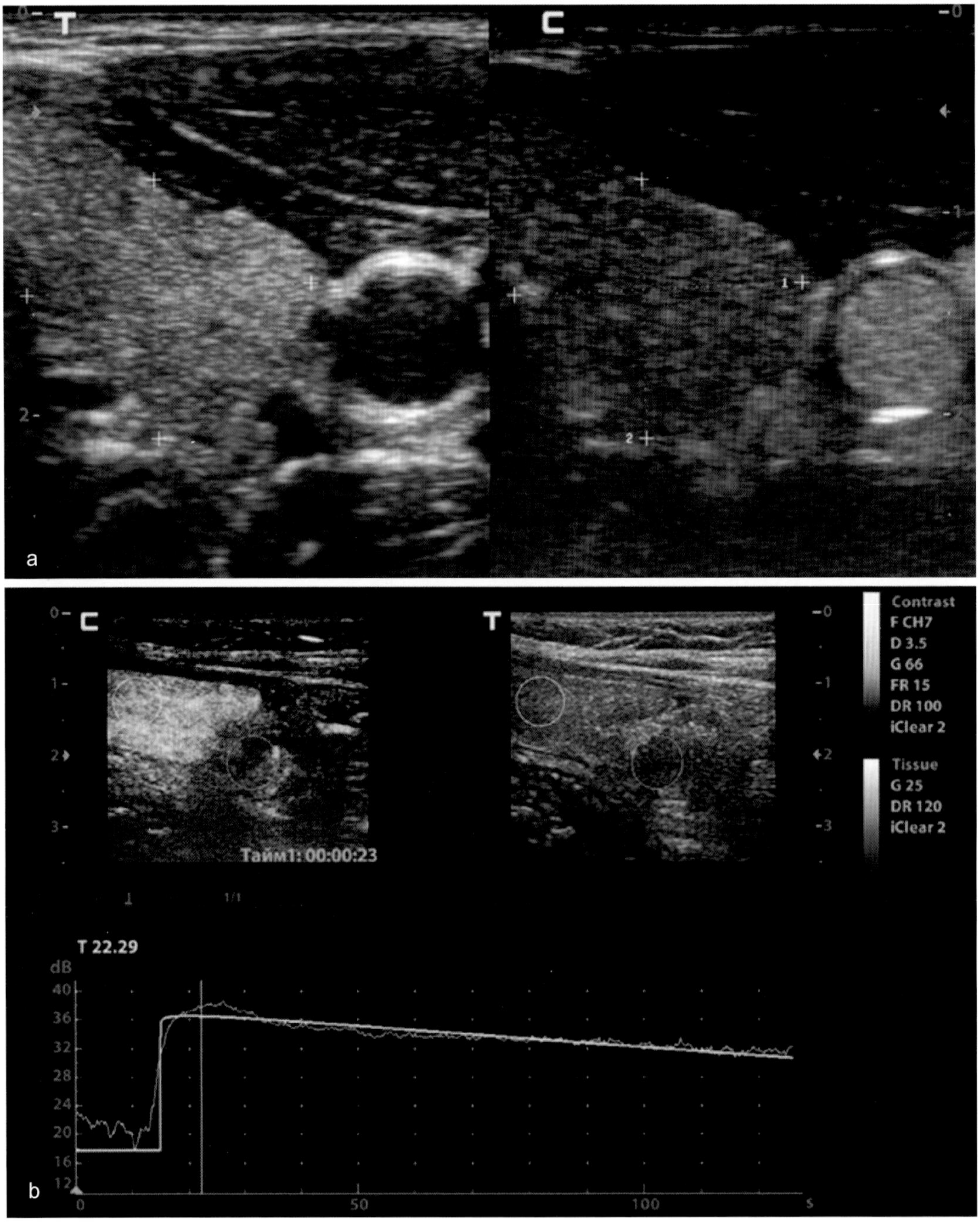

图 2.11　使用 2.4 ml 声诺维®的正常甲状腺的 CEUS。（a）增强实质。（b）时间 - 强度曲线

正常甲状腺的超声报告示例：

- 姓名：
- 年龄：
- 日期：
- 病案号：
- 超声仪器：

甲状腺位置正常，形态规则，边缘清晰光整，包膜完整，呈均匀等回声结构，未探及囊性和实性占位。

峡部厚——4 mm			
右叶		左叶	
厚度	15mm	厚度	14mm
宽度	17mm	宽度	14 mm
长度	48mm	长度	47mm
体积	5.9cm^3	体积	4.4 cm^3

总体积10.3cm^3，未见明显增大。

CDI、PDI显示甲状腺实质内血流分布正常且对称。CPD低于10%。

颈部和锁骨上区域的淋巴结未见肿大。

结论：正常甲状腺。

超声医生：

参考文献

1. Netter FH, Hansen JT. Atlas of human anatomy. 3rd ed. Teterboro: Icon Learning Systems;2003.
2. Gutekunst R, Becker W, Hehrmann R, et al. Ultraschalldiagnostik der Schilddrüse. Dtsch Med Wochenschr. 1988;113:1109–12.
3. Parshin VS, Tarasova GP, Glotov PI. Ultrasonic screening in the diagnosis of diseases of the thyroid gland. Methodical aspects and efficiency. Visualizaciya Clinice. 1999;14-15:1–7.
4. Lelyuk VG, Lelyuk SE. Some methodological aspects of complex thyroid ultrasound. Moscow: Springer; 2007.
5. Markova NV. The value of ultrasound angiography in the diagnosis of the main diseases of the thyroid gland. PhD thesis. Moscow; 2001.
6. Struchkova TY. Parameters of blood flow in the lower and upper thyroid arteries. Normative values. In: Abstracts of the 4th Congress of the Russian Association of Specialists in Ultrasound Diagnostics in Medicine. Moscow, 2003. pp. 221–2.
7. Arda K, Ciledag N, Aktas E, et al. Quantitative assessment of normal soft-tissue elasticity using shear-wave ultrasound elastography. AJR Am J Roentgenol. 2011;197(3):532–6.

8. Kim I, Kim EK, Yoon JH, et al. Diagnostic role of conventional ultrasonography and shear wave elastography in asymptomatic patients with diffuse thyroid disease: initial experience with 57 patients. Yonsei Med J. 2014;55(1):247–53.
9. Sebag F, Vaillant-Lombard J, Berbis J, et al. Shear wave elastography: a new ultrasound imaging mode for the differential diagnosis of benign and malignant thyroid nodules. J Clin Endocrinol Metab. 2010;95(12):5281–8.
10. Pomortsev AV, Gudkov GV, Degtyareva YS, et al. Possibilities of shear wave elastography in differential diagnostics of focal thyroid pathology. Radiat Diagn Ther. 2011;3:60–66 (Article in Russian).
11. Monpeyssen H, Tramalloni J, Poiree S, et al. Elastography of the thyroid. Diagn Interv Imaging. 2013;94(5):535–44.
12. Mitkov VV, Ivanishina TV, Mitkova MD. Ultrasound examination of the unchanged thyroid gland with the use of shear wave elastography technology. Ultrazvukovaya i funkcionalnaya diagnostika. 2014;6:13–20.

第3章

先天性甲状腺异常和儿童甲状腺疾病

Alexander N. Sencha and Munir G. Tukhbatullin

甲状腺功能影响不同年龄段儿童的发育。正常的甲状腺功能对于大脑和其他器官和系统的发育（包括免疫系统和性发育）是必需的。由于甲状腺功能异常会对儿童产生很多不良影响，所以儿童的甲状腺的检查必须引起重视[1]。目前最重要的影响因素是碘缺乏、不良的生态环境、城市化进程以及过快的生活节奏产生的压力。所以，甲状腺的定期检查已成为重要的医学标准，尤其是对于怀疑患有甲状腺疾病的儿童。

除了特别要求对甲状腺体积的精确计算以外，儿童甲状腺超声检查技术实际上与成人的没有区别。在检查婴儿时，由于固定头部比较困难，所以婴儿的甲状腺超声检查最好在助手协助下完成。助手将手放在婴儿的颈部和上背部的下方，并用拇指轻轻抬起并支撑下颌，防止婴儿因反射而低头。

几乎所有儿童甲状腺疾病都会伴随着腺体体积的改变，约35%的病例的甲状腺体积大小不能通过常规的检查和触诊来判断。在轻度至中度碘缺乏的地区，触诊的敏感性和特异性非常差。最好使用超声检查来测量甲状腺的大小。

甲状腺体积是两侧腺叶体积的总和。根据标准公式：V（ml）$=0.479 \times d \times w \times l$（cm），厚度（$d$）、宽度（$w$）和长度（$l$）的测量值计算每个腺叶的体积，其中不包括峡部的体积。如何正确解释儿童和青少年的甲状腺超声测量值是一个重要问题。为了确定不同年龄的甲状腺体积的正常值，很多学者进行了大量的研究[2,3]。

WHO [4]提出了根据年龄、性别和体表面积（Body surface area，BSA）进行甲状腺肿筛查的国际参考值（见表3.1和3.2）。这些参考指标是基于Zimmermann等[6]的研究，

A. N. Sencha (✉)
Department of Visual and Functional Diagnostics, National Research Center for Obstetrics, Gynecology and Perinatology, Ministry of Healthcare of the Russian Federation,Moscow, Russia

M. G. Tukhbatullin
Department of Ultrasound Diagnostics, Kazan State Medical Academy – Branch Campus of the Federal State Budget Educational Institution of Further Professional Education, “Russian Medical Academy of Continuing Professional Education” of the Ministry of Healthcare of the Russian Federation, Kazan, Russia

该研究统计了来自北美洲和南美洲、中欧、东地中海、非洲和西太平洋等地区的长期碘充足地区的3529名儿童的数据。通过使用标准的超声检查，当测量值超过对照的碘充足人群中的体积的97百分位数时，认为甲状腺肿大。通常，将97百分位数甲状腺体积作为参考值，该参考值可反映不同年龄和性别的甲状腺大小（表3.1）。BSA参考值（表3.2）在因营养不良，包括发育不良（身高低于同龄人）和体重不足（体重低于同龄人）而导致的儿童生长发育迟缓的国家中具有潜在的应用价值。参考BSA计算的甲状腺体积的一个优点是不需要考虑儿童的年龄，然而该结果在某些特定人群中依然具有不确定性。

表 3.1　来自长期碘充足地区的 6 ～ 12 岁儿童的国际样本，不同性别和年龄的超声波测量甲状腺体积的中位数 [50%（P50）] 和 97 百分位数（P97）

年龄（岁）	男孩		女孩	
	P50	P97	P50	P97
	ml		ml	
6（n＝468）	1.60	2.91	1.57	2.84
7（n＝561）	1.80	3.29	1.81	3.26
8（n＝579）	2.03	3.71	2.08	3.76
9（n＝588）	2.30	4.19	2.40	4.32
10（n＝528）	2.59	4.73	2.76	4.98
11（n＝492）	2.92	5.34	3.17	5.73
12（n＝313）	3.30	6.03	3.65	6.59

表 3.2　来自长期碘充足地区的 6 ～ 12 岁儿童的国际样本，不同性别和体表面积（BSA）的超声测量甲状腺体积的中位数 [50%（P50）] 和 97 百分位数（P97）

BSA[a]（m^2）	男孩		女孩	
	P50	P97	P50	P97
	ml		ml	
0.7（n＝138）	1.47	2.62	1.46	2.56
0.8（n＝493）	1.66	2.95	1.67	2.91
0.9（n＝592）	1.86	3.32	1.90	3.32
1.0（n＝640）	2.10	3.73	2.17	3.79
1.1（n＝536）	2.36	4.20	2.47	4.32
1.2（n＝445）	2.65	4.73	2.82	4.92
1.3（n＝330）	2.99	5.32	3.21	5.61
1.4（n＝174）	3.36	5.98	3.66	6.40
1.5（n＝104）	3.78	6.73	4.17	7.29
1.6（n＝77）	4.25	7.57	4.76	8.32

[a] Dubois 体表面积计算公式：BSA（m^2） = $W^{0.425} \times H^{0.725} \times 71.84 \times 10^{-4}$ [5]

上面所列出的有关年龄或BSA的甲状腺体积的标准已简化并适用于超声筛查。儿童的身体发育和青少年的青春期的影响不在考虑范围内。Kasatkina等[7]提出了一种确诊儿童甲状腺增生和发育不全的方法，该方法与不同年龄和是否进入青春期的人体测量学参数有关。对于4～6岁的儿童测量最大呼气时的胸围，7～9岁的以及在10岁以上尚未进入青春期的儿童测量腿长（大转子与脚底之间的距离），青春期儿童测量体重。表3.3用于解释测量所获得的数据。

表 3.3　根据年龄和是否进入青春期，不同人体测量学参数对儿童正常甲状腺体积的参考值 [7]

青春期之前						青春期		
4 ～ 6 岁			7 ～ 9 岁			13 ～ 15 岁		
TC（cm）	LL（ml）	UL（ml）	腿长（cm）	LL（ml）	UL（ml）	体重（kg）	LL（ml）	UL（ml）
46	0.42	2.12	46	0.43	2.93	30	0.42	7.34
47	0.48	2.18	47	0.43	3.01	31	0.43	7.41
48	0.53	2.23	48	0.50	3.08	32	0.43	7.49
49	0.59	2.29	49	0.58	3.16	33	0.50	7.56
50	0.64	2.34	50	0.65	3.23	34	0.58	7.64
51	0.70	2.40	51	0.73	3.31	35	0.65	7.71
52	0.76	2.46	52	0.81	3.39	36	0.73	7.79
53	0.81	2.51	53	0.88	3.46	37	0.80	7.86
54	0.87	2.57	54	0.96	3.54	38	0.88	7.94
55	0.92	2.62	55	1.03	3.61	39	0.95	8.01
56	0.98	2.68	56	1.11	3.69	40	1.03	8.09
57	1.04	2.74	57	1.19	3.77	41	1.10	8.16
58	1.09	2.79	58	1.26	3.84	42	1.18	8.24
59	1.15	2.85	59	1.34	3.92	43	1.25	8.31
60	1.20	2.90	60	1.41	3.99	44	1.33	8.39
61	1.26	2.96	61	1.49	4.07	45	1.40	8.46
62	1.32	3.02	62	1.57	4.15	46	1.48	8.54
63	1.37	3.07	63	1.64	4.22	47	1.55	8.61
64	1.43	3.13	64	1.72	4.30	48	1.63	8.69
65	1.48	3.18	65	1.79	4.37	49	1.70	8.76
66	1.54	3.24	66	1.87	4.45	50	1.78	8.84
67	1.60	3.30	67	1.95	4.53	51	1.85	8.91
68	1.65	3.35	68	2.02	4.60	52	1.93	8.99

续表

青春期之前						青春期		
4 ～ 6 岁			7 ～ 9 岁			13 ～ 15 岁		
TC（cm）	LL（ml）	UL（ml）	腿长（cm）	LL（ml）	UL（ml）	体重（kg）	LL（ml）	UL（ml）
69	1.71	3.41	69	2.10	4.68	53	2.00	9.06
70	1.76	3.46	70	2.17	4.75	54	2.08	9.14
71	1.82	3.52	71	2.25	4.83	55	2.15	9.21
72	1.88	3.58	72	2.33	4.91	56	2.23	9.29
73	1.93	3.63	73	2.40	4.98	57	2.30	9.36
74	1.99	3.69	74	2.48	5.06	58	2.38	9.44
75	2.04	3.74	75	2.55	5.13	59	2.45	9.51
76	2.10	3.80	76	2.63	5.21	60	2.53	9.59
77	2.16	3.86	77	2.71	5.29	61	2.60	9.66
78	2.21	3.91	78	2.78	5.36	62	2.68	9.74
79	2.27	3.97	79	2.86	5.44	63	2.75	9.81
80	2.32	4.02	80	2.94	5.51	64	2.83	9.89
81	2.38	4.08	81	3.01	5.59	65	2.90	9.96
82	2.44	4.14	82	3.09	5.67	66	2.97	10.04
83	2.49	4.19	83	3.16	5.74	67	3.05	10.11
84	2.55	4.25	84	3.24	5.82	68	3.12	10.19
85	2.60	4.30	85	3.32	5.89	69	3.20	10.26
86	2.66	4.36	86	3.39	5.97	70	3.27	10.34
87	2.72	4.42	87	3.47	6.05	71	3.35	10.41
88	2.77	4.47	88	3.54	6.12	72	3.42	10.49
89	2.83	4.53	89	3.62	6.20	73	3.50	10.56
90	2.89	4.58	90	3.70	6.27	74	3.57	10.64

TC（thoracic circumference at maximal expiration）：最大呼气时测量的胸围；LL（lower limit of thyroid volume）：甲状腺体积下限；UL（upper limit of thyroid volume）：甲状腺体积上限。对于没有到青春期的 10 ~ 12 岁儿童，使用 7 ~ 9 岁儿童的测量参数（人体测量参数：腿长）。对于青春期的儿童，使用 13 ~ 15 岁儿童的测量参数（人体测量参数：体重）。对于青春期（13 ~ 15 岁）肥胖的儿童，不使用实际体重值，而应参考使用标准身高体重表中的正常体重上限。

峡部厚度通常容易被忽略。如果甲状腺体积接近上限值，可以通过测量峡部的厚度来间接考虑甲状腺体积。如果峡部厚度正常，则甲状腺的边界体积正常，如果峡部增厚（10岁以下儿童的厚度大于3mm，青少年大于5mm），则甲状腺体积可以诊断增大。

儿童和成人甲状腺组织的回声密度与涎腺的相当，正常甲状腺组织显示均匀的回声结构（图3.1）。但在极少数情况下，即使组织的回声均匀，也不能排除散发性或地方性弥漫性甲状腺肿的早期阶段。

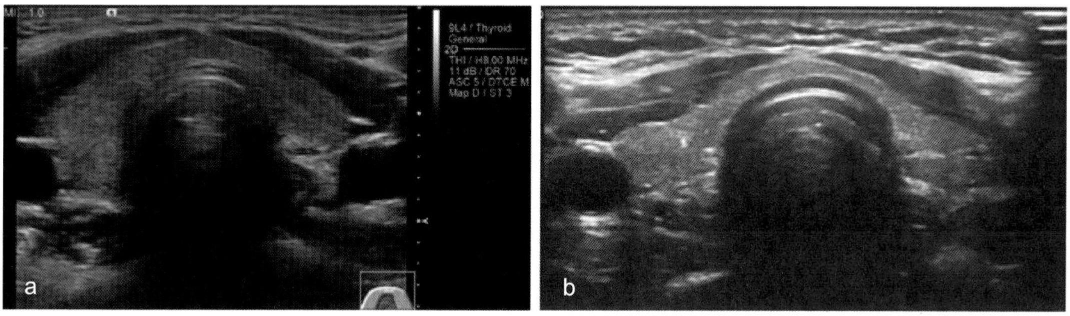

图 3.1　正常甲状腺的超声图（灰阶模式）。（a）来自一例 1 岁儿童。（b）来自一例 5 岁的儿童

CDI和PDI可反映甲状腺腺体和结节的功能活性，通过血管的特征对不同的病理状态进行鉴别，并根据血管形成特征区分不同的病理（图3.2），但使用PW进行定量评估是非常主观的，尤其是对于实质的血管，所以并不用于实际操作中。

先天性甲状腺异常在人群中的发病率为0.3%～0.5%。它们多发生在产前发育阶段。胚胎始基在妊娠的第3～5周内从咽底向下延伸生长，成为中位憩室，位于第二对咽囊的水平。它消失的演变是：尾端迁移至Ⅲ～Ⅳ对咽囊的水平，仅通过舌根处狭窄的甲状腺舌管保持与咽的连接。它是由始基细胞形成的，从第四咽囊的侧面产生。甲状腺舌管闭塞，旁叶的细胞迅速生长并尾部迁移至胎儿颈部的下部，是在妊娠的第8周观察到胎儿甲状腺的独立功能的第一个迹象。甲状腺功能在妊娠的第12～14周之间开始变得明显。

在胚胎发生阶段，甲状腺始基细胞从气道咽的水平迁移到颈部的下部。如果胚胎在组织或器官发生过程中受到干扰，导致甲状腺原基的病理改变或甲状腺始基细胞无法成功迁移，则会形成各种先天性甲状腺异常。因此，甲状腺异常可分为大小和位置异常。

甲状腺大小异常包括：

- 不发育
- 一侧缺如
- 发育不良

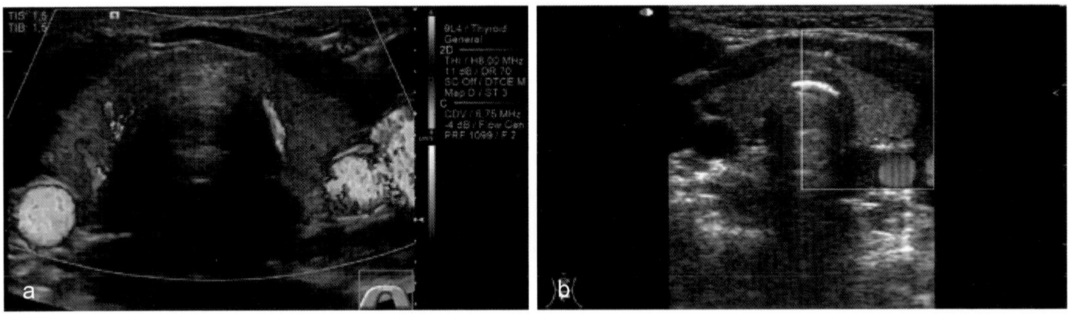

图 3.2　正常甲状腺的超声图，CDI。（a）来自一例 1 岁儿童。（b）来自一例 5 岁的儿童

甲状腺不发育是指完全没有甲状腺组织。这是先天性甲状腺功能低下的最常见原因，据报道，每3000～5000名新生儿中就有1名发生。在这种情况下，不能在特定的位置或更高位置用超声检查扫查到甲状腺组织。甲状腺一侧缺如通常仅在超声检查时被发现，并不伴有甲状腺功能的紊乱。在此，典型的表现是仅可检测到一侧甲状腺腺叶（图3.3）。通常，其体积不超过正常甲状腺总体积标准值的上限。在灰阶和多普勒模式下甲状腺的单侧腺叶的回声正常，对侧腺叶无法显示。甲状腺的先天性发育不良是先天性甲状腺功能低下的第二大原因。超声检查显示甲状腺体积过小，低于下限值的2/5～1/2。腺体实质表现正常，血流量正常，或它的回声可能略有增加，且结构不均一，边缘不规则。仅一侧甲状腺腺叶发育不全更为常见，受影响的腺叶体积是对侧的2/5～1/2（图3.4）。

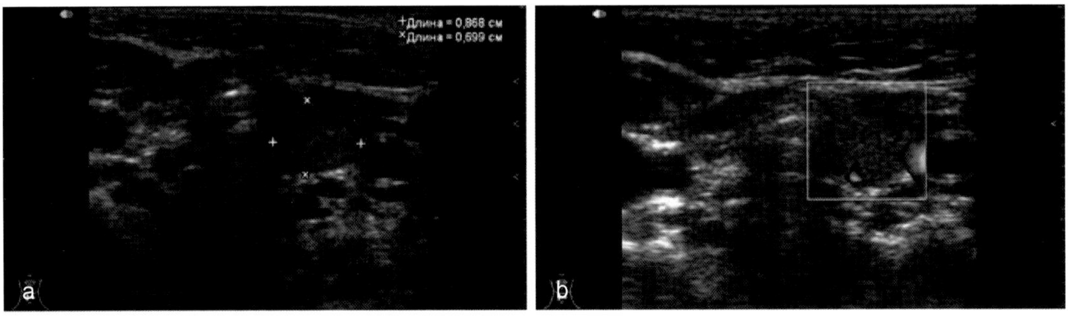

图 3.3　甲状腺超声图。甲状腺右叶缺如。患儿的年龄是 6 个月。（a）B 模式；（b）PDI

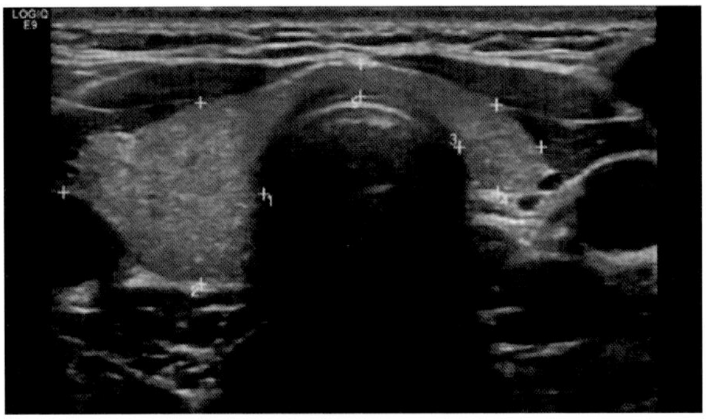

图 3.4　左侧甲状腺腺叶发育不全灰阶超声图。患儿的年龄为 15 岁

甲状腺位置异常如下：

- 位置不良（下降障碍）
- 异位

甲状腺位置不良和异位是指超声检查时在甲状腺的特定位置未见甲状腺组织。甲状腺位置不良是指在胚胎发生过程中（沿着颈部，沿着甲状腺舌管）沿着自然生长路径的特定部位附近的甲状腺组织的定位。如果在甲状腺舌管外的非典型部位发现甲状腺组织，则称为甲状腺异位（甲状腺异常）。与位置不良的或正常的甲状腺相比，异位甲状腺的恶变风险更高。

根据位置的高度甲状腺位置不良可以有以下情况的变异：

- 舌根部
- 舌内（舌甲状腺）
- 舌下
- 甲状舌管
- 气管前和气管内
- 食管内
- 胸腔内（真胸骨后，完全胸骨后位置）

异位甲状腺可发生于侧颈部（图3.5）、卵巢（卵巢甲状腺肿）、睾丸（睾丸甲状腺肿）、心包（心包瘤）等。

颈部中线囊肿的发病机理与异位相似。胎儿甲状腺生长迁移过程中甲状腺舌管的闭塞失败会导致上皮腔的形成，随后形成积液。超声表现为正常甲状腺的囊性病变。

甲状腺病理性改变在儿童和青少年中广泛存在。女孩发病率更高。发病率随年龄增长而明显增加，并在青春期达到顶峰。

儿童弥漫性甲状腺疾病包括以甲状腺增大，腺组织肥大和/或增生为特征或甲状腺体积缩小、萎缩为特征的病理过程。儿童弥漫性甲状腺疾病在弥漫性甲状腺肿的不同变异中占主导性地位。弥漫性甲状腺肿是几种疾病的常见病理征象，例如：

- 地方性甲状腺肿
- 单纯的非毒性（青少年）甲状腺肿
- 碘诱发的甲状腺肿
- 特发性甲状腺肿
- 自身免疫性甲状腺疾病
- Graves病
- 垂体综合征

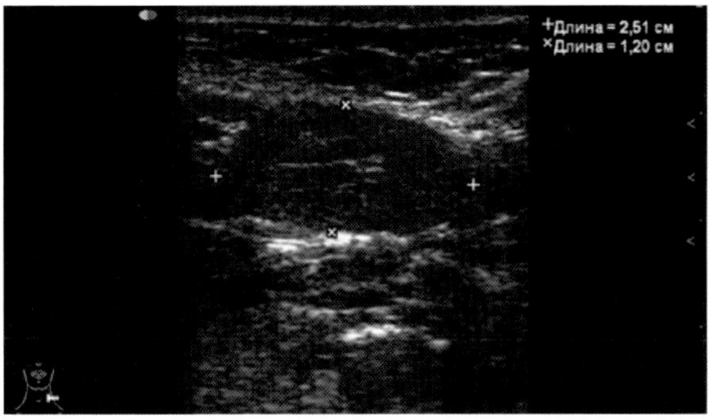

图 3.5　甲状腺异常的腺体在左锁骨上区，患儿的年龄为 13 岁。灰阶超声图像

● 先天性非毒性甲状腺肿

弥漫性地方性甲状腺肿是儿童和青少年最常见的甲状腺病变。与成年人相同，这种疾病与碘缺乏有关。在弥漫性地方性甲状腺肿的病例中，儿童和青少年占病例总数的40%[7]。该疾病的超声特征是甲状腺组织正常。根据彩色多普勒成像，甲状腺回声保持均质和等回声，血流无异常（图3.6）。该疾病的唯一的征象是甲状腺体积增大，从而可与正常的相鉴别。

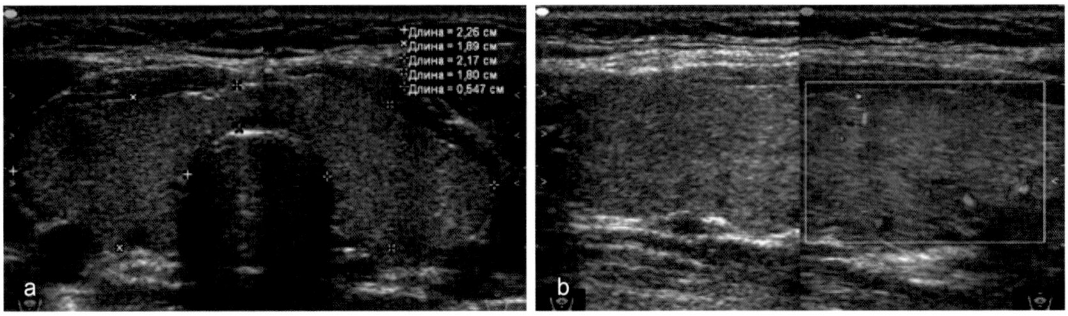

图 3.6　超声图，弥漫性甲状腺增生。患儿的年龄为 13 岁。（a）B 型，轴向扫查。（b）CDI，纵向扫查

15岁以下儿童的自身免疫性甲状腺疾病（autoimmune thyroid disease，AITD）的患病率达到每10万人20～25例。该病常导致甲状腺功能减退。儿童AITD的典型特征是疾病持续时间短和甲状腺组织变化较小。因此，这种疾病比成人更难诊断。超声图像变异很大，其特征是：低回声小结节（淋巴细胞浸润）引起甲状腺组织不均质改变，与正常或轻度低回声的周围组织形成对比（图3.7）。还可能表现为整个甲状腺的回声的降低。组织内血流增多和不规则血流形态的发生率比成年人少。有时可能出现纤维化回声。AITD中的假性结节通常很难用超声鉴别。典型的表现是靠近腺叶下极并向上纵隔靠近的反应性淋巴结的出现。早期AITD患儿体液免疫应答的特点是大部分（达60%）病例的抗甲状腺球蛋白（anti-Tg）和抗甲状腺过氧化物酶（anti-TPO）抗体无任何增加[8]。此类AITD

病例需要进行穿刺活检和细胞学检查。与成人不同，在AITD初始阶段表达的自身免疫变化不会导致甲状腺肿大。与正常人相比，大多数AITD儿童以及地方性甲状腺肿患儿的甲状腺体积增加<50%～60%[7]。

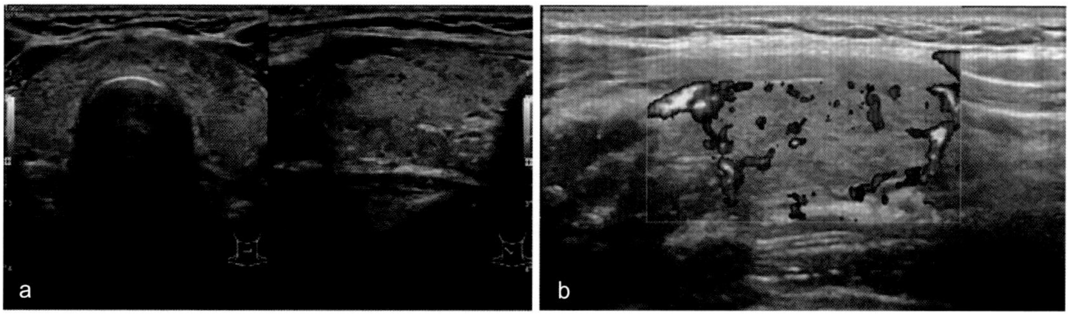

图 3.7　超声图，AITD。患儿的年龄为 10 岁。（a）B 型。（b）CDI

儿童和青少年的Graves病是严重的内分泌病理性改变。1年发病率为每100 000人2～4例。这种疾病在10～15岁的女孩中发病率更高。儿童Graves病的临床症状不尽相同，但进展速度不及成年人快。胸骨后甲状腺疾病可能出现器官受压的临床症状。但是，甲状腺肿大的程度并不能决定甲状腺毒症的严重程度。治疗的结果取决于诊断的准确性和及时性。超声检查通常可见甲状腺肿大，边缘规则，边界清楚，实质为相对均匀的低回声。实质中的血流信号显著增加，并在CDI和PDI中呈“甲状腺炎”表现。PW多普勒检查大动脉的血流速度也显著增加。静脉增宽，可能与动静脉分流有关。

与成人相比，儿童和青少年的甲状腺结节发病相对少见。儿童甲状腺结节的发病率通常不超过0.5%～2%[9]。超过一半的结节（63.4%）可通过超声筛查发现，其在大龄儿童中更常见。通常约88.6%的病例中检出的是孤立性结节[10]。结节大小通常与年龄不相关。儿童甲状腺结节未表现出特定的超声特征，与成人中的此类病变表现相似（图3.8）。诊断儿童甲状腺结节时容易误诊的情况是甲状腺内的胸腺组织异常，这可能被误认为是甲状腺结节。甲状腺内异位胸腺组织通常在青春期前的儿科患者群体中被偶然发现，由于胸腺腺体会随年龄增长退化，所以在成年人中很少见。在1%的普通儿科人群中可通过超声检查检测到[11]，病灶呈典型的胸腺表现，通常为圆形、椭圆形或多边形的低回声或高回声结节，伴有多个颗粒状和点状强回声（图3.9）。与周围的甲状腺组织相比，弹性成像主要表现为相对更软。

甲状腺癌是儿童内分泌系统最常见的肿瘤。在儿童中，它占内分泌腺所有恶性肿瘤的45.3%[12]。在头颈部所有肿瘤中，小儿甲状腺癌的发病率为8%～22%[13, 14]。据Kiyaev等人报道[10]，在接受穿刺活检的可疑甲状腺结节中，有11.5%诊断为儿童甲状腺癌。

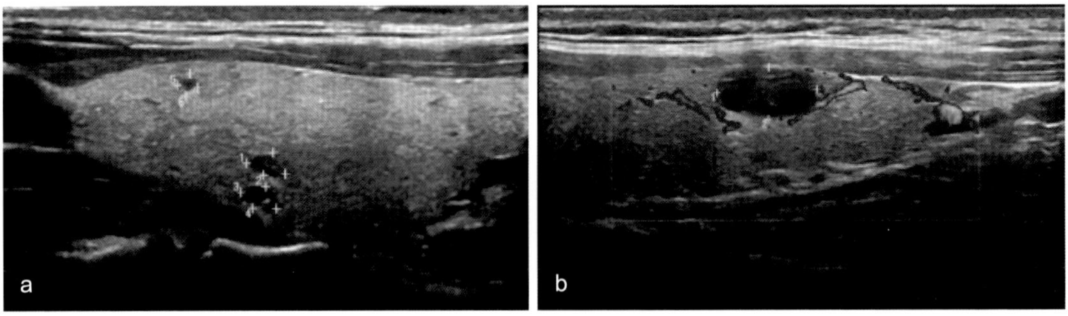

图 3.8　超声图。甲状腺结节。患儿的年龄为 11 岁。（a）B 型。（b）PDI

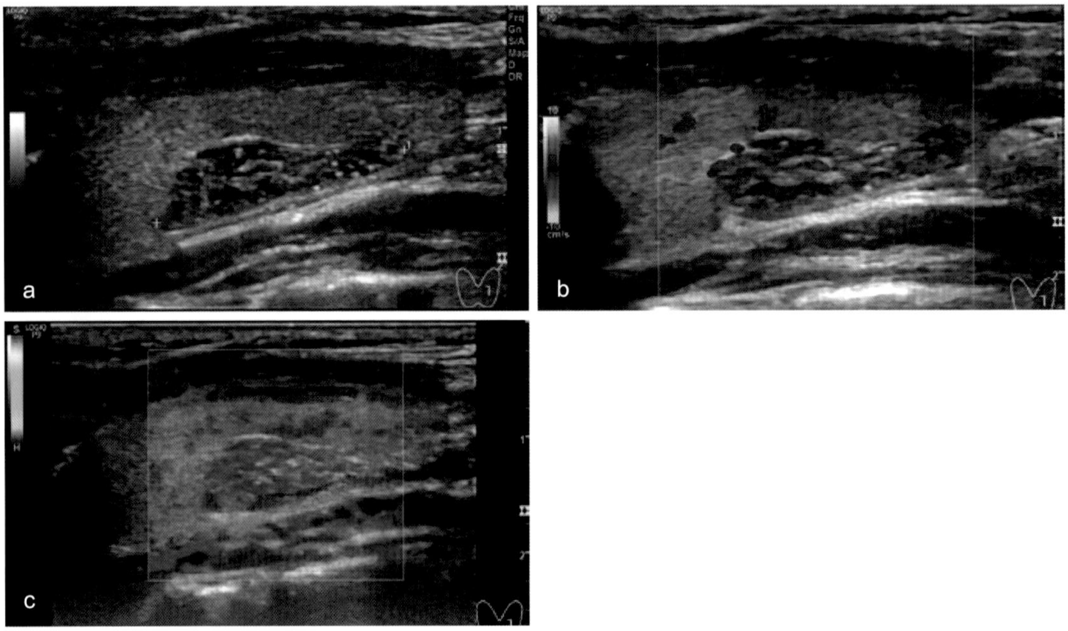

图 3.9　6 岁儿童的甲状腺内异位胸腺组织超声图。（a）B 型。（b）CDI。（c）压迫式弹性成像

在儿童以及成人中，乳头状癌在所有甲状腺恶性肿瘤中发病率最高。8～14岁的儿童更高发，发病高峰在青春期。甲状腺恶性肿瘤的男女比例约为1：1.6。儿童甲状腺癌的超声图像与成人基本相同（图3.10）。这种疾病在儿童中比在成人中更严重。在一半以上的病例（高达65%）中观察到儿童甲状腺癌呈多中心生长[12]。24%～52%的患者会有甲状腺包膜侵犯。儿童淋巴结转移的发生率为37%～93%[15]。手术前有超过30%的儿童出现颈部淋巴结转移，出现远处转移的儿童占比高达28%。儿童甲状腺癌的复发率比成年人高，为19%～39%。甲状腺恶性肿瘤患儿术前和术后均应进行精确的超声检查及所有可能的检查，以提升甲状腺癌的治疗效果。

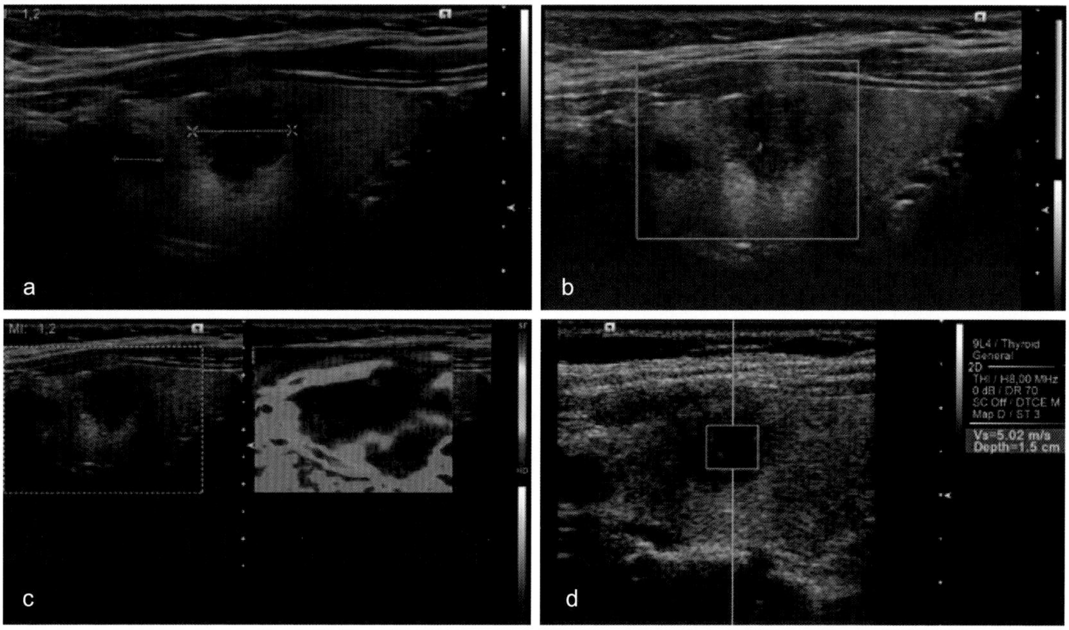

图 3.10　甲状腺乳头状癌。患儿的年龄为 16 岁。回声图。(a) 灰阶图像。(b) PDI。(c) 压迫式弹性成像。(d) ARFI 表现出高剪切波速度

参考文献

1. Pykov MI, editor. Children's ultrasound diagnosis. Textbook. Vol 5. Andrology, endocrinology, selected questions. Moscow: Vidar; 2016 (Book in Russian).
2. Delange F, Benker G, Caron P, et al. Thyroid volume and urinary iodine in European schoolchildren: standardization of values for assessment of iodine deficiency. Eur J Endocrinol. 1997;136:180–7.
3. Gutekunst R, Martin-Teichert H. Requirements for goiter surveys and the determination of thyroid size. In: Delange F, Dunn JT, Glinoer D, editors. Iodine deficiency in Europe: a continuing concern. New York: Plenum Press; 1993. p. 109–18.
4. World Health Organization, UNICEF, ICCIDD. Assessment of iodine deficiency disorders and monitoring their elimination: a guide for programme managers. 3rd ed. Geneva: WHO; 2007.
5. Dubois D, Dubois EF. A formula to estimate the approximate surface area if height and weight be known. Arch Intern Med Chic. 1916;17:863–71.
6. Zimmermann MB, Hess SY, Molinari L, et al. New reference values for thyroid volume by ultrasound in iodine-sufficient schoolchildren: a World Health Organization/Nutrition for Health and Development Iodine Deficiency Study Group report. Am J Clin Nutr. 2004;79(2):231–7.
7. Kasatkina EP, Shilin DE, Pykov MI. Ultrasound of the thyroid gland in children and adolescents. Moscow: Vidar; 1998 (Book in Russian).
8. Shilin DE, Pykov MI. Ultrasound examination of the thyroid gland. In: Pykov MI, Vatolin KV, editors. Clinical guidance on ultrasound in pediatrics. Moscow: Vidar; 2001 (Book in Russian).
9. Wang C, Crapo LM. The epidemiology of thyroid disease and implication for screening. Endocrinol Metab Clin N Am. 1997;26:189–218.
10. Kiyaev AV, Fechina LG, Shorikov EV, et al. Thyroid tumors in the structure of nodular goiter in children and the

accuracy of fine-needle aspiration biopsy in their diagnosis. Pediatr Oncol. 2008;3:21–4 (Article in Russian).
11. Fukushima T, Suzuki S, Ohira T, et al. Prevalence of ectopic intrathyroidal thymus in Japan: the Fukushima health management survey. Thyroid. 2015;25(5):534–7.
12. Romanchyshen AF. Diagnostics, methods and results of surgical treatment of patients with advanced differentiated thyroid cancer. Vestnik RONTS im NN Blokhin RAMS. 2009;20(2):22 (Article in Russian).
13. Paches AI, Brzhezovsky VZ. Tumors of the thyroid gland. Tumors of the head and neck. Moscow: Practical Medicine; 2013 (Book in Russian).
14. Polyakov VG, Shishkov RV. Local prevalence and metastasis of the thyroid cancer in children and adolescents. Sib Oncol J. 2006;1:89–90 (Article in Russian).
15. Romanchyshen AF, Gostimsky AV. Diseases of the thyroid gland in children and adolescents. Surgical endocrinology. Sankt Petersburg; 2004 (Book in Russian).

第4章

弥漫性甲状腺疾病的超声诊断

Yury N. Patrunov，Alexander N. Sencha，
Liubov A. Timofeyeva，Ekaterina A. Sencha，
and Ella I. Peniaeva

所有甲状腺异常情况均可以通过超声检查发现，可分为弥漫性、结节性和两者混合型改变。

弥漫性改变的主要病理类型如下：

- 弥漫性非毒性甲状腺肿（弥漫性增生）
- 弥漫性毒性甲状腺肿（Graves病）
- 甲状腺炎

4.1 弥漫性非毒性甲状腺肿

弥漫性非毒性甲状腺肿（弥漫性增生）是以腺体整体弥漫性增大，且实质无任何病灶或局灶性改变为特征的甲状腺病理性状态。

它通常由严重的碘缺乏症导致，与甲状腺功能亢进、甲状腺功能减退、炎症或恶性肿瘤无关。在仅1%～5%的人群中可观察到弥漫性增生。大多数情况下，弥漫性甲状腺

Y. N. Patrunov（✉）· E. I. Peniaeva
Department of Ultrasound Diagnostics，Center for Radiological Diagnostics of Non-State Healthcare Institution Yaroslavl Railway Clinic of JSC "Russian Railways"，Yaroslavl，Russia

A. N. Sencha
Department of Visual and Functional Diagnostics of National Research Center for Obstetrics，Gynecology and Perinatology，Ministry of Healthcare of the Russian Federation，Moscow，Russia

L. A. Timofeyeva
Department for Internal Diseases Propaedeutic，Course of Diagnostic Radiology of Medical Faculty of Federal State Budget Educational Institution of Higher Education "I. N. Ulianov Chuvash State University"，Cheboksary，Russia

E. A. Sencha
Ultrasound Diagnostics Department，Medical Diagnostic Center，Moscow，Russia

肿大仅仅是AITD、Graves病或甲状腺病变导致的症状之一。

甲状腺弥漫性增生的超声特征如下（图4.1、4.2、4.3和4.4）：

- 甲状腺体积增大。
- 甲状腺实质呈均匀等回声，具有中等或细颗粒感（图4.1）。
- 具有光滑规则的边缘，甲状腺的上、下极变圆钝。
- 增大的甲状腺可能会压迫邻近器官（血管、食道等）而使其观察困难。
- CDI和PDI显示甲状腺腺体内血流信号均匀、轻度增加（图4.3）。
- 压迫式弹性成像显示腺体内均匀、对称的中等硬度。
- 剪切波弹性成像显示杨氏模量值在10～40 kPa的正常范围内。

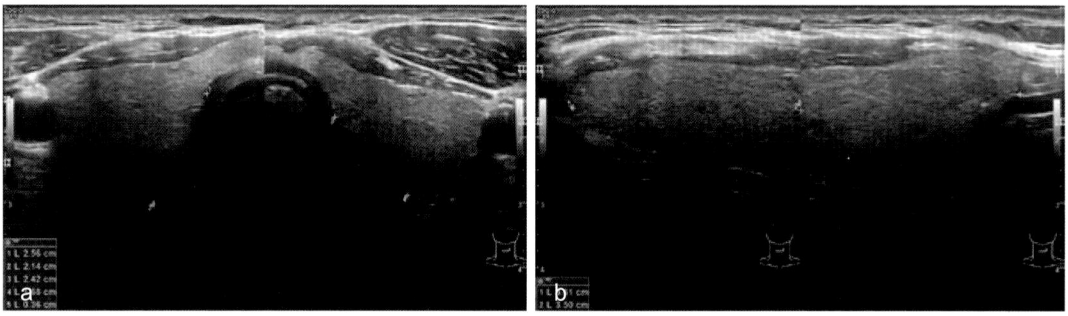

图 4.1　甲状腺弥漫性增生的超声图像。灰阶超声模式 。（a）横向扫查图像。（b）纵向扫查图像

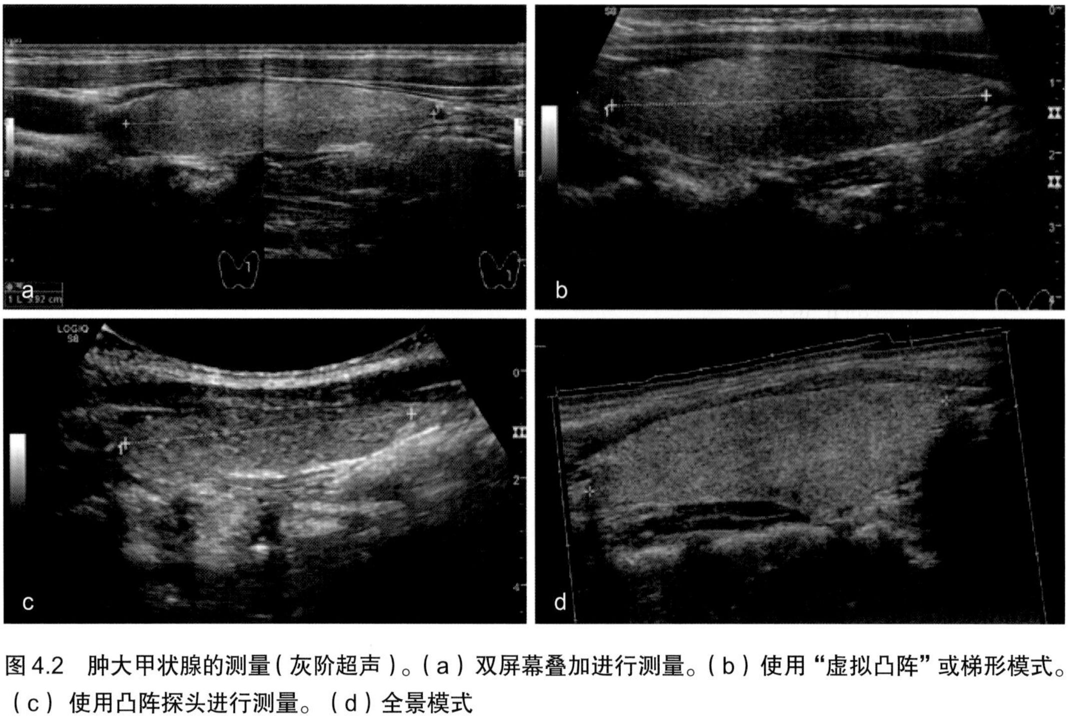

图 4.2　肿大甲状腺的测量（灰阶超声）。（a）双屏幕叠加进行测量。（b）使用“虚拟凸阵”或梯形模式。（c）使用凸阵探头进行测量。（d）全景模式

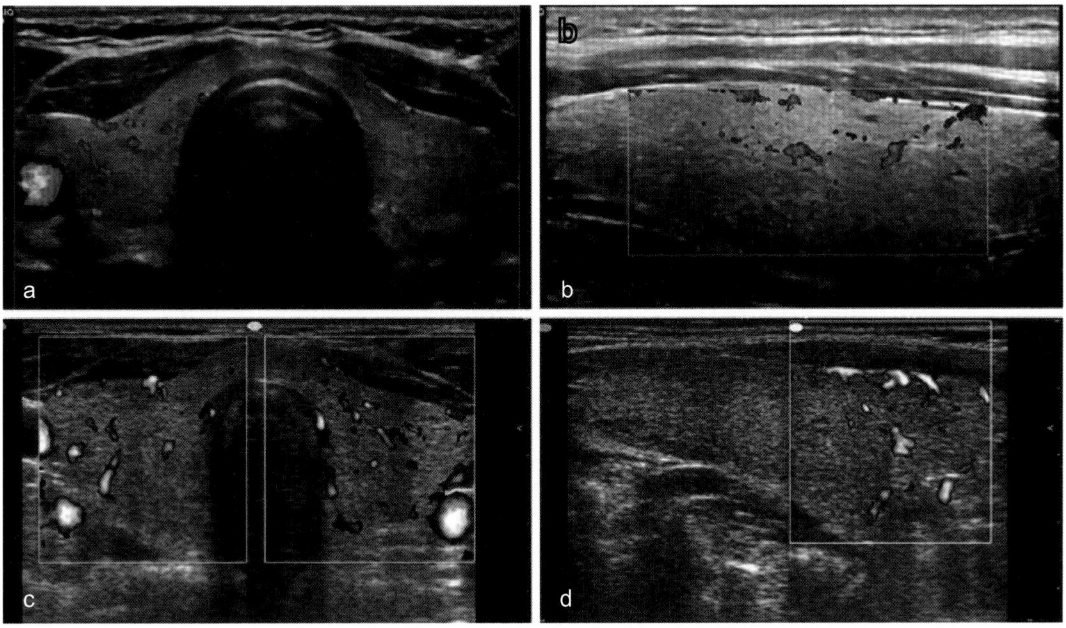

图 4.3　甲状腺弥漫性增生的多普勒血流图像。（a）CDI，横向扫描。（b）CDI，纵向扫描。（c）PDI，横向扫描。（d）PDI，纵向扫描

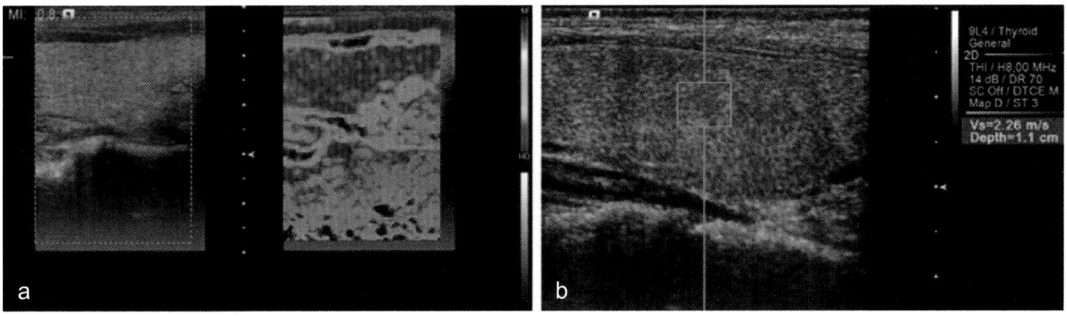

图 4.4　甲状腺弥漫性增生。（a）压迫式弹性成像。（b）ARFI

成人和儿童的正常甲状腺的大小仍然是争论的焦点。传统上，甲状腺肿大的定义为女性甲状腺体积超过18 ml，男性超过25ml[1-3]。可以将超声检查得出的成年人甲状腺体积与推荐的标准进行比较，该标准与年龄、身高、体重和体表面积有关。

目前尚不明确是否需要根据超声测量的甲状腺大小来对甲状腺肿大进行分级。具体甲状腺大小的变化可用于后续治疗期间的评估。如果甲状腺肿大压迫食道、气管或其他颈部器官，患者需进行手术。其他情况保守治疗即可。甲状腺体积对保守治疗选择的影响尚无明确的数据。

若甲状腺过大，腺叶的上下径比超声浅表探头的长度更长，会导致其难以测量，这意味着无法在一个扫描范围内看到整个腺体。可以使用以下技术来解决此问题：

- 合并两个扫查切面（图4.2a）
- 使用“虚拟凸阵”或梯形模式（图4.2b）
- 使用凸阵探头（图4.2c）
- 全景模式（图 4.2d）

正常甲状腺组织的灰阶超声表现为均匀一致的等回声（图4.1）。弥漫性甲状腺肿中的多普勒模式并未为超声检查提供任何重要数据。彩色血流的强度和范围的分布与正常甲状腺并无差异（图4.3）。弥漫肿大的甲状腺超声弹性成像与正常甲状腺实质相同，表现为中等硬度。彩色血流规则、均匀且对称（图4.4a）。通过剪切波弹性成像可以证实弥漫性甲状腺增生的硬度正常（图4.4b）。杨氏模量从10～40 kPa不等，通常为12～23kPa。CEUS不适用于弥漫性甲状腺肿的诊断。

甲状腺弥漫性病变的超声报告示例：

- 姓名
- 年龄
- 日期
- 病案号
- 超声仪器：

甲状腺位置正常，边缘清晰、呈均质等回声，包膜完整、均匀且连续。不伴有囊性和实性占位。

峡部宽 15mm			
右叶		左叶	
厚	28 mm	厚	26 mm
宽	26 mm	宽	24 mm
长	62 mm	长	60 mm
体积	21.6 cm^3	体积	17.9 cm^3

体积：39.5cm^3，超出上限。甲状腺实质内的血流模式在CDI和PDI上表现为分布正常、对称。CPD为10%～15%。

颈部和锁骨上未见明显肿大的淋巴结。

结论：弥漫性甲状腺增生。TIRADS 分类 1类。

超声医生：

4.2 Graves病

弥漫性毒性甲状腺肿（Graves病）是一种甲状腺弥漫性病变，通常导致甲状腺激素增高和甲状腺毒症，常伴有甲状腺肿大。其发病率为每10万人20～25例。其中30～50岁的女性发病率相较其他人群发病率更高[4]。

Graves病的基本超声特征如下（图4.5、4.6和4.7）：

- 体积变化（通常表现为整个甲状腺对称增大）。
- 由于甲状腺叶增大而导致颈侧部或背侧血管移位。
- 腺叶前表面突出，峡部扩大，轮廓变圆。
- 弥漫性回声减低。

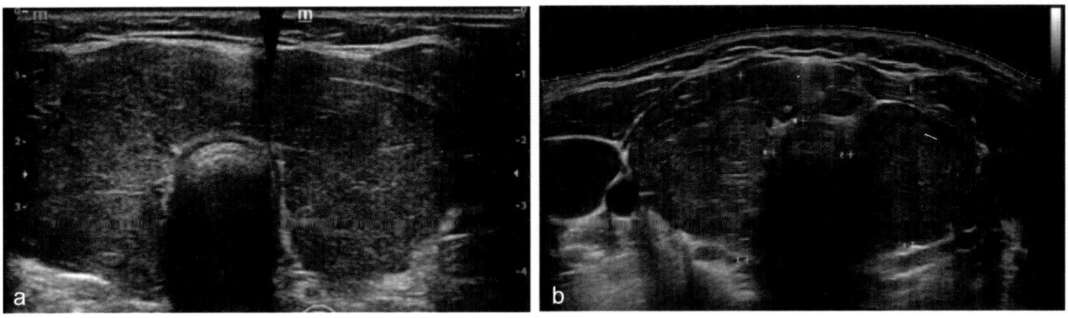

图 4.5 Graves 病的灰阶超声图像。（a）二维横向扫查图像，（b）全景成像

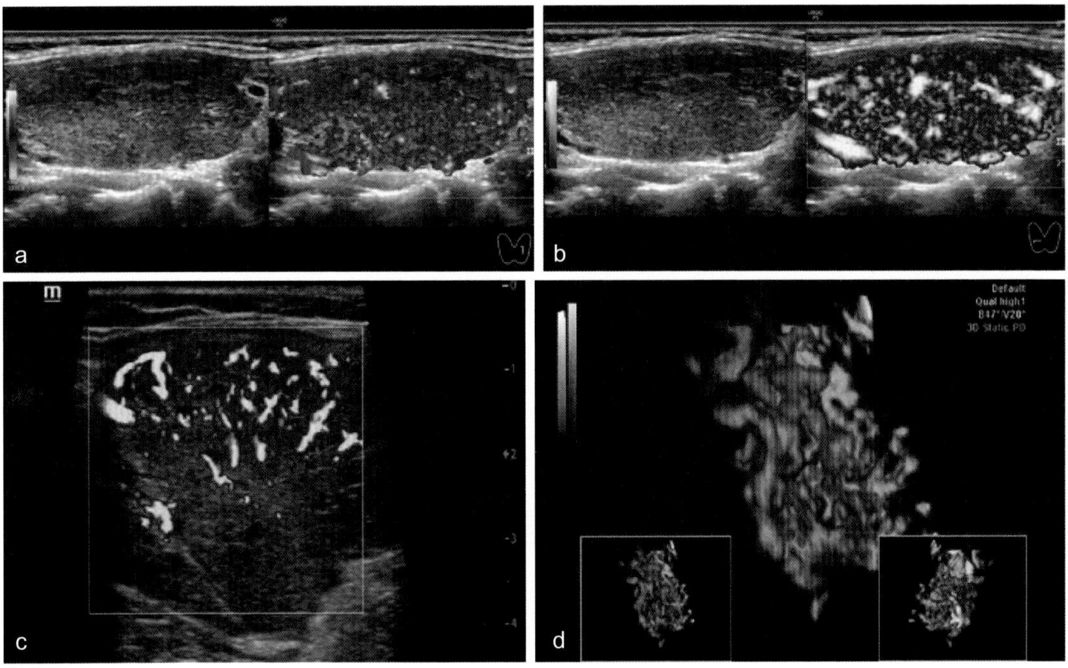

图 4.6 Graves 病的多普勒成像。（a）CDI，纵向扫描。（b）PDI，纵向扫描。（c）PDI，横向扫描。（d）3DPD

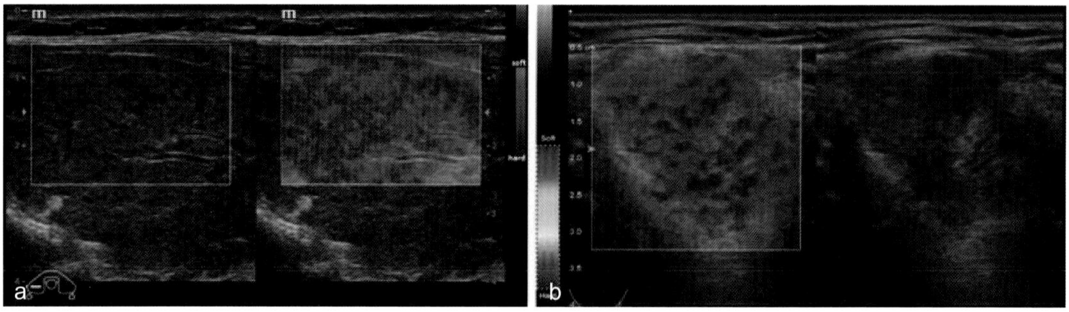

图 4.7　Graves 病的超声图像。（a）压迫式弹性成像 。（b）Graves 病复发病例的压迫式弹性成像。

- 甲状腺实质内可见细小纤维分隔，形成独特小叶状结构。
- 在CDI和PDI图像上，甲状腺腺叶内血流信号呈对称性增多。
- 压迫式弹性成像时，甲状腺实质表现为颜色不规则的非均质硬度。
- 剪切波弹性成像表现为硬度正常或轻度增大。

在灰阶超声模式下，Graves病中甲状腺实质的超声图像可能与某些类型的自身免疫性甲状腺炎类似。甲状腺前包膜呈玫瑰花瓣样改变伴有甲状腺实质内细小纤维分隔，可考虑为Graves病（图4.5）。

使用CDI和PDI可以检测到的最具有特征性、最重要的变化是整个甲状腺的血管明显增加[5]。过度的血管增生通常被称为“甲状腺火海征”（图4.6）。血管通常在间质组织中规则分布，并呈直线性。检测到的血流数量增加（彩色信号增加20%～50%）。Graves病的超血管化程度通常取决于疾病的组织学类型和临床发展。

自身免疫过程活跃和甲状腺毒症的患者在进行频谱多普勒（TAMX为30～180cm/s）检查时，阻力指数可能会增加（RI为0.7～0.8）或降低 （RI为0.3～0.5），而甲状腺动脉的血流速度会显著增加。根据Donkol等[6]的报道，甲状腺下动脉中的CDI和频谱多普勒血流可以用于甲状腺炎的鉴别诊断，特别是在有放射性核素扫描禁忌证的情况下。据报道，未治疗的Graves病患者中甲状腺下动脉的峰值收缩速度显著高于自身免疫性甲状腺炎[6]和亚急性甲状腺炎或胺碘酮诱发的2型甲状腺毒症[7]。Graves病长期缓解的患者的频谱多普勒、CDI和PDI血流数据可能保持增加或正常。

甲状腺实质内硬度不均，导致压迫式弹性成像色彩不一（图4.7）。CEUS不能用于诊断Graves病。

有10%～27%的Graves病患者常合并其他甲状腺疾病，在60岁以上患有长期疾病的患者中更常见。Graves病合并甲状腺癌的概率为3.4%～12%[8-10]。

多模态超声诊断Graves病中的特异性约为96%，灵敏性为80%，准确性为93%。

Graves病的超声报告示例：

- 姓名：
- 年龄：
- 日期：
- 病案号：
- 超声仪器：

甲状腺腺体位于正常位置。

甲状腺峡部厚——15mm			
右叶		左叶	
厚	27mm	厚	28mm
宽	26mm	宽	24mm
长	64mm	长	58mm
体积	21.5cm^3	体积	18.7cm^3

体积：40.2cm^3，为甲状腺肿大。

甲状腺实质呈中度不均匀，有明显的小叶状结构，回声弥漫性降低。边缘不规则，界限清晰。CDI和PDI显示血流强度明显增加。CPD是30%～40%。血管模式两侧对称。

未检测到囊性和实性占位。颈部和锁骨上未见明显异常肿大淋巴结。

结论：甲状腺体积增加，伴有Graves病特征的甲状腺结构和血管的弥漫性变化。

超声医生：

4.3 甲状腺炎

广义上来讲，甲状腺炎是一组甲状腺炎症过程疾病的总称。所有类型的甲状腺炎都与甲状腺组织的炎症或自身免疫细胞毒性有关。

ICD-10 [11]定义了以下类型的甲状腺炎：

1.急性甲状腺炎

2.亚急性甲状腺炎

3.慢性甲状腺炎伴短暂性甲状腺毒症

4.自身免疫性甲状腺炎

5.药物性甲状腺炎

6.其他慢性甲状腺炎

7.非特异性甲状腺炎

病因不同决定了该疾病的临床表现和持续时间不同。不同类型的甲状腺炎因甲状腺滤泡损害程度不同而有不同的病理类型改变，因此超声图像不尽相同。同时，临床检查和实验室检查对于正确诊断至关重要。遇到的最常见的甲状腺炎类型是自身免疫性甲状腺炎和亚急性甲状腺炎。

4.3.1 自身免疫性甲状腺炎

自身免疫性（桥本氏）甲状腺炎是慢性甲状腺炎中最常见的，也是甲状腺功能低下的最常见原因。其发展机理尚未明确。推测可能与免疫系统存在部分遗传缺陷有关。在病程中，甲状腺组织经历了从淋巴细胞浸润到纤维化的特定的形态学变化。在成年人群中，自身免疫性甲状腺炎（AIT）的患病率高达6%～11%。在一般人群中，临床意义上的AIT发生率约为1%。该病好发于女性，自身免疫性甲状腺炎的女性发病人数比男性高4～8倍。发病高峰在40～60岁之间。

通常累及整个腺体。部分甲状腺腺体肿大，但通常大小正常。甲状腺功能减退可在就诊时已出现，或随后约50%的自身免疫性甲状腺炎患者转归为甲状腺功能减退。大多数自身免疫性甲状腺炎最初表现为短暂性甲状腺功能亢进[12]。1%～10%的甲状腺功能亢进病例与甲状腺炎有关。此后，甲状腺激素水平恢复正常，或降至永久性（亚临床或明显）甲状腺功能减退，需要终生甲状腺素替代治疗。超过90%的临床甲状腺功能减退病例是自身免疫性甲状腺炎的结果。在大多数情况下，会根据临床体征和实验室检查［TSH、T_3、T_4、抗甲状腺过氧化物酶（抗TPO）、抗甲状腺球蛋白（抗Tg）抗体等］对AIT进行诊断。在某些患者中，尤其是没有甲状腺功能受损症状的患者，超声是可疑AIT的首选诊断方法。在诊断为AIT的患者中，超声可用于与其他甲状腺疾病进行鉴别诊断，随访和发现其他甲状腺疾病。

短暂的急性期通常开始于峡部和甲状腺叶前部的淋巴细胞浸润，表现为均匀的、边缘不清的斑点或区域。弥漫性浸润使两个腺叶的各方面处于亚急性期，并伴有整个甲状腺的增大和不规则的富血管表现（图4.8）。

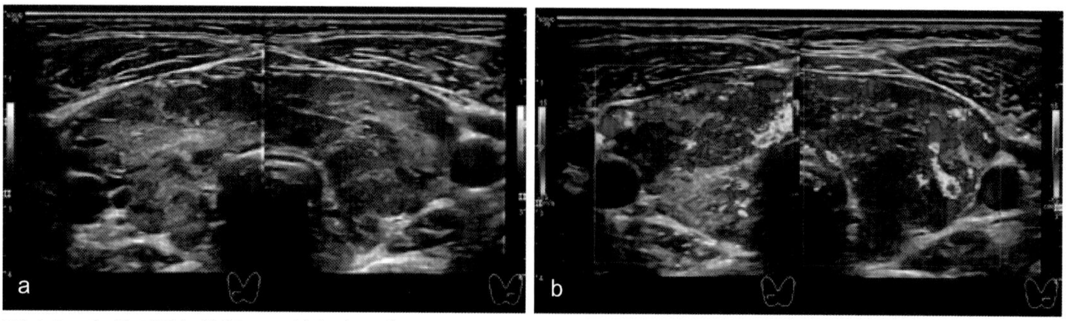

图 4.8　急性 / 亚急性期 AIT 的超声图像。（a）二维图像。（b）CDI

大多数AIT患者常见的灰阶图像出现在慢性期。它具有以下超声特征（图 4.9）：

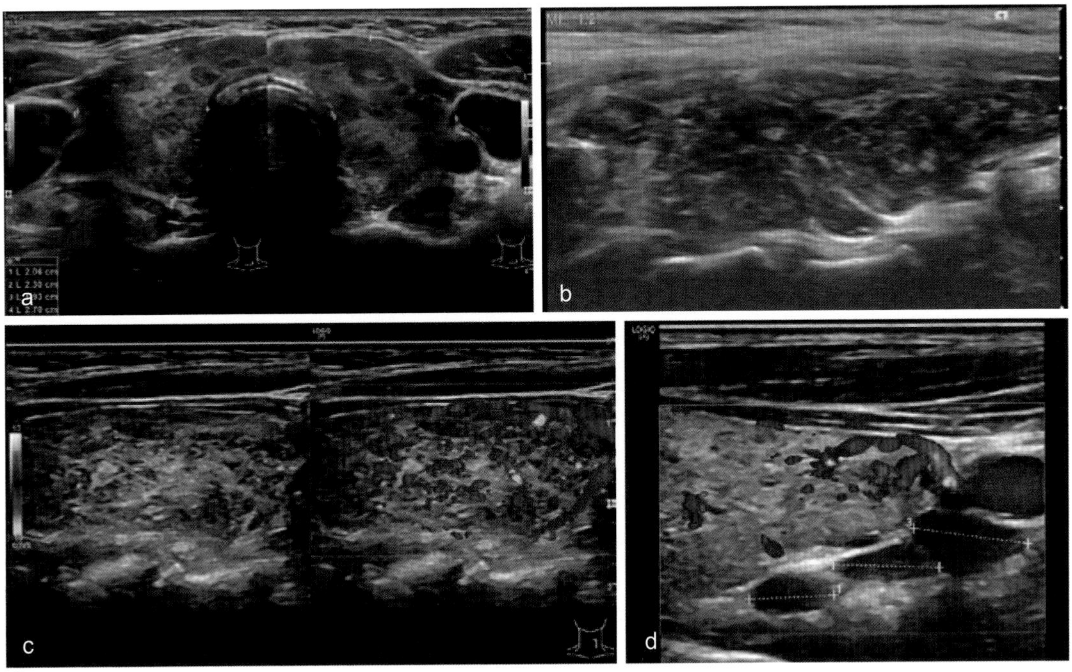

图 4.9 慢性期 AIT 的超声图像。（a）灰阶超声横向扫查图。（b）灰阶超声纵向扫查图。（c）CDI。（d）紧贴甲状腺叶后方淋巴结肿大（用游标卡尺标示）

1.甲状腺腺叶和峡部肿大或大小正常，主要是腺叶的深度和宽度增大；萎缩性甲状腺炎会导致甲状腺体积减小。

2.回声不规则降低。甲状腺实质的弥漫不均质性（从细颗粒到粗颗粒）是由于甲状腺组织内分布的大小不等低回声区域有时相互融合引起的。

3.与基质成分有关的具有不同形状（点状或线状分隔更常见）的回声。

4.后表面结节，边缘模糊且粗糙。

5.低回声区域内血流减少是典型的特征。可能伴有弥漫性血流增多。CDI和PDI的血流模式是不确定的，这取决于AIT的类型。

6.使用压迫式弹性成像时，甲状腺表现为不规则的、中等或粗粒、不对称的弹性图像。

7.剪切波弹性成像通常显示甲状腺实质的硬度正常或略有增加。

8.甲状腺实质不规则增强，伴有与AIT类型/分期有关的低增强或高增强。

9. 常见区域淋巴结反应性增生（主要是Ⅵ区和Ⅶ区：喉前，气管前和气管旁，纵隔/上纵隔）。

伴有甲状腺萎缩和甲状腺功能减退症的AIT具有以下特点：甲状腺显著缩小，回声减低，结构不均匀，血管减少和超声弹性成像硬度增加（图4.10）。边缘不规则且模糊；腺体通常很难与周围组织区分开来。

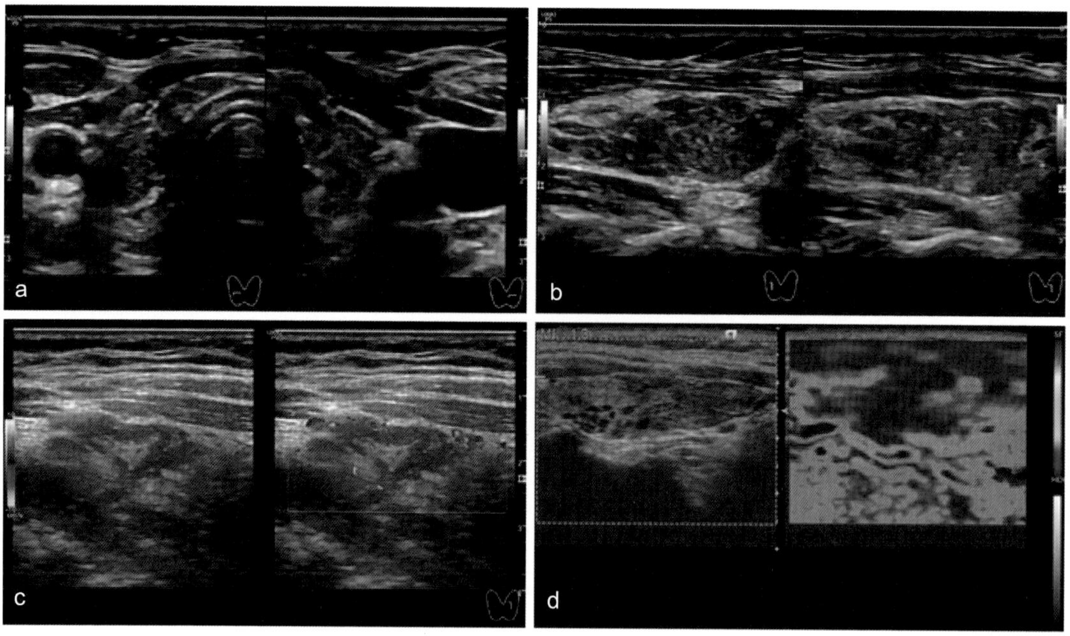

图 4.10 AIT 萎缩型。超声图像。（a）灰阶超声横向扫查图像。（b）灰阶超声纵向扫查图像。（c）左叶的纵向扫描（CDI）。（d）左叶纵向扫描（压迫式弹性成像）

Kharchenko 等[13]根据超声的特征，提出了以下四种类型的AIT：

1.弥漫型，特征是甲状腺肿大，外形正常，边缘清晰，实质弥漫性改变。

2.局灶型。

3.弥漫性结节型，特征是一个或几个病变伴随整个腺体的弥漫性改变。

4.混合结节型。这种类型显示真正的胶质结节和AIT。

在所有类型的AIT中，弥漫性改变是最常见的超声检查结果。整个肿大的甲状腺均发生回声改变。常见的超声征象如下：

- 不均质低回声（图4.11）
- 小结节样回声（图4.12）
- 大结节样回声（图4.13）
- 极低回声（图4.14）
- 明显的纤维化改变（图4.15）
- 不均质高回声

在肿大型AIT中，超声可探及低回声或等回声病灶，病灶轮廓模糊不清，称为假性结节（伪结节）。该术语通常意味着甲状腺实质的局部肿大，类似于真正的胶质结节（图4.12、4.13和4.17）。在弥漫性甲状腺肿毒性增强病例中，伪结节大小和异质性会增加，回声降低，最后趋于融合。

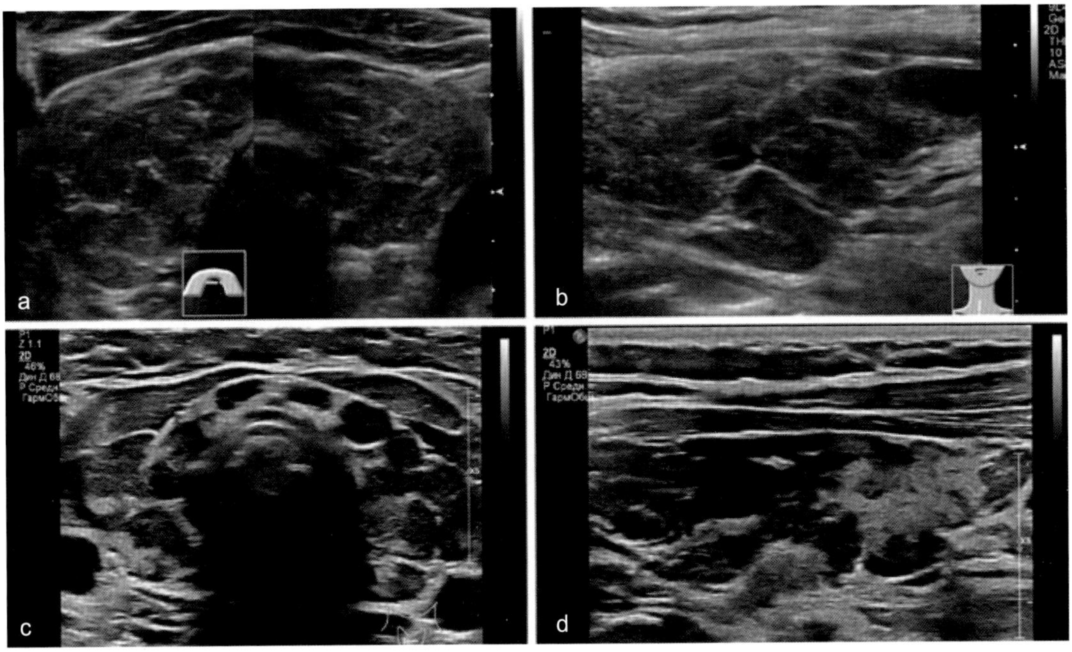

图 4.11　AIT 的灰阶超声图像，呈不均质高回声。（a，c）灰阶超声横向扫查图像。（b，d）左叶的纵向扫描

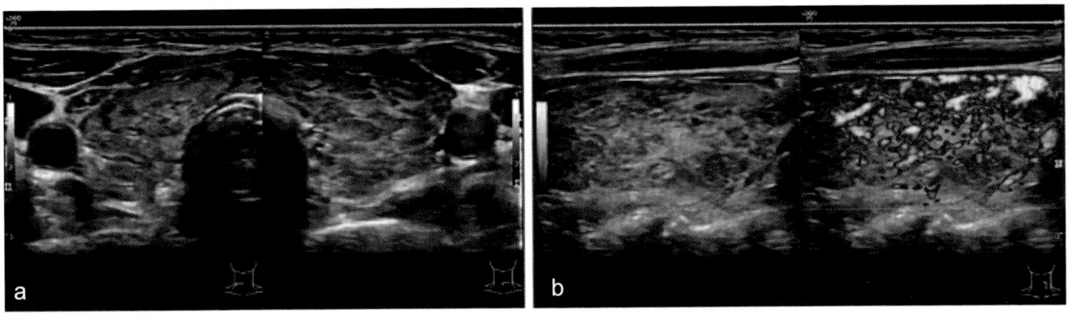

图4.12　AIT的灰阶超声图像，假性微结节形式。(a)灰阶超声横向扫查图像。(b)左叶纵向扫查图像(PDI)

二维模式下甲状腺实质的超声图像具有很大差异性。文献中经常提到一些具有象征意义的特征，例如：

- “瑞士奶酪征”的特征是单个小的假性结节（低回声灶）（图4.16a）。
- “蜂窝征”表现为多个小的、合并的假性结节，其被腺叶和/或结缔组织分割（所谓的基质成分），在长期过程中更为常见（图4.9c）。
- 在AIT中，有时将“裂隙征”定义为具有明显的纤维改变，并在甲状腺实质的结构中显示出纤维高回声线（索），将前、后两个部分分开（图4.16b）。
- “白色骑士征”特征为甲状腺实质内弥漫性回声降低的背景上，局部回声密度增加。这种形式是一种良性的再生，通常直径大于1cm（图4.13c、d和图4.17）。

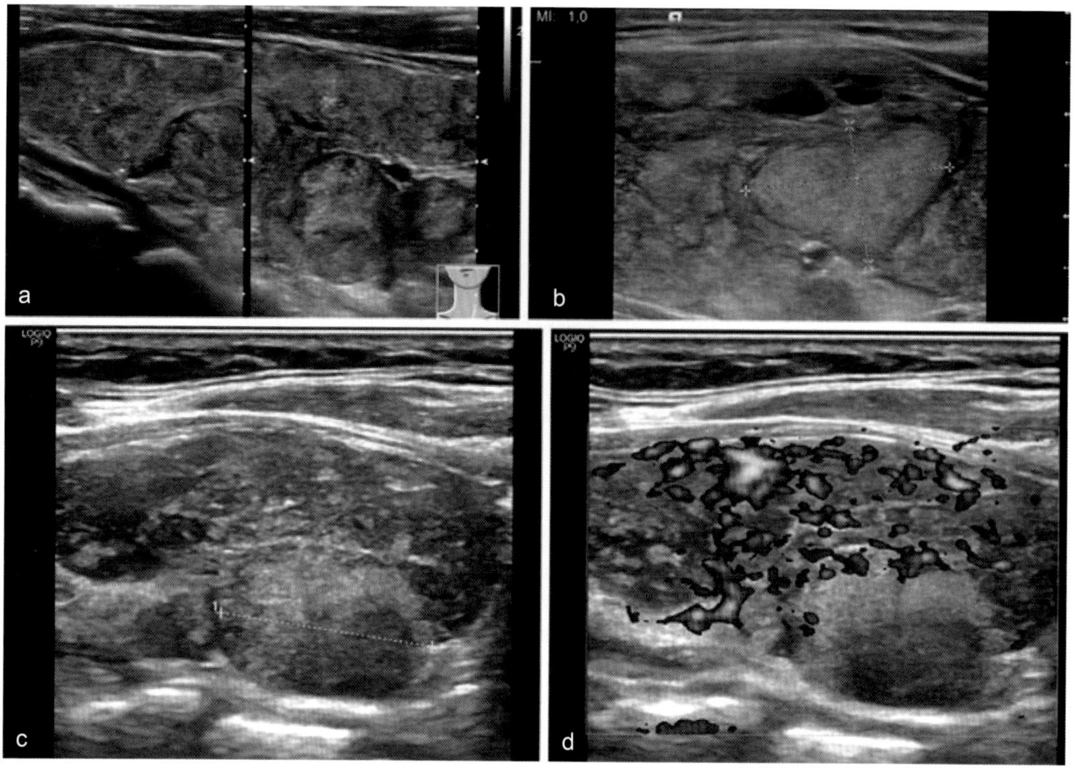

图 4.13　AIT 的超声图像。假性大结节形式。（a，b）灰阶超声图像。（c，d）AIT 中的假性结节的二维及 PDI 图像（左叶纵向扫查）

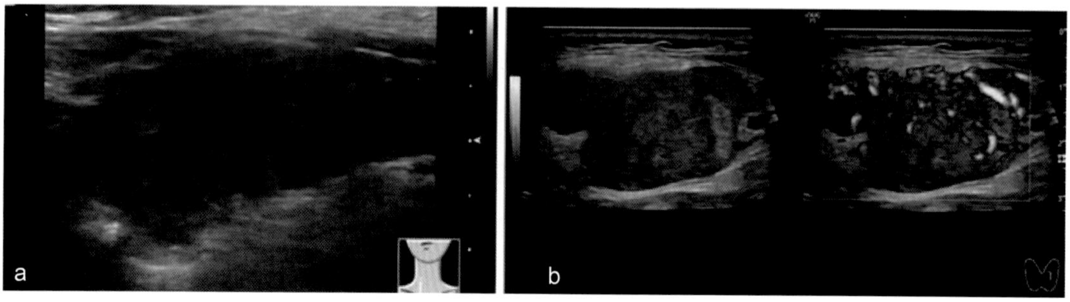

图 4.14　显著回声减低的 AIT 的超声图像（左叶纵向扫查）。（a）灰阶超声图像。（b）PDI

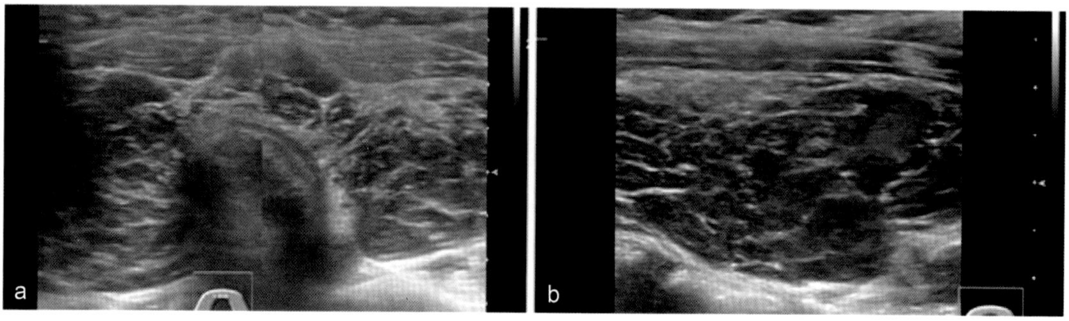

图 4.15　纤维分隔明显增多的 AIT 超声图像。（a）甲状腺右叶横向扫查图像。（b）甲状腺右叶的纵向扫查图像

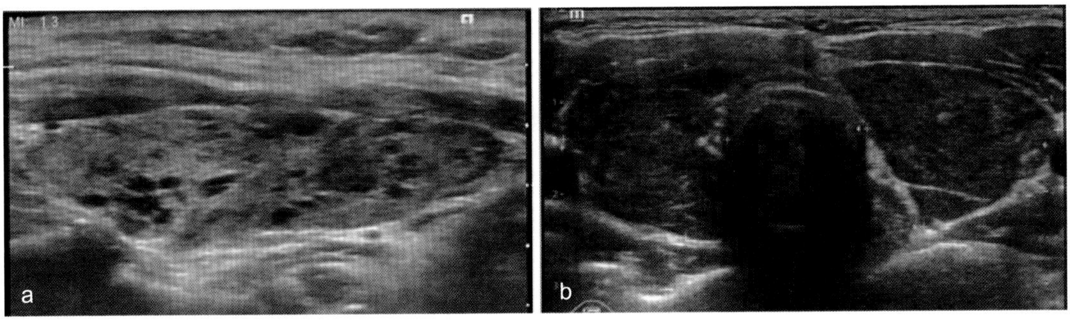

图 4.16　AIT 的灰阶超声图像。（a）“瑞士奶酪征”（甲状腺纵向扫查图像）。（b）“裂隙征”（甲状腺横向扫查图像）

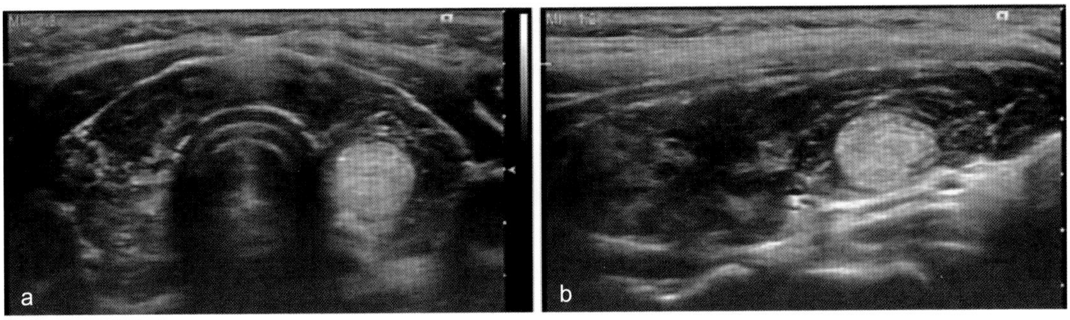

图 4.17　AIT 的灰阶超声图像中的“白骑士征”。（a）甲状腺横向扫查超声图像。（b）甲状腺左叶纵向扫查超声图像

- “长颈鹿征”是多发高回声灶，内由低回声分隔形成。

术语“慢性AIT伴结节形成”似乎不准确。任何性质不同的病变都有可能发生在自身免疫性甲状腺炎中，但这通常是在AITD发生之前的另一种疾病。以AIT为背景进行鉴别诊断存在很大困难，甚至是不可能的。自身免疫性甲状腺炎结节的主要特征如下：

- 圆形
- 回声降低或正常
- 回声均匀
- 光滑且清晰的边缘
- 彩色多普勒显示结节周边血流
- 超声弹性成像显示结节和周围实质的弹性不同
- CEUS时对比增强程度不同（过度增强更为常见）

当描述超声图像中AIT周围的不规则弥漫性变化时，通常很难用正确的术语来明确病变的性质。常用的“放射学术语”，例如“结节”“位点”“聚焦”和“新发结节”常常不能被内分泌学家、外科医生和病理学家所接受。对此类病变的正确解释具有一定

难度，并且通常需要进行额外检查。主要病变通常需要详细描述以便后期随访。

Ahuja [14]认为AIT中受影响的甲状腺实质是乏血供的。伴有甲状腺功能亢进的肿大型AIT表现出甲状腺实质和结缔组织间隔血流增加（图4.8b和4.18）。

Khamzina [15]报告了AIT中血流定量参数的增加，数据如下：PSV = 0.3～0.75 m/s，RI = 0.44～0.79，PI = 0.7～1.7。甲状腺功能减退时甲状腺下动脉的PSV为0.1 m/s，甲状腺功能亢进时为0.4m/s，甲状腺毒症时为0.9～1.17m/s。

通过压迫式弹性成像，AIT的甲状腺实质表现出中或粗粒的、不均质的硬度模式（图4.19a、b）。使用剪切波弹性成像，实质的硬度（弹性）通常正常或略有增加（取决于疾病的持续时间），与正常的甲状腺相比其硬度更加不均匀。根据Ivanishina [16]的研究，弥漫性AIT中杨氏模量的平均值为16.3 kPa，范围为5.2～69.4 kPa（图4.19c、d）。它不适合独立使用，但在执行多参数甲状腺超声检查时可以考虑作为硬度增加的参考。

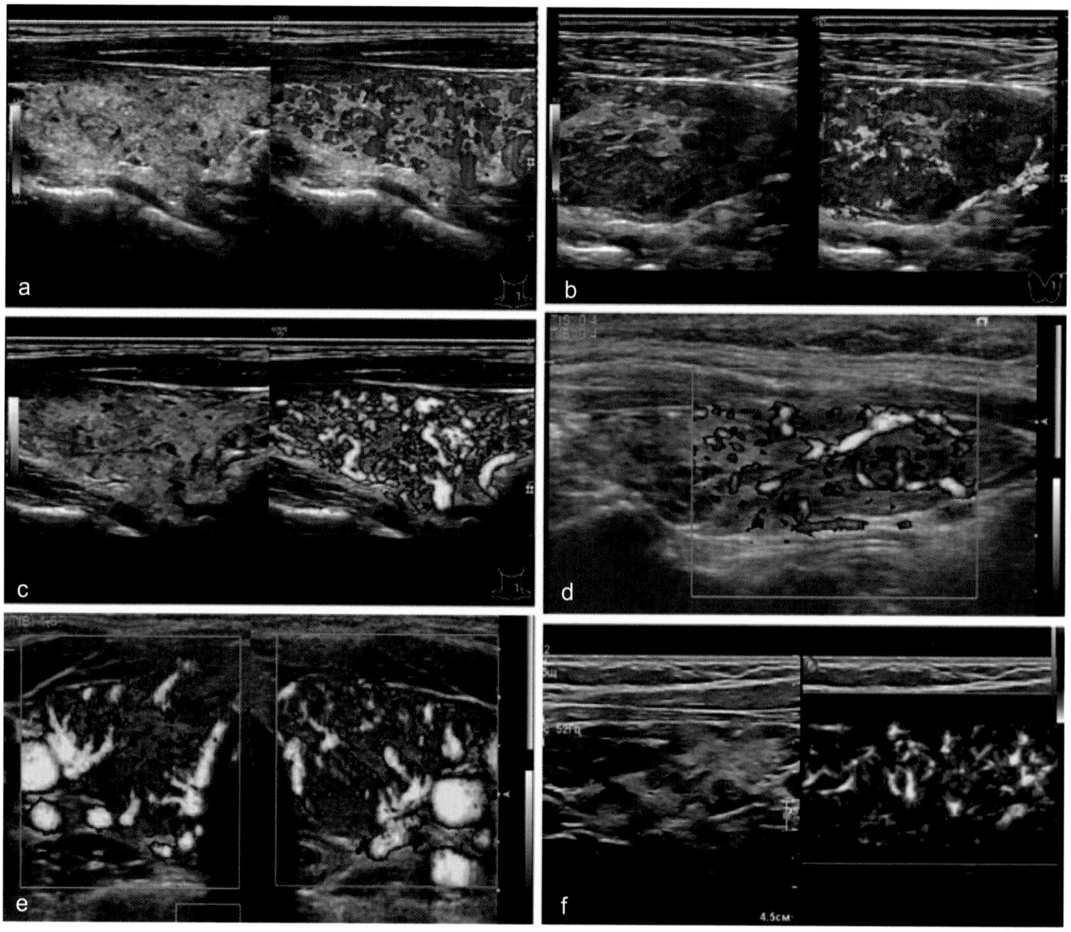

图 4.18 AIT，弥漫性血管过度形成的超声图像。（a，b）CDI。（c～e）PDI。（f）微血流显像

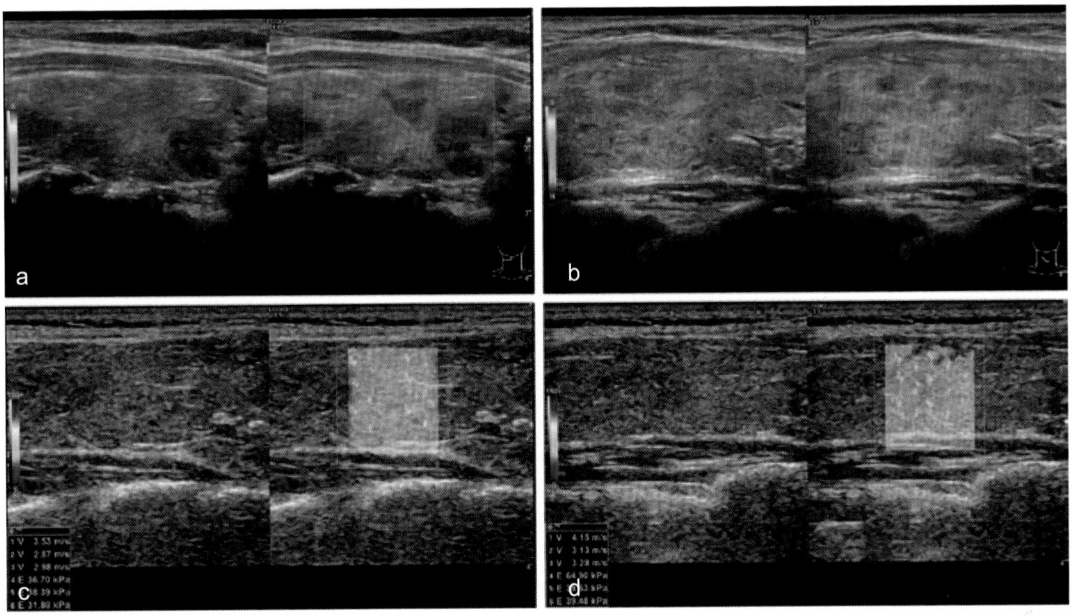

图 4.19　AIT 的超声图像。（a，b）压迫式弹性成像显示区域内硬度不一；（c，d）剪切波弹性成像。杨氏模量测量

AIT的初始诊断常由超声作出。在这些案例中，灰阶模式的特征性变化不伴随彩色多普勒的变化。

AITD的一种常见间接症状是甲状腺叶和峡部下极附近的淋巴结肿大。颈前间隙淋巴结可组成一条“链”，向下延伸至前纵隔。它们通常表现为均匀的低回声、边缘清晰的椭圆形或圆形（图4.9d）。CDI和PDI中的淋巴结血管通常减少，血管模式不变。

超声对AIT诊断的特异性为68%～95%，敏感性为54%～89%，准确性为92%。CEUS在AIT中的诊断价值尚有争论。它可用于疑似甲状腺恶性肿瘤的诊断，特别是用于鉴别有无浸润。

AIT仅在怀疑是恶性肿瘤和淋巴瘤时才需要进行FNAB，大多数情况下，AIT患者不需要FNAB。AITD常合并的恶性肿瘤是乳头状癌（87%），合并滤泡性甲状腺癌的较少报道。合并髓样和间变性癌的更罕见。

AIT的超声报告示例：

- 姓名：
- 年龄：
- 日期：
- 病案号：
- 超声仪器：

甲状腺位于正常解剖位置，形态欠规则，边界欠清。

峡部厚约13mm			
右叶		左叶	
深	29mm	深	24mm
宽	22mm	宽	23mm
长	54mm	长	51mm
体积	16.5cm^3	体积	13.5cm^3

体积：30cm^3，为甲状腺肿大。

甲状腺实质回声减低，回声不均匀，内可见多个长径0.2～0.7cm的低回声区，形态不规则，边界不清，间质成分增多。CDI和PDI显示实质中血管结构不规则。血流强度增加。CPD为20%～25%。

未检测到囊性和实性病变。

双侧叶下极附近可见数个大小约0.5cm×0.9cm的低回声淋巴结，内无血流信号显示。

沿颈部血管束的淋巴结最大为0.3cm×1.0cm，边缘规则清晰，血流信号未见明显异常。锁骨上未见明显异常肿大淋巴结影。

结论：自身免疫性甲状腺炎伴甲状腺肿大、甲状腺和血管弥漫性改变。

超声医生：

4.3.2 亚急性甲状腺炎

亚急性（De Quervain's）甲状腺炎（SAT）是由上呼吸道病毒感染引起的甲状腺疾病，伴有甲状腺实质的炎性和破坏性改变。临床上，患者可能出现经实验室检查（尤其是红细胞沉降率）证实的严重甲状腺疼痛和炎症性疾病的系统性症状。患者可能有可触及且伴有疼痛的甲状腺肿块。该病程可经历三个阶段：激素状态逐渐改变，从甲状腺功能亢进变为甲状腺功能减退，再恢复为正常甲状腺激素水平。与急性甲状腺炎不同，SAT是病毒引起的。与SAT相关的发病率约占所有甲状腺疾病患者的0.16%～0.36%。通常患者的发病年龄在20～50岁之间，并且在女性中更常见，性别比例为5∶1。该病的特征是甲状腺组织的炎症和淋巴细胞浸润。SAT的临床分类如下：

1.表现为炎症反应的SAT（55%）

2.病程缓慢的SAT（28%）

3.伴甲状腺功能亢进的SAT（15%）

4.假瘤性SAT（2%）

甲状腺超声可以早期诊断SAT。SAT具有以下超声征象（图4.20）：

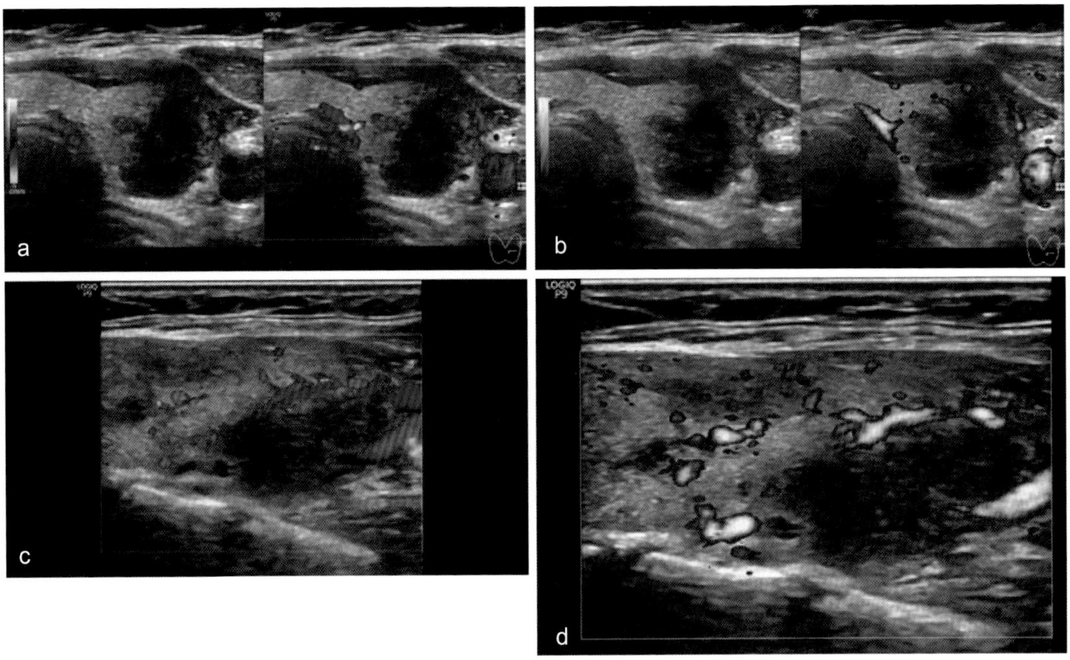

图4.20 亚急性甲状腺炎的超声图像。(a)灰阶超声和CDI(甲状腺左叶横向扫查)。(b)灰阶超声和PDI(甲状腺左叶横向扫查)。(c)CDI图像(甲状腺左叶纵向扫查)。(d)PDI(甲状腺左叶纵向扫查)

1.甲状腺外形肿大。

2.边缘不清的低回声区或甲状腺实质弥漫性回声减低。

3.超声探头压迫甲状腺可造成疼痛，尤其在回声减低的部位。

4.多普勒超声显示：低回声区域内血流信号显著减少。

5.压迫式弹性成像和剪切波弹性成像显示患处硬度增加。

6.急性期可发现颈部淋巴结肿大。

Fomina [17]提出以下三种SAT的超声检查类型：

1.低回声病灶（66%）。在SAT进展缓慢的患者中可见。

2.囊状腺叶（27%）。可见于炎症反应和临床甲状腺功能亢进的患者。

3.腺叶回声减低（7%）。

在亚急性甲状腺炎的急性期，CDI和PDI在低回声区域表现为无血流信号或血流信号明显减少。同时，周围组织的血流信号通常不受影响或略有减少（图4.20）。根据Fomina [17]的研究，病灶内的平均血流速度降低了一半或更多（PSV为9.83 ± 2.42cm/s，EDV为4.7 ± 2.05cm/s，RI为0.52 ± 0.16，PI为0.72 ± 0.23）。用脉冲多普勒观察到SAT中的主要甲状腺血管中的血流速度和阻力指数与正常无差异。

超声压迫式弹性成像和剪切波弹性成像显示，与正常组织相比，病变低回声区更硬（图4.21）。

恢复期的超声特征是甲状腺体积逐渐恢复正常，甲状腺实质的正常结构和回声恢复。完全恢复可能需要2个月至1.5年。大约75%的患者甲状腺结构恢复正常。因此，在25%的AIT患者中可以观察到残留的变化。

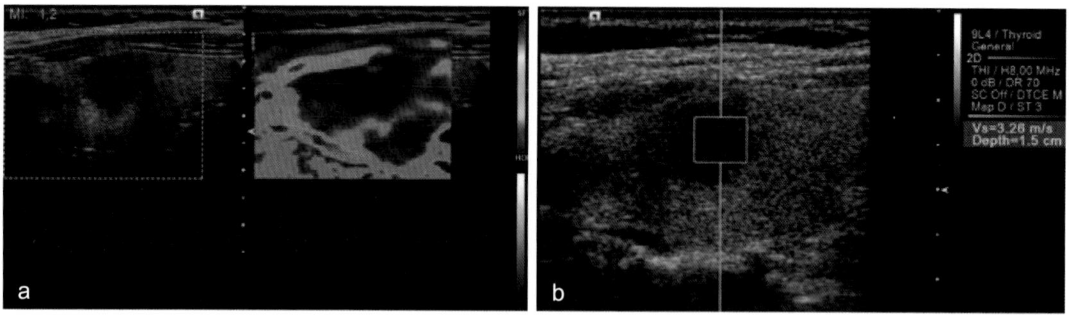

图 4.21　亚急性甲状腺炎的超声图像。（a）超声弹性成像显示病变区域较高硬度。（b）剪切波弹性成像测量平均剪切波速度

30%～35%的患者可复发SAT，即使临床症状很少，超声检查也可容易检出。正常甲状腺回声结构的缓慢减低是SAT复发的预兆。

亚急性甲状腺炎的超声报告示例：

- 姓名：
- 年龄：
- 检查日期：
- 历史检查次数：
- 超声仪器：

甲状腺腺体呈均质等回声结构，界限清楚，边缘规整。包膜均匀、连续。

甲状腺峡部厚——4mm			
右叶		左叶	
厚	17mm	厚	22mm
宽	15mm	宽	19mm
长	53mm	长	54mm
体积	6.5cm³	体积	10.8cm³

甲状腺体积17.3cm³，接近正常上限。

未发现病灶	内可见大小 1.8cm × 1.6cm × 2.4cm 低回声区，边界模糊不清，血流信号减少，超声弹性成像显示病灶内部硬度较高，检查时患者有疼痛感

甲状腺实质回声中等程度弥漫性减低。CDI和PDI显示，回声减低区以外的甲状腺实质血流信号未见明显异常。CPD为10%。

颈部血管周围可见淋巴结肿大，大小0.7cm × 1.4cm，呈不均质低回声，边缘规则，边界清楚，CDI未见明显异常血流信号。锁骨上未见明显肿大淋巴结。

结论：甲状腺左叶局灶性改变，亚急性甲状腺炎可能。

超声医生：

4.3.3　急性甲状腺炎

急性甲状腺炎（AT）是一种相对少见的疾病。女性发病率是男性的4倍。患病平均年龄为30～40岁。甲状腺似乎对感染[18]有相对的抵抗力，丰富的血管供应和广泛的淋巴引流，以及纤维囊和筋膜面与颈部其他结构的解剖分离，以上均对甲状腺有保护意义[18]。腺体中高碘含量会起到部分杀菌作用。AT可分为化脓性和非化脓性，并可根据甲状腺实质的弥漫性或局灶性受累情况进一步区分。

化脓性AT是细菌从感染部位（脓肿、扁桃体炎、肺炎等）以淋巴或血源性播散的方式侵袭到甲状腺组织的结果。由于结构特征（腺叶与结缔组织间隔隔离），炎症过程通常只局限于单侧叶，很少累及整个甲状腺。化脓性炎症导致的甲状腺脓肿可能并发瘘管或纵隔炎。在极少数情况下，甲状腺实质广泛破坏可导致甲状腺功能减退。

非化脓性AT与外伤、放射治疗或Graves病患者放射性碘治疗后甲状腺组织的无菌性炎症有关。

急性甲状腺炎的主要超声特征如下：

1.甲状腺不对称增大，以单独一个腺叶为主。

2.腺体回声局部或弥漫性减低。

3.具有低回声区的非均匀结构。

4. US探头对腺体施压，患者感到疼痛，甲状腺活动受限。

5.化脓性破坏之前，CDI和PDI显示患病区域的血管增生。化脓过程导致脓肿，该区域无血流。

6.颈部淋巴结炎性改变。

在极少数情况下，AT可能会导致甲状腺脓肿。此时，超声检查表现为形状不规则、不均质低回声区和甲状腺实质内的弥漫性变化。脓肿是形状不规则的液性暗区，内有光点漂浮，其特征是脓肿在超声检查中快速变化（图4.23）。脓肿持续的时间越长，空洞就越规则，并产生无回声囊性区。甲状腺脓肿可导致囊肿的形成。另外，疾病恢复之后，在血流信号基本消失的均匀低回声区内会有纤维分隔形成，超声检查可终身检出。

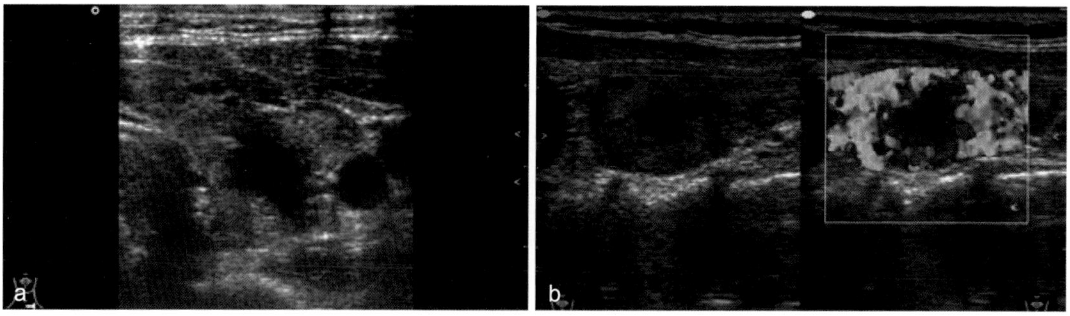

图 4.22　急性甲状腺炎的超声图像。（a）灰阶超声。（b）CDI

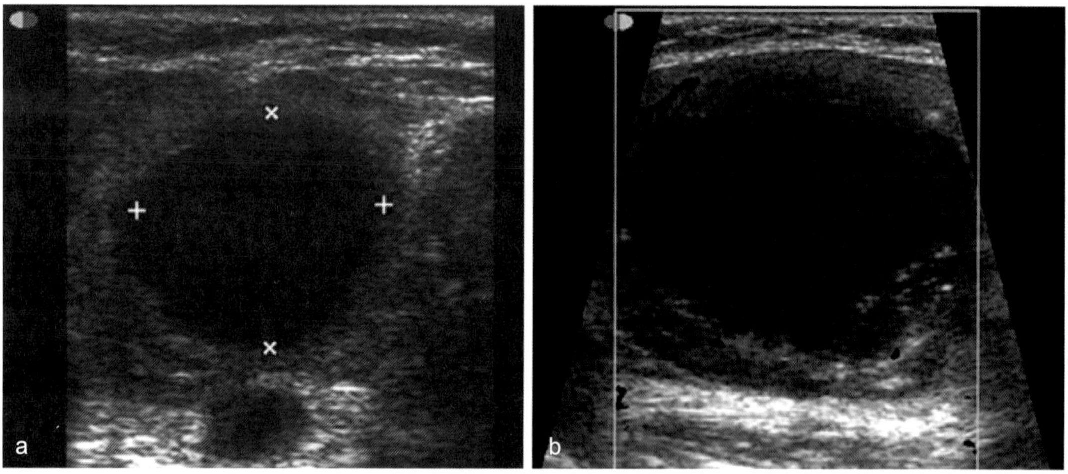

图 4.23　甲状腺脓肿的超声图像。（a）灰阶超声。（b）PDI

急性甲状腺炎的超声报告示例：

- 姓名：
- 年龄：
- 日期：
- 历史检查次数：
- 超声仪器：

甲状腺位置正常，表现为边界清楚、边缘清晰的等回声结构。其包膜整体上是均匀且连续的。

甲状腺峡部厚——13mm			
右叶		左叶	
厚	27mm	厚	15mm
宽	25mm	宽	16mm
长	57mm	长	50mm
体积	18.4cm^3	体积	5.7cm^3

体积：24.1cm^3，为甲状腺肿大。

未发现病灶	甲状腺中段、下段见大小、形状不一的低回声区，内血流信号减少，边缘不规则，边界模糊，可见小片状液性暗区，内透声欠清，加压疼痛

在CDI和PDI时，无病灶区域内彩色血流信号未见明显异常改变。CPD为10%。

颈部血管旁可见增大的淋巴结，最大的为0.8cm × 2.0cm，呈不均匀低回声改变，边缘规则，边界清楚，CDI显示在淋巴门处可见血流信号增加。锁骨上未见明显异常肿大淋巴结影。

结论：甲状腺右叶肿大伴弥漫性改变，急性甲状腺炎可能。

超声医生：

参考文献

1. Gutekunst R, Becker W, Hehrmann R, et al. Ultraschalldiagnostik der Schilddrüse. Dtsch Med Wochenschr. 1988;113:1109–12.
2. Smyth PPA, Darke C, Parkes AB, et al. Assessment of goiter in an area of endemic iodine deficiency. Thyroid. 1999;9(9):895–901.
3. World Health Organization. Indicators for assessing iodine deficiency disorders and their control programmes. WHO/NUT/93.1, pp. 12–5; 1993.
4. Dedov II, Troshina EA, Yu YP, et al. Diagnosis of diseases of the thyroid gland. Moscow: Springer; 2001.
5. Kahaly GJ, Bartalenab L, Hegedüs L, et al. 2018 European Thyroid Association Guideline for the management of Graves' hyperthyroidism. Eur Thyroid J. 2018;7:167–86.
6. Donkol RH, Nada M, Boughattas S. Role of color Doppler in differentiation of Graves' disease and thyroiditis in thyrotoxicosis. World J Radiol. 2013;5(4):178–83.
7. Kim TK, Lee EJ. The value of the mean peak systolic velocity of the superior thyroidal artery in the differential diagnosis of thyrotoxicosis. Ultrasonography. 2015;34:292–6.
8. Erbil Y, Barbaros U, Ozbey N, et al. Graves, disease, with and without nodules, and the risk of thyroid carcinoma. J Laryngol Otol. 2008;122:291–5.
9. Romanchyshen AF, Yakovlev PN. Features of surgical treatment of patients with nodal tumors of the thyroid gland on the background of diffuse toxic goiter. Vestnik Khirurgii. 2005;164(1):21–4.
10. Yano Y, Shibuya H, Kitagawa W, et al. Recent outcome of graves, disease patients with papillary thyroid cancer. Eur

J Endocrinol. 2007;157:325–9.
11. ICD-10. International statistical classification of diseases and related health problems. 10th revision. 5th ed. Geneva: World Health Organization; 2016.
12. Adamina M, Oertli D. Thyroiditis. In: Oertli D, Udelsman R, editors. Surgery of the thyroid and parathyroid glands. New York: Springer; 2007.
13. Kharchenko VP, Kotlyarov PM, Smetanin LI. Ultrasound diagnosis of thyroid diseases. Moscow: Strom; 1999.
14. Ahuja A. The thyroid and parathyroid. In: Ahuja A, Evans R, editors. Practical head and neck ultrasound. London: Greenwich Medical Media Ltd; 2000.
15. Khamzina FT. Application of color dopplerography in diagnostics. Kazan Med J. 2007;88(3):250–4.
16. Ivanishina TV. Diagnostic possibilities of shear wave elastography in thyroid disease. PhD thesis. Moscow; 2017.
17. Fomina IY. The role of high frequency echography in the diagnosis of subacute De Quervain's thyroiditis. PhD thesis. Nijniy Novgorod; 2003.
18. Oertli D, Udelsman R, editors. Surgery of the thyroid and parathyroid glands. New York: Springer; 2012.

第5章
甲状腺良性结节的超声诊断

Alexander N. Sencha，Yury N. Patrunov，Ella I. Peniaeva，
Liubov A. Timofeyeva，Munir G. Tukhbatullin，
and Ekaterina A. Sencha

结节性甲状腺肿是一个临床概念，并不与形态学定义完全相吻合。在临床上，结节性甲状腺肿是指可通过触诊或任何成像方式发现的有包膜的、任意大小的甲状腺结节。"多发性结节性甲状腺肿"是指甲状腺内存在两个或两个以上的结节。

据统计，在4%～15%的人群中可以检出甲状腺结节。在病理解剖中，超过50%的患者可以观察到甲状腺结节，在高发地区，甲状腺结节的发病率可达到98.9%[1]。在尸检中，有超过一半的病例可以检出甲状腺结节[2]。结节性甲状腺肿的发生与年龄有关。

甲状腺结节性病变包括胶质样结节和肿瘤。甲状腺肿瘤根据WHO组织学分类（1988年）分为以下几类：

A.N. Sencha（✉）
Department of Visual and Functional Diagnostics，National Research Center for Obstetrics，Gynecology and Perinatology，Ministry of Healthcare of the Russian Federation，Moscow，Russia

Y. N. Patrunov · E. I. Peniaeva
Department of Ultrasound Diagnostics，Center for Radiological Diagnostics of Non-State Healthcare Institution Yaroslavl Railway Clinic of JSC "Russian Railways"，Yaroslavl，Russia

L.A. Timofeyeva
Department for Internal Diseases Propaedeutic，Course of Diagnostic Radiology of Medical Faculty of Federal State Budget Educational Institution of Higher Education "I. N. Ulianov Chuvash State University"，Cheboksary，Russia

M.G. Tukhbatullin
Department of Ultrasound Diagnostics，Kazan State Medical Academy – Branch Campus of the Federal State Budget Educational Institution of Further Professional Education，"Russian Medical Academy of Continuing Professional Education" of the Ministry of Healthcare of the Russian Federation，Kazan，Russia

E. A. Sencha
Ultrasound Diagnostics Department，Medical Diagnostic Center，Moscow，Russia

1.上皮性肿瘤

a．良性

- 滤泡性腺瘤
- 其他

b．恶性

- 滤泡癌
- 乳头状癌
- 髓样癌
- 未分化（间变性）癌
- 其他

2.非上皮性肿瘤

a．良性

b．恶性

3.恶性淋巴瘤

4.混杂性肿瘤

5.继发性肿瘤

6.未分类的肿瘤

7.肿瘤样病变

甲状腺结节通过以下超声标准进行评估：

1.结节数量

2.位置（甲状腺腺叶及分段位置；与包膜、血管或气管的毗邻位置）

3.大小

4.形状（圆形、椭圆形、不规则形）

5.边界（光滑、毛糙）

6.轮廓（清晰、不清晰）

7.内部回声

8.回声结构（回声均匀性）

9.钙化（大小、位置和声影是否存在）

10.液性成分（液性与实性成分的大小和比例）

11.周边声晕

12.后方回声变化（增强或衰减）

13.血供情况

14.压迫式或剪切波弹性成像或硬度评分

15.超声造影的灌注和消退模式

甲状腺结节可呈现为单发、多发（两个或以上）或融合状（一些结节合并为一个病变时）。结节的大小可在三个相互垂直的切面中测量。每个测量尺寸（长度、宽度或厚度）是指病变相对于边缘之间的最大值。结节体积通过标准公式$V=(L \times W \times D) \times 0.52$计算，其中$L$、$W$和$D$分别为结节的长度、宽度和前后径[3]。在保守治疗或微创治疗的情况下，除结节大小外，计算结节体积对甲状腺病灶的精确动态随访也非常重要。

5.1 结节性甲状腺肿

结节性甲状腺肿（胶质样甲状腺肿、无毒性结节性甲状腺肿、单纯性甲状腺肿）是一种甲状腺良性疾病，呈结节状改变（结节），其包含有正常细胞和胶质。它通常与碘缺乏有关，占所有甲状腺结节性病变的60%～75%。

结节性甲状腺肿的超声图像特征如下（图5.1）：

- 呈椭圆形（或圆形）
- 边界清晰、平滑
- 甲状腺包膜完整
- 大多数情况下结节呈低回声或等回声
- 回声不均，常伴液性回声
- 病灶内可见钙化灶和周缘“蛋壳样”钙化
- 低回声周边可见声晕
- 结节后方可见回声增强
- CDI和PDI显示为富血供或乏血供
- 弹性成像显示为中等硬度

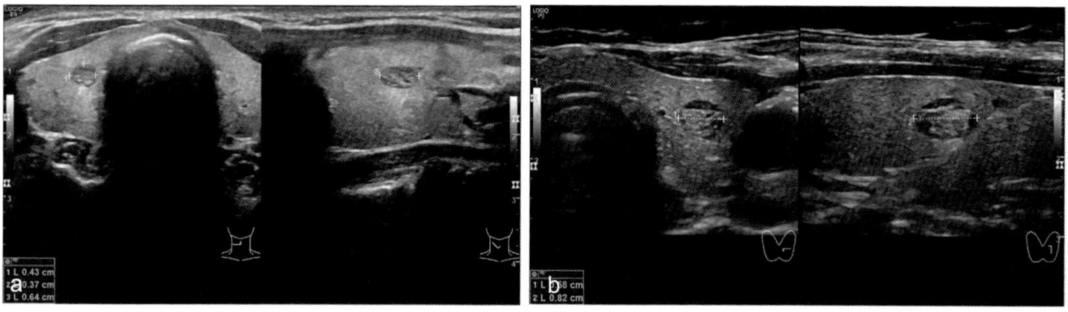

图 5.1 （a，b）胶质样结节的灰阶超声图像

结节性甲状腺肿最重要的超声图像特征是病灶和甲状腺腺体均有明确边界和完整的包膜。形成时间较长的结节内可能含有粗大的钙化或周缘“贝壳样”或“蛋壳样”钙化。在2%～4%的病例中会观察到边缘钙化，其厚度可达2～3mm（图5.2）。周缘钙化灶

明显不同于在甲状腺癌中发现的微钙化和粗钙化。

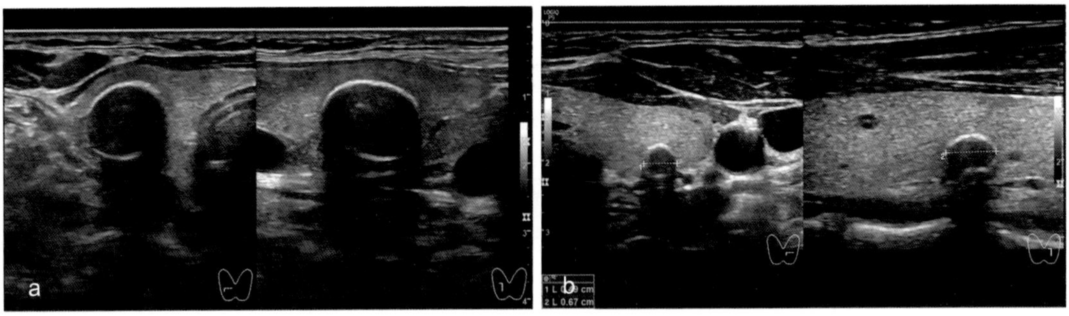

图 5.2 （a，b）胶质样结节的灰阶超声图像，"蛋壳"样钙化

70%～80%的胶质样甲状腺肿呈多发结节状（图5.3），多个结节通常显示相同的回声改变。另外，胶质样结节与囊肿、腺瘤或甲状腺癌的合并存在较为少见[4]。

在CDI中，有40%～50%的胶质样结节显示环状血流信号。这种模式与结节的良性特征有关。根据Zubarev等 [5]和Markova [6]研究表明，CDI和PDI通常可显示分布在胶质样结节内的线状血流情况（图5.4）。

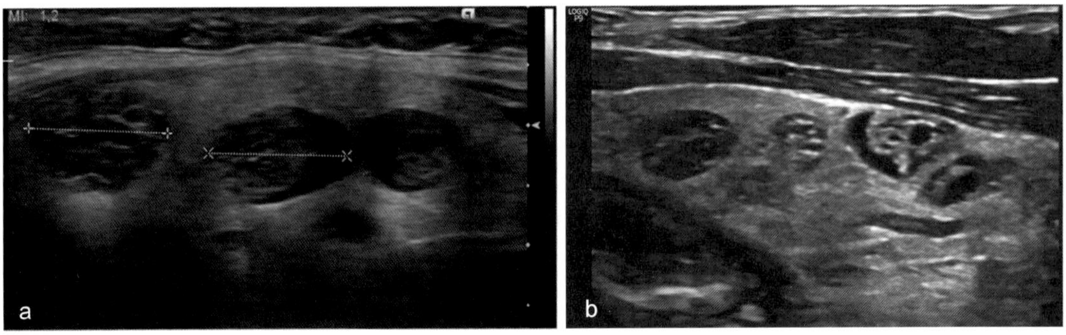

图 5.3 （a，b）多发性胶质样结节的灰阶超声图像

压迫式弹性成像的定性数据和弹性定量参数（杨氏模量、应变比指数、剪切波波速）通常显示为中等硬度（弹性），与周围的正常甲状腺实质硬度一致（图5.5）。

对于典型的胶质样结节，无需使用超声造影。胶质样结节的超声造影通常显示为低增强或无增强，没有血管过度增生和新生血管生成的任何迹象（图5.6）。周围环形增强对甲状腺良性结节具有高度特异性（敏感性83%、特异性94%、阳性预测值94%、阴性预测值84%、总体准确性88%）[7]。

在诊断胶质样结节时，灰阶超声、CDI、PDI和3D的特异性分别为32.1%、47.6%、69.6%和84.1%；敏感性分别为70.7%、61.6%、65.5%和75.7%；诊断准确性分别为53.1%、56.5%、70.3%和79.8%[8]。根据Zubarev等[5]研究表明，通过彩色多普勒和三维重建技术使超声检查对胶质样结节的敏感性提高了5%（高达75.5%），特异性提高了52%（高达84.1%），诊断准确性提高了26.7%（提高至79.8%）。

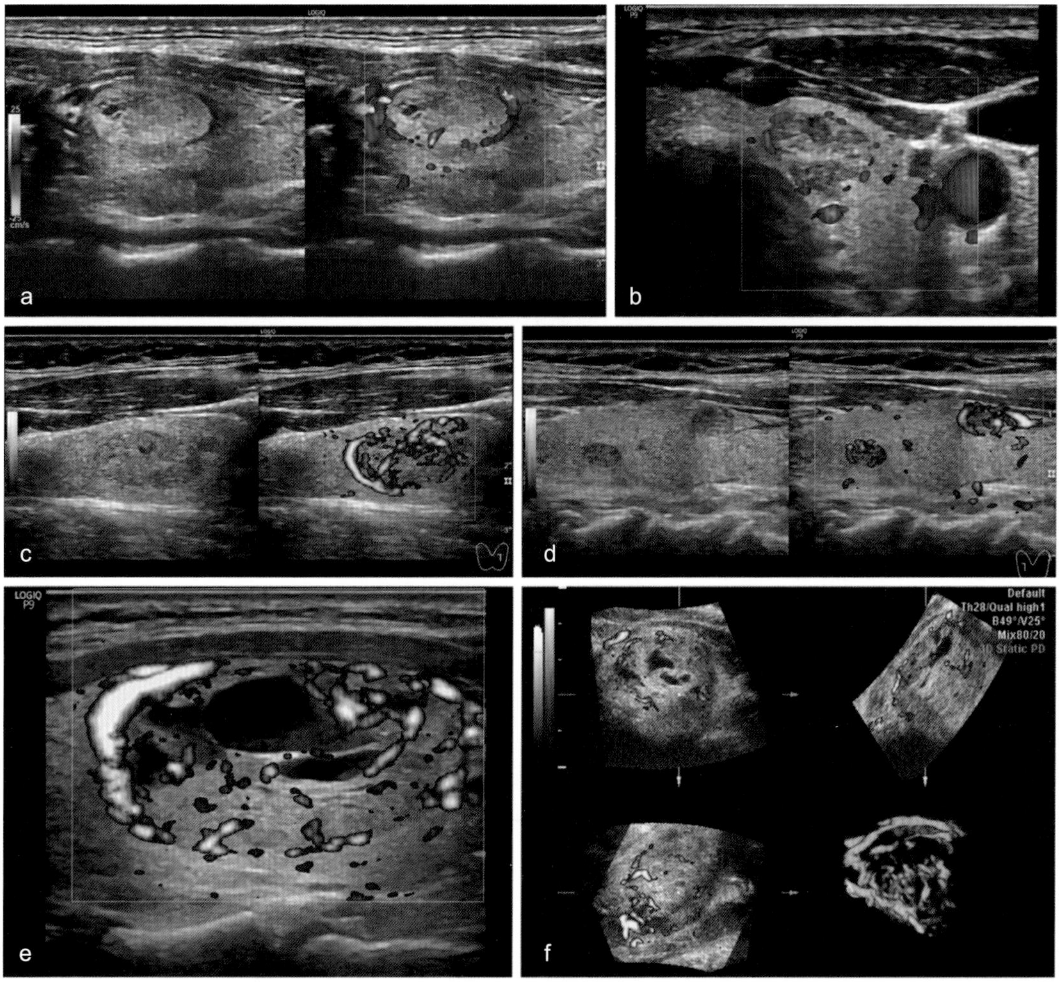

图 5.4 胶质样结节血供图像。主要呈周缘环状血流分布。（a，b）CDI 图像。（c～e）PDI 图像。（f）3D 图像

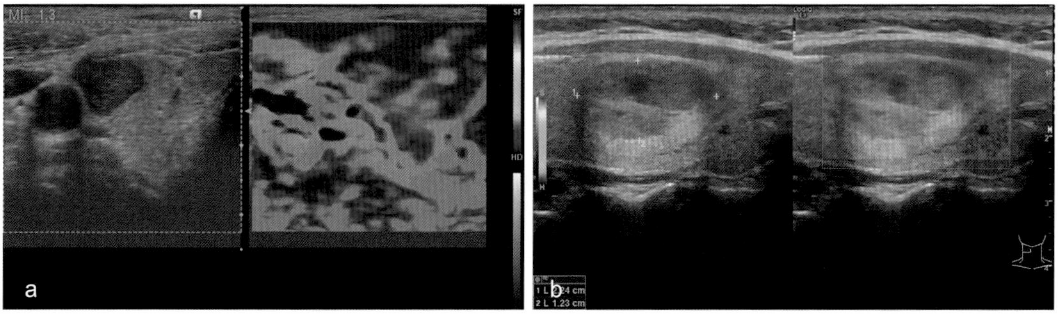

图 5.5 胶质样结节。（a，b）压迫式弹性成像图像，彩色色谱与周围的甲状腺实质相类似。（c，d）应变率指数与正常甲状腺组织相等。（c，d）见下页

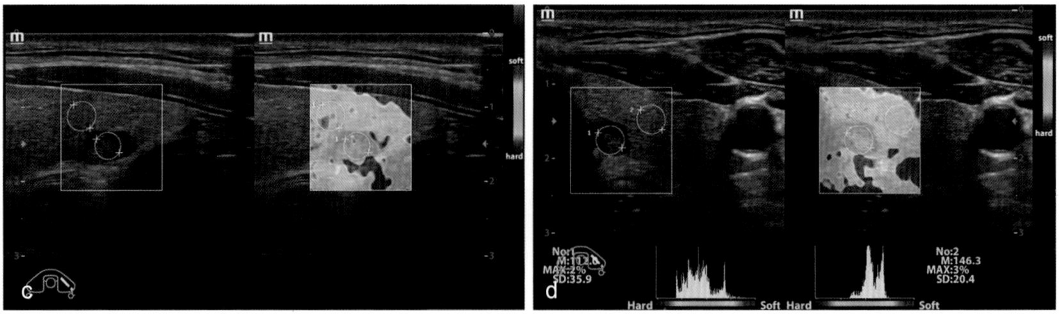

续图 5.5

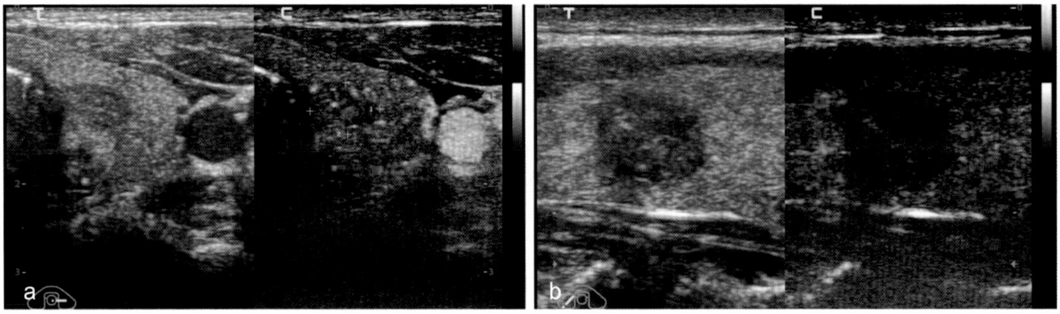

图 5.6 （a，b）胶质样甲状腺结节。CEUS，声诺维® 2.4 ml

胶质样结节性甲状腺肿超声报告示例：

- 姓名：
- 年龄：
- 日期：
- 病案号
- 超声仪器：

甲状腺形态规则，边缘清晰，呈均匀的等回声；包膜连续完整。

峡部厚度：4mm			
右叶		左叶	
厚度	16mm	厚度	15mm
宽度	17mm	宽度	16mm
长度	51mm	长度	50mm
体积	6.6cm^3	体积	5.7cm^3

总体积12.3cm^3，不超过上限。

一枚不均质低回声、有血供结节，大小为0.5cm × 0.5cm × 0.6cm，圆形，边界清，形态规则，USE 示质软，应变比 1.1，位于腺叶的中部	一枚均质低回声、无血供结节，大小为 0.8cm × 0.7cm × 0.9cm，边缘清，USE 示质软，应变比 1.1，位于腺叶的下段

甲状腺实质的血流信号显示正常，并且CDI和PDI显示一致。CPD为10%～15%。颈部和锁骨上区域的淋巴结未见肿大。

结论：甲状腺结节，TIRADS分类 2类。

超声医生：

5.2 甲状腺囊肿

甲状腺囊肿是充满液体（通常是胶质）的薄壁囊状物。囊肿占所有甲状腺结节的3%～5%。扁平上皮内衬的真性囊肿在所有甲状腺结节中占比<0.5%，并且以单发最为常见。在甲状腺结节中检测到的液性内容物，在大多数情况下是胶质聚集或退行性改变的结果。

甲状腺囊肿具有以下典型的超声特征（图5.7）：

- 圆形或椭圆形。
- 规则的、界限清晰的边缘。
- 内呈均匀无回声。在极少数情况下，可能存在回声夹杂物或等回声成分。
- 后方回声增强，尤其是在大小超过5mm的囊肿中。
- 侧方声影，通常出现在直径超过10mm的囊肿中。
- CDI和PDI显示为无血流信号，在极少数情况下，实性部分可显示血流信号。
- 压迫式超声弹性成像显示，根据Ueno-Itoh量表甲状腺囊肿评分为1分，对应于整个病灶呈均匀的弹性成像表现或因混响伪像产生颜色分层现象。 通常显示为无颜色模式。平均应变率比值为0.5～2。
- 超声造影显示为未增强（充盈缺损）。

根据甲状腺囊肿的起源和形态结构的不同。可以分为以下类型[9]：

1.单纯的胶质囊肿

2.复杂的囊肿（图5.8）

- 甲状腺慢性炎症导致
- 渗出液填充
- 出血囊性变
- 囊腔内融有结缔组织成分
- 含有上皮成分

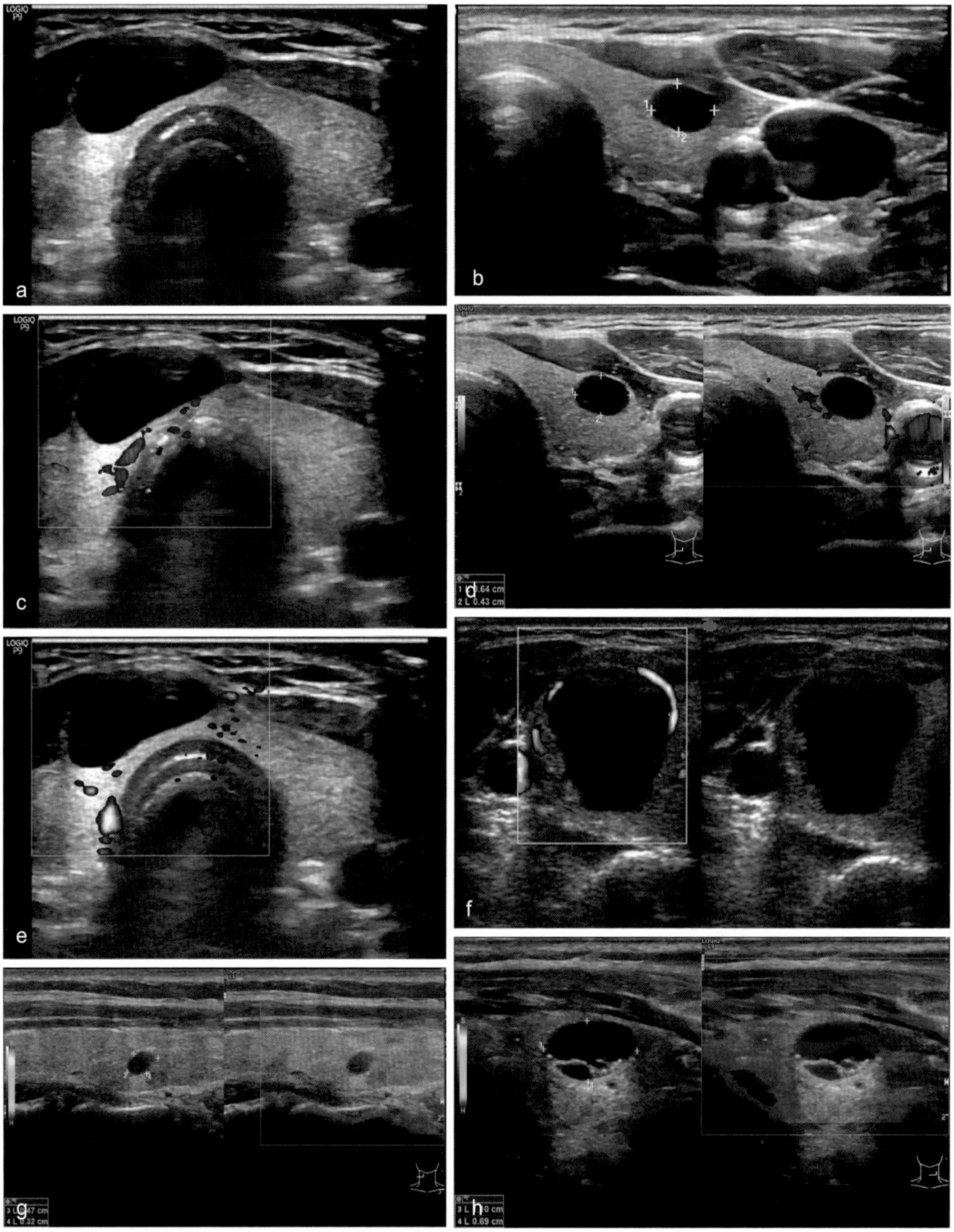

图 5.7　单个甲状腺囊肿。（a，b）灰阶超声图像。（c，d）CDI 图像。（e，f）PDI 图像。（g，h）压迫式弹性成像图像

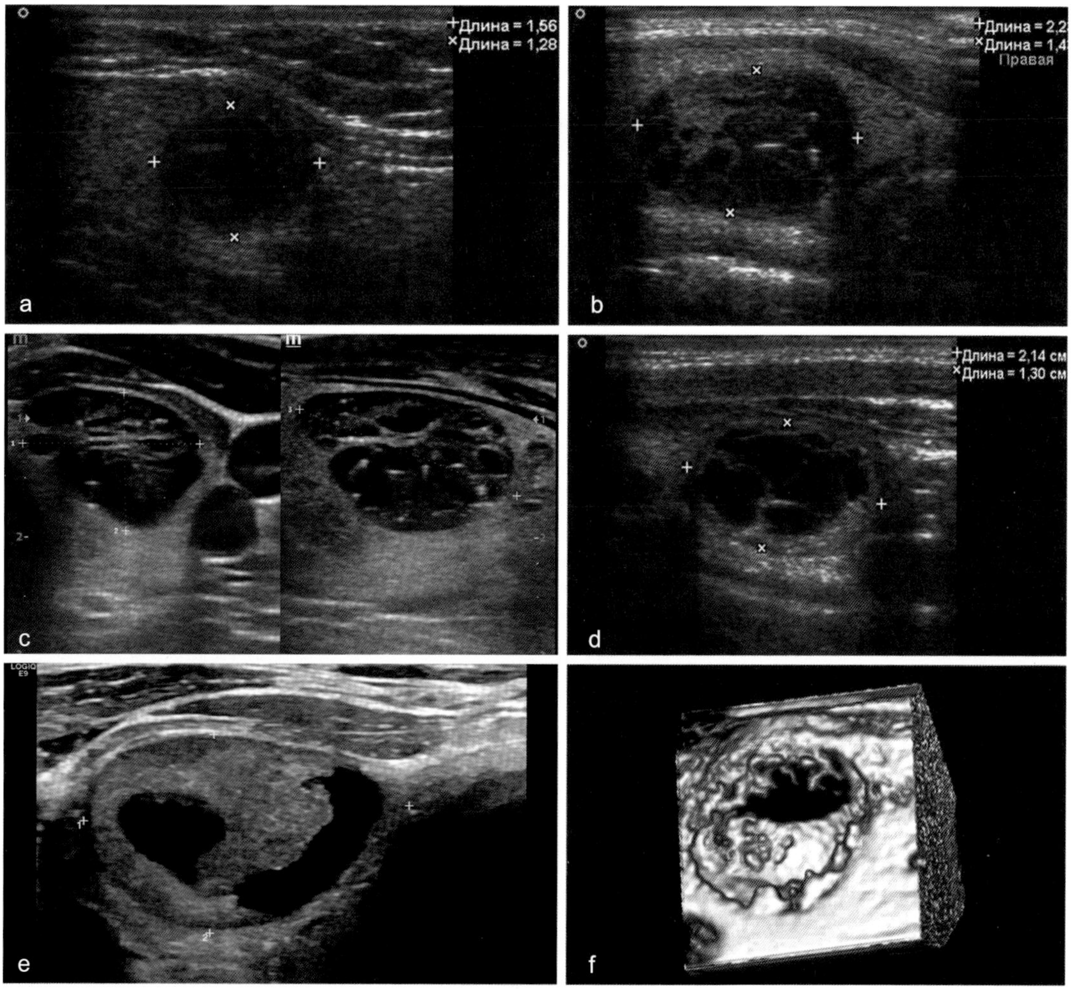

图 5.8　复杂性甲状腺囊肿。（a，b）复杂性甲状腺囊肿含有出血产物的灰阶超声图像。（c，d）具有结缔组织成分的复杂性甲状腺囊肿灰阶超声图像。（e）具有上皮成分的复杂性甲状腺囊肿灰阶超声图像。（f）三维重建超声图像

含有致密胶质的甲状腺结节可显示为无回声，并且边缘光滑清晰。它们的大小通常可达1cm，结节内经常出现带有“彗星尾”的独特点状回声信号，表明结节内含有稠密的胶质成分[10]。“彗星尾”是超声混响引起的声学现象，是超声波在两个或多个反射面之间反射时形成的。二维超声中的混响表现为伪像源后面的一小段高回声痕迹（“尾巴”）（图5.9）。

上述胶质病变通常是多发的，并且在形态上与增大的滤泡（大滤泡）相似（图5.10）。所有囊肿，包括复杂性囊肿，在CDI和PDI中均显示为无血流信号（图5.11）。

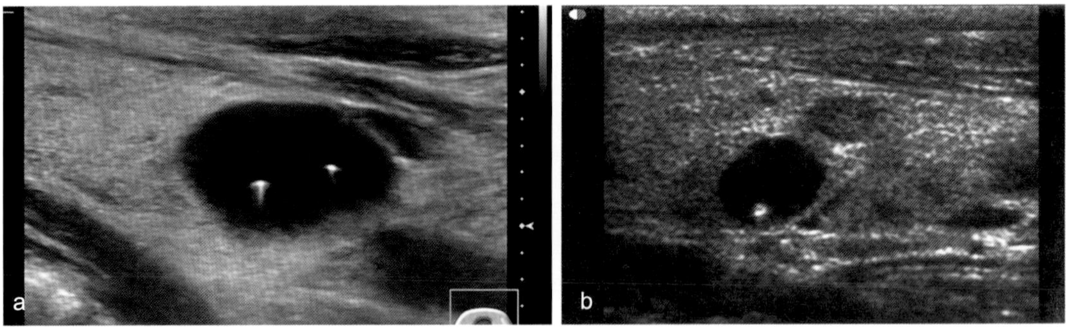

图 5.9 （a，b）甲状腺胶质样囊肿灰阶超声图像。“彗星尾”征

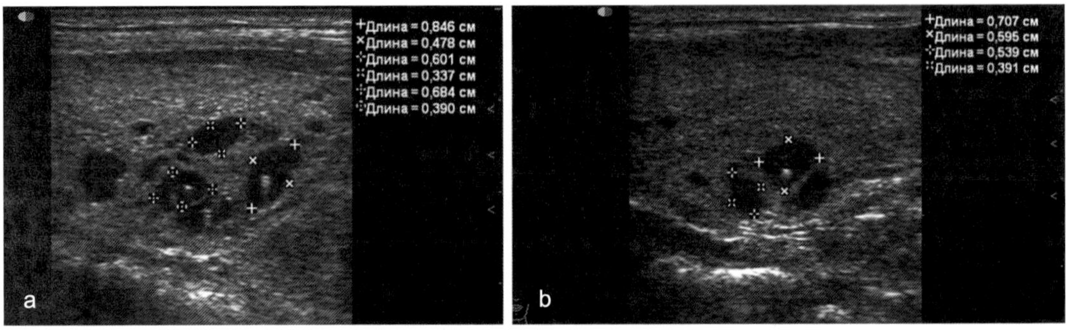

图 5.10 多发性甲状腺胶质样囊肿灰阶超声图像（大滤泡）。（a，b）“彗星尾”征

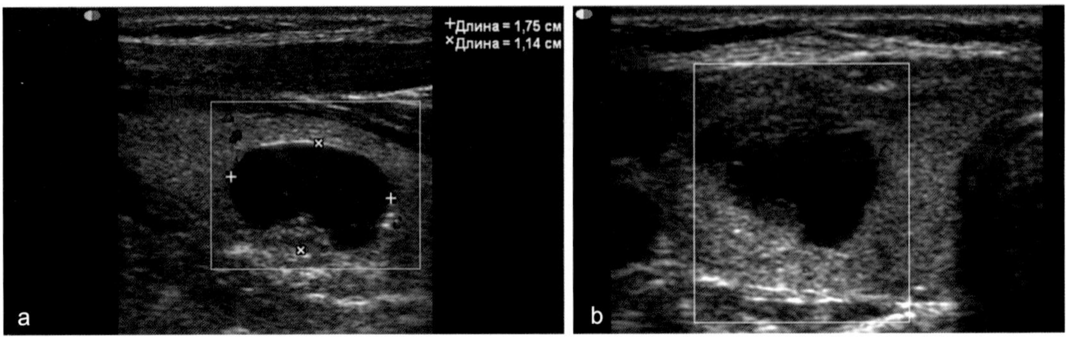

图 5.11 （a，b）复杂性甲状腺囊肿。CDI：无血流信号

囊性病变中恶性肿瘤的发生率为7%～19%[11]。多达20%～30%的甲状腺乳头状癌含有积液[12]。

在临床病例中，如果囊肿内有实性成分，则需要进行CDI和PDI检查。结缔组织间隔和实性成分如果显示血流信号丰富，则需要进一步检查（图5.12）。囊壁无血供是良性结节的可靠标志，这是结节分化良好的重要特征。CEUS在检测囊壁和实性成分中的低速血流方面非常灵敏，因此有助于对复杂囊肿进行鉴别诊断（图5.13）。压迫式弹性成像和剪切波弹性成像对于复杂性甲状腺囊肿的实性成分和液性成分显示效果不一致（图5.14）。因此，囊肿内的液性成分使得这些检测手段不太可信。

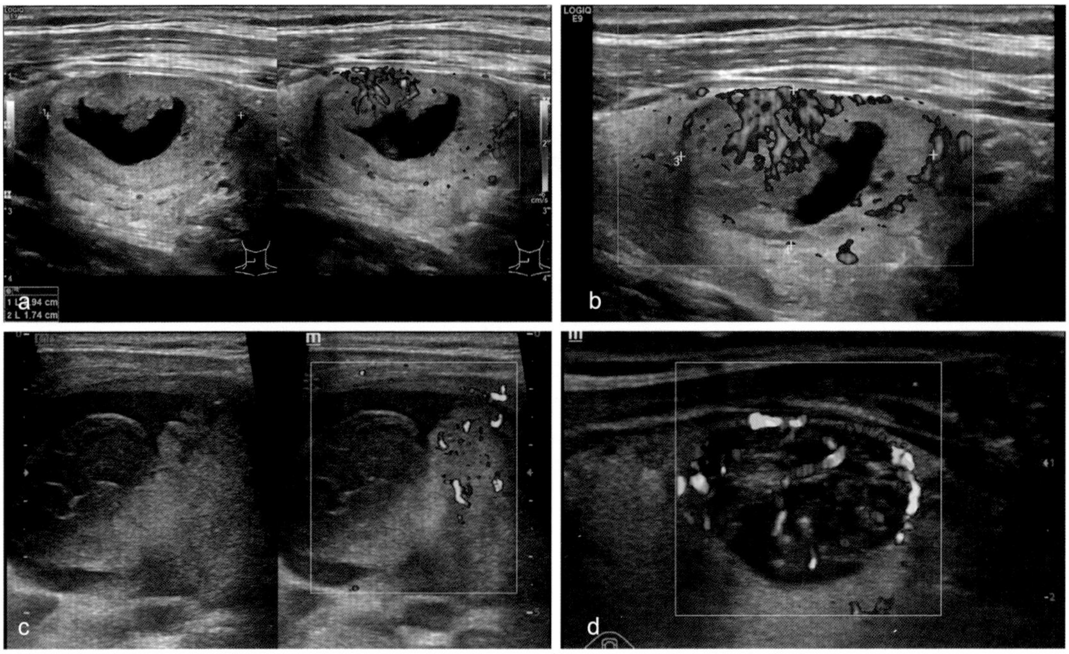

图 5.12　（a ～ d）甲状腺乳头状癌含有液性成分和富血供的实性成分。灰阶超声、CDI 和 PDI 图像

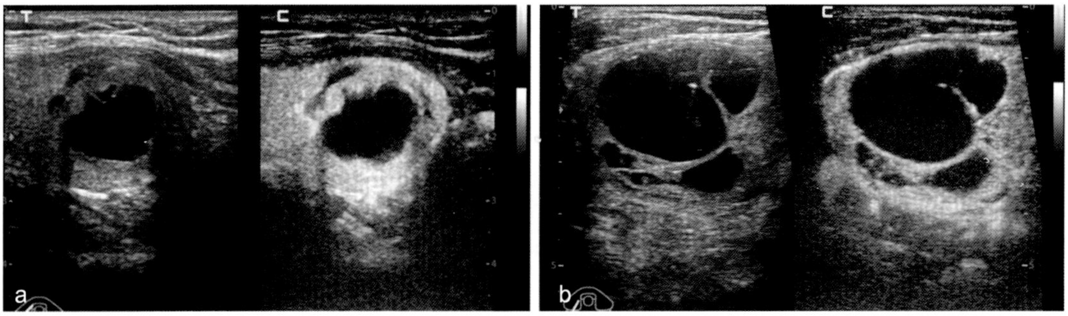

图 5.13　（a，b） 甲状腺结节含有囊实性复合物和出血机化后成分。甲状腺结节超声造影图像，声诺维®2.4 ml。FNAB 穿刺后的胶质结节，BSRTC 2

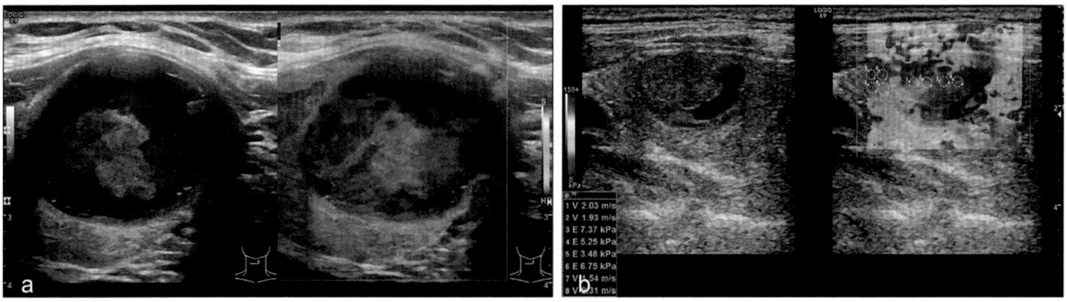

图 5.14　复杂性甲状腺囊肿的压迫式弹性成像和剪切波弹性成像超声图像。（a） 压迫式弹性成像超声图像。（b） 剪切波弹性成像的定量参数

对于甲状腺囊肿的诊断，灰阶超声、CDI、PDI和3D的特异性分别为26%、63%、63%和63%，敏感性分别为96%、90%、90%和90%，诊断准确性分别为64%、80%、80%和80%[8]。

超声检查不仅可以检测到囊肿，还可以初步评估这些病变的性质。但是，通常无法仅通过一次超声检查就明确复杂甲状腺囊肿实性部分的形态学特征。因此，任何怀疑为甲状腺恶性肿瘤的患者均应接受超声引导下的针吸细胞学检测。

甲状腺囊肿超声报告示例：

- 姓名
- 年龄：
- 日期：
- 病案号：
- 超声仪器：

甲状腺形态规则，边缘清晰，呈均匀的等回声；包膜连续完整。

峡部厚度：3mm			
右叶		左叶	
厚度	16mm	厚度	15mm
宽度	17mm	宽度	16mm
长度	51mm	长度	50mm
体积	6.6cm^3	体积	5.7cm^3

总体积12.3 cm^3，未超过上限。

一枚均匀的无回声、无血流结节，圆形，大小为 0.9cm × 0.8cm × 0.5 cm，具有清晰规则的薄囊壁，后方回声增强，位于右叶下部。弹性成像未见明显异常，应变比为 1.0	一枚均匀的无回声、无血流结节，大小为 0.9cm × 1.0cm × 0.8 cm，形态规则，边缘清晰，囊腔内可见单个实性结节，结节位于左叶中部。弹性成像未见明显异常，应变比为 1.2

甲状腺实质部分未见明显异常血流信号，CDI和PDI显示一致。CPD显示血流信号为10%～15%。

颈部和锁骨上区域淋巴结未见肿大。

结论：甲状腺囊肿（胶质样变可能）。TIRADS分类2类。

超声医生：

5.3 腺瘤

甲状腺腺瘤为良性肿瘤，是由于单个前体细胞中的基因突变导致的局部甲状腺细胞异常增生和增殖而形成的。毒性结节性甲状腺肿（Plummer病）会自主产生过量甲状腺激素，并伴有甲状腺毒症的临床症状。

甲状腺腺瘤占所有甲状腺病变的16%～25%[1]。它们通常表现为一个孤立的结节。多发性结节较少见。

甲状腺腺瘤在组织学上分为以下几类[13]：

a.滤泡性腺瘤

1.单纯性腺瘤（胶质样大囊腺瘤）

2.微囊腺瘤（小滤泡型腺瘤）

3. 胎儿型腺瘤

4.胚胎型（小梁）腺瘤

b.乳头状腺瘤

c.不典型腺瘤

1.嗜酸性细胞（Hürthle细胞）腺瘤

2.透明细胞腺瘤

3.功能性腺瘤（Plummer病，毒性结节性甲状腺肿）

4.其他

各种形态学上的腺瘤无法通过超声检查区分。甲状腺良性肿瘤中最常见的是滤泡性腺瘤，占所有良性肿瘤的85%以上[14]。

甲状腺腺瘤的典型特征超声如下（图5.15）：

- 椭圆形或圆形。
- 低回声。
- 均匀或欠均匀。
- 形态规则，边界清。
- 低回声晕，宽度为1～3mm。
- 完整的甲状腺包膜。
- 没有钙化。
- 在CDI和PDI中，甲状腺腺瘤通常显示为混合性血流信号（中央和周围），并且结节内的血流信号呈规则分布。与声晕相对应的环状血流信号是其特征。通常会检测到轮辐状的向心性血流信号［“篮球筐（basketball basket）”征］。

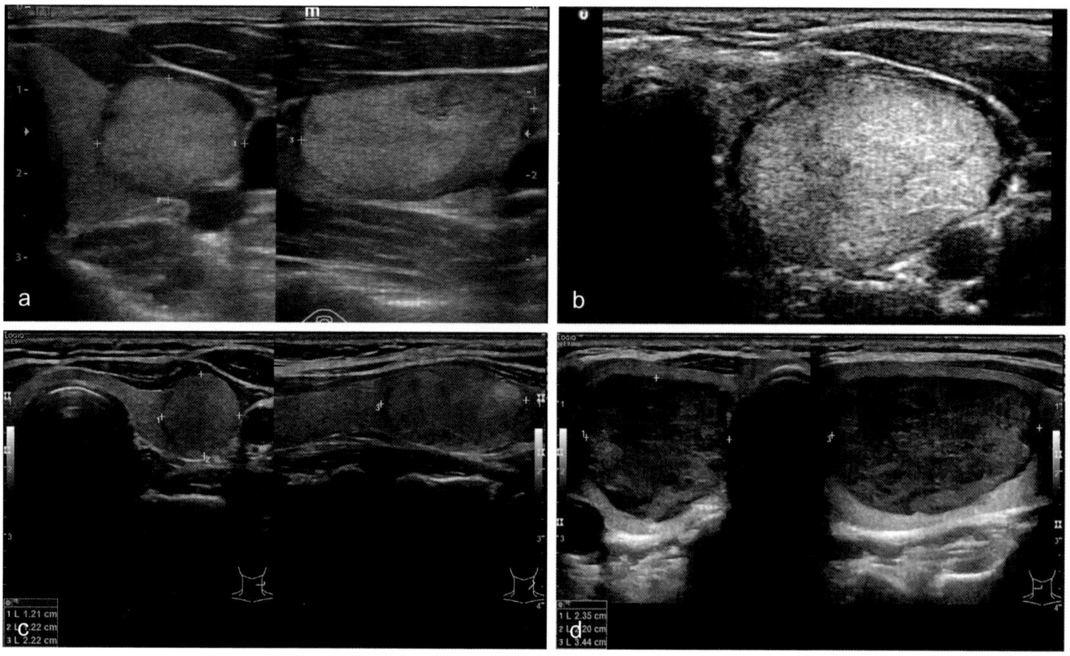

图 5.15 甲状腺腺瘤。（a ～ d）灰阶超声图像

- 压迫式弹性成像显示病变的弹性程度显著增加，与周围的实质表现不同。弹性测定显示为约3.0或更高的应变率。
- CEUS显示为富血供，典型的环状血流信号和向心性血流信号

甲状腺腺瘤倾向于快速生长，因此通常在诊断后被发现会不断增大（超过2～3cm）。大部分腺瘤在灰阶超声检查中显示出环状低回声环（晕环）。87%的甲状腺腺瘤中存在晕环征，它形成的原因可能是结节存在组织学包膜、周围正常实质的水肿（尤其是在快速生长的病变中）或结节状血管。甲状腺腺瘤在CDI和PDI中显示出典型的血流分布（图5.16）：结节周边和结节内丰富血流信号。结节周边血流信号呈环状（与晕环相对应，其在二维超声时常不明显），并伴有结节内向心性轮辐状血流，这种血流信号模式被称为“篮球筐”征。根据Sencha [15]的说法，在所有甲状腺腺瘤中有25%可以观察到这种征象。腺瘤内的血管看起来呈向心性扩张且呈波浪状。规则、无紊乱的血管分布模式有助于甲状腺腺瘤与甲状腺癌的鉴别。

甲状腺腺瘤会出现囊性变、出血性变或钙化。回声显著降低的腺瘤往往很难与胶质样结节和甲状腺癌进行鉴别。结节内低回声区可能是结节内出血的结果。病变中央或周围出现典型的液性暗区可能与囊性变有关（图5.17）。

根据Struchkova [16]的研究表明，甲状腺腺瘤和甲状腺癌相比，用PW进行测量显示，两者甲状腺动脉和外周血管的血流速度增加（PSV = 19.3～40.1cm/s vs 10.9～30.6cm/s，EDV = 5.6～13cm/s vs 3.3～10.8cm/s，RI = 0.45～0.6 vs 0.6～0.8，以及PI = 0.8～1.2 vs

0.7～1.1）。Kotlyarov等[17]的研究表明，通过PW技术检测腺瘤内血管中的各项血流参数没有出现显著改变。

压迫式弹性成像通常会显示：甲状腺腺瘤与周围实质相比，其硬度会出现明显变化。剪切波弹性成像的定量数据证明了甲状腺腺瘤的弹性异常（图5.18）。

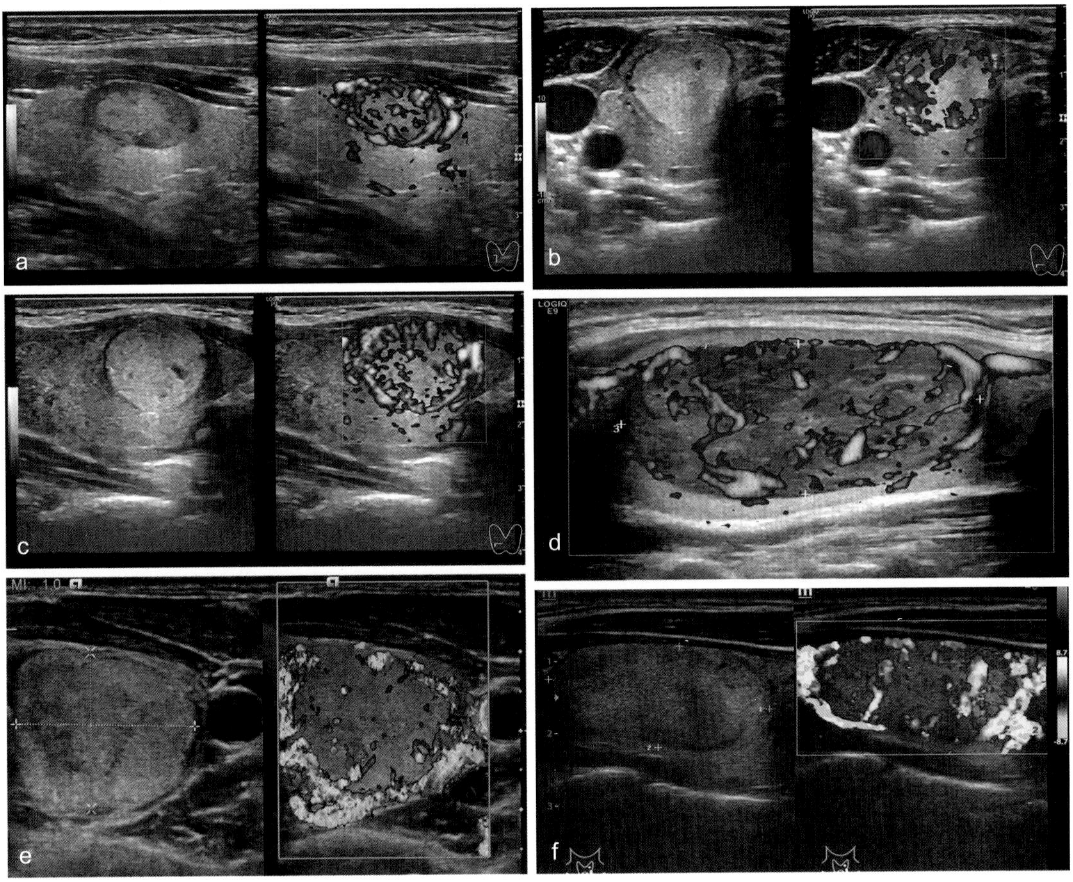

图 5.16　甲状腺腺瘤。典型血流模式（a ～ f）。灰阶超声图像、PDI 和 CDI 图像

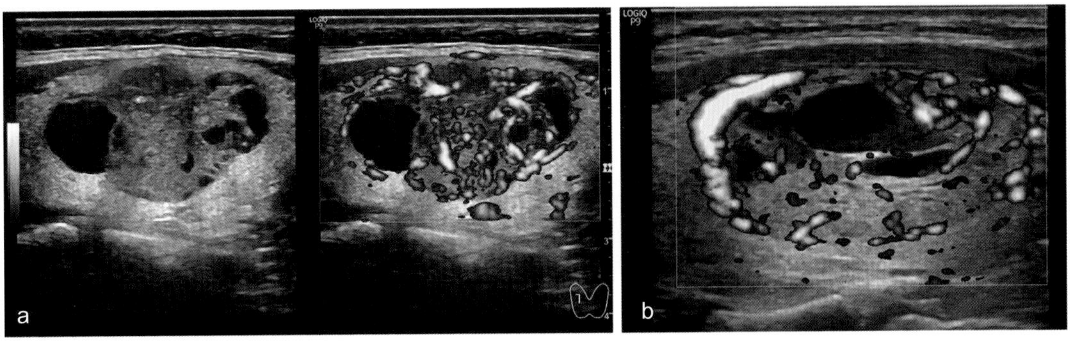

图 5.17　甲状腺腺瘤囊性变。（a ～ b）灰阶超声图像 和 PDI 图像

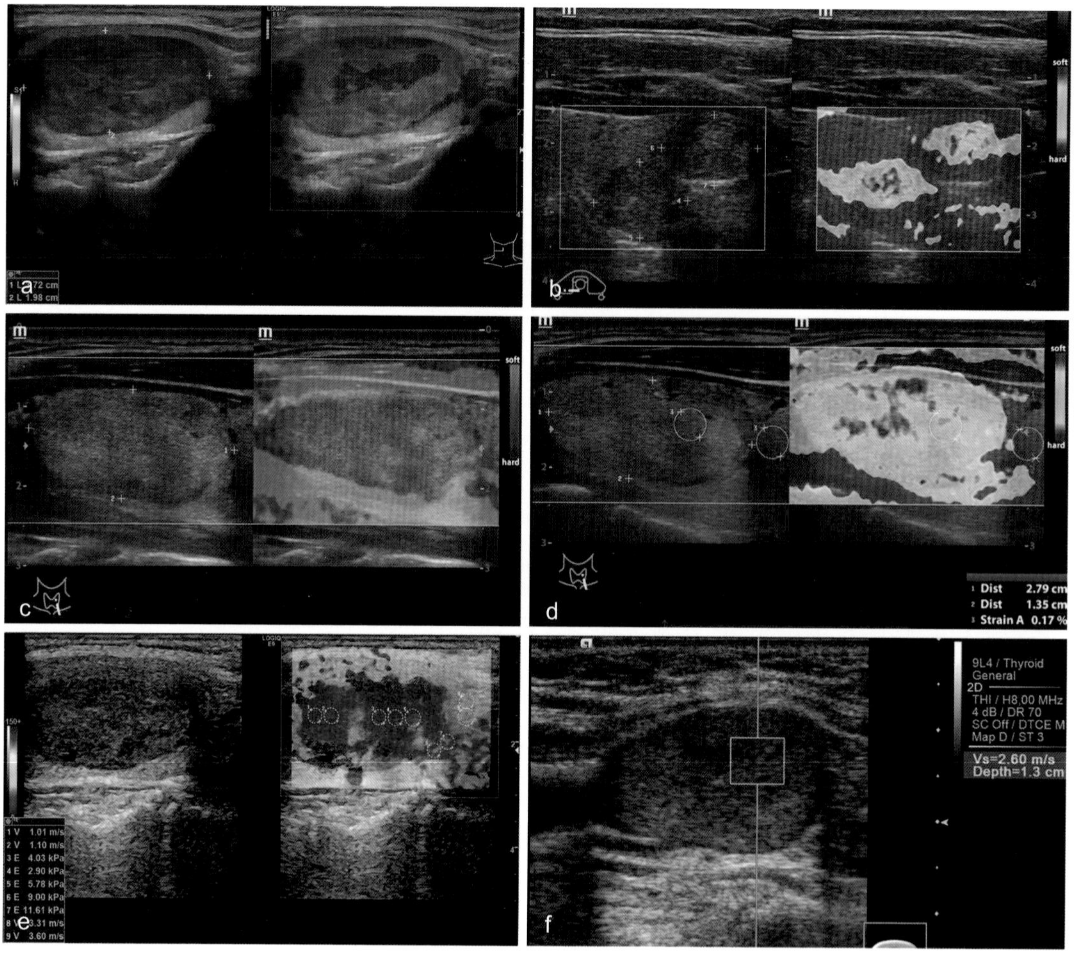

图 5.18　甲状腺腺瘤。（a ～ c）压迫式弹性成像；（d）应变比值；（e）剪切波弹性成像；（f）ARFI

使用超声造影检查可充分证明甲状腺腺瘤周围和中央血管的过度增生。造影剂灌注非常快，它能清楚地揭示特征性的“篮球筐”征，该征象是从结节外周开始的（图5.19）。滤泡性腺瘤通常表现出与滤泡性癌相同的微血管结构。

Schleder等[18]的研究结果表明，甲状腺腺瘤和甲状腺癌的超声造影微血管分布时间参数在统计学上有显著差异。甲状腺腺瘤的整体消退或中央消退非常缓慢，在晚期持续存在周边造影剂增强。甲状腺癌超声造影的特点是完全消退。结节的超声造影消退模式具有很高的诊断价值（敏感性为81%；特异性为92%；阳性预测值为97%；阴性预测值为63%）。它使甲状腺腺瘤和甲状腺癌之间的鉴别诊断更加可靠[18]。

灰阶超声、CDI、PDI和3D对甲状腺腺瘤的诊断特异性分别为30%，56.6%，68.7%和79.2%，敏感性分别为79.9%，84%，89.5%和93.4%，诊断准确度分别为38.2%，61.5%，72%和82%[8]。Zubarev等 [5]研究表明，将多普勒检测技术与3D结合使用，可使超声检查对腺瘤的敏感性提高13.5%（高达93.4%），其特异性提高49.2%（高达79.2%），其诊断准确性提高43.8%（高达82%）。

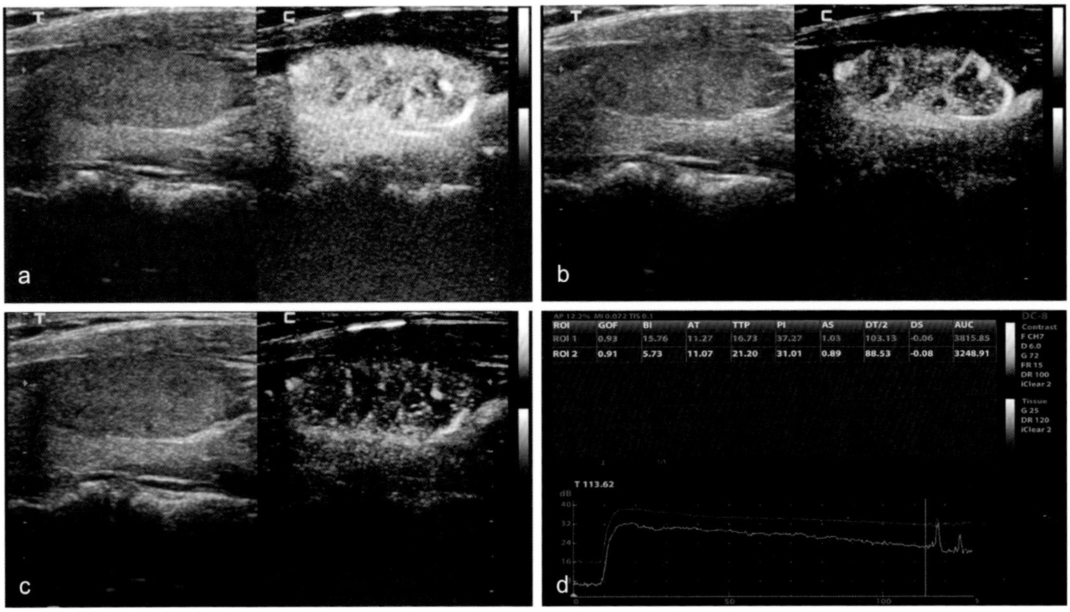

图 5.19　甲状腺滤泡性腺瘤。不同增强时期的超声造影图像，声诺维® 2.4 ml（a ～ c）。（d）时间－强度曲线

文献和我们自己的经验证明，以上所列特征均不能作为甲状腺结节良性特征的绝对标准。甲状腺腺瘤通常属于TIRADS分类 4类或3类。超声检查的作用通常仅限于对肿瘤疑似患者的筛选和随后的超声引导下细针穿刺细胞学检查。病理细胞学检查通常能明确所获得细胞的良、恶性性质，但对于一些病例（例如甲状腺滤泡性肿瘤或其他肿瘤）的诊断就会出现较大问题。

甲状腺腺瘤超声报告示例：

- 姓名：
- 年龄：
- 日期：
- 病案号：
- 超声仪器：

甲状腺形态规则，边缘清晰，呈均匀的等回声；包膜连续完整。

峡部厚度：4mm			
右叶		左叶	
厚度	19mm	厚度	15mm
宽度	19mm	宽度	16mm
长度	52mm	长度	50mm
体积	9.0cm^3	体积	5.7cm^3

总体积14.7cm^3，未超过上限。

一枚位于甲状腺下叶，呈欠均匀低回声、圆形，大小为1.8cm × 1.8cm × 3.2cm，边缘清晰，伴有声晕的结节。CDI：血流信号丰富，主要为环状血流，并有规律分布的向心性血管。弹性成像显示为偏硬的结节，应变比为4	未发现病变

甲状腺的血供分布正常，并且CDI和PDI显示一致。CPD为10%～15%。

颈部和锁骨上区域淋巴结未见明显肿大。

结论：甲状腺右叶结节，可疑腺瘤（TIRADS分类 4类）。

超声医生：

参考文献

1. Vetshev PS, Chilingaridi KE, Gabaidze DI, Saliba MB. Adenomas of the thyroid gland. Khirurgiya. 2005;7:4–8 (Article in Russian).
2. Burch HB. Fine needle aspiration of thyroid nodules. Determinants of insufficiency rate and malignancy yield at thyroidectomy. Acta Cytol. 1996;40:1176–83.
3. Pacella CM, Papini E, Bizzarri G, et al. Assessment of the effect of percutaneous ethanol injection in autonomously functioning thyroid nodules by colour-coded duplex sonography. Eur Radiol. 1995;5:395–400.
4. Tsyb AF, Parshin BC, Nestayko GV, et al. Ultrasound diagnosis of thyroid diseases. Moscow: Medicine; 1997 (Book in Russian).
5. Zubarev AV, Bashilov VP, et al. The value of ultrasonic angiography and three-dimensional reconstruction of vessels in the diagnosis of nodular formations of the thyroid gland. Medicinskaya vizualizaciya. 2000;3:57–62 (Article in Russian).
6. Markova EN. Three-dimensional virtual tomography and ultrasonic angiography in the diagnosis of nodular formations of the thyroid gland [PhD thesis]. Moscow; 2004 (Book in Russian).
7. Zhang B, Jiang YX, Liu JB, et al. Utility of contrast-enhanced ultrasound for evaluation of thyroid nodules. Thyroid. 2010;20(1):51–7.
8. Markova NV. The value of ultrasound angiography in the diagnosis of the main diseases of the thyroid gland [PhD Thesis]. Moscow; 2001 (Book in Russian).
9. Barsukov AN, Konoplev OA, Chebotarev NV, Tolpygo VA. Clinical classification of cystic neoplasms of the thyroid gland. Modern aspects of surgical endocrinology: proceedings of the IX (XI) Russian symposium on surgical endocrinology. Chelyabinsk. 2000:50–52 (Article in Russian).
10. Ahuja A, Chick W, King W, Metreweli C. Clinical significance of the comet tail artifact in thyroid ultrasound. J Clin Ultrasound. 1996;24(3):129–33.
11. Bellantone R, Lombardi CP, Rafaelli M, et al. Management of cystic or predominantly cystic thyroid nodules: the role of ultrasound-guided fine-needle aspiration biopsy. Thyroid. 2004;14(1):143–50.
12. Ahuja A. The thyroid and parathyroid. In: Ahuja A, Evans R, editors. Practical head and neck ultrasound. London: Greenwich Medical Media Ltd; 2000.
13. Yamashita S, Ito M. In: Sigamatsu I, Nagataki S, Foundation for the Promotion of Healthcare, editors. Diagnosis of

diseases of the thyroid gland. From the experience of activities to assist in the organization of medical care after the accident in Chernobyl. Sasakawa - Nagasaki; 1996.

14. Bronshtein ME. Thyroid cancer. Probl Endocrinol. 1997;6:33–7 (Article in Russian).
15. Sencha AN. Ultrasonic visualization of malignant tumors of the thyroid gland. Ultrazvukovaya i funkcionalnaya diagnostika. 2008;2:20–29 (Article in Russian).
16. Struchkova TY (2003) Parameters of blood flow in the lower and upper thyroid arteries. Normative values. Abstracts of the 4th Congress of the Russian Association of Specialists in Ultrasound Diagnostics in Medicine. Moscow, pp. 221–222 (Article in Russian).
17. Kotlyarov PM, Kharchenko VP, Alexandrov YK, et al. Ultrasound diagnosis of the diseases of the thyroid gland. Moscow: Vidar-M; 2009 (Book in Russian).
18. Schleder S, Janke M, Agha A, et al. Preoperative differentiation of thyroid adenomas and thyroid carcinomas using high resolution contrast-enhanced ultrasound (CEUS). Clin Hemorheol Microcirc. 2015;61(1):13–22.

第6章

甲状腺癌的超声诊断

Alexander N. Sencha，Ekaterina A. Sencha，
Yury N. Patrunov，Yuriy K. Aleksandrov，
Munir G. Tukhbatullin，Ella I. Peniaeva，
and Liubov A. Timofeyeva

超声诊断甲状腺肿瘤的关键是进行良恶性鉴别。

甲状腺癌为起源于甲状腺滤泡细胞或C细胞的恶性肿瘤，是相对罕见的疾病，但在头颈部恶性肿瘤中占1.5%～2%，在所有恶性肿瘤中占1%～4%。在所有恶性肿瘤死亡率中仅占0.3%～1% [1]。

分化型甲状腺癌每年发病率为0.025‰～0. 055‰。据世界卫生组织（WHO）报道，由于隐匿性甲状腺癌的检出率不断增长，导致甲状腺癌的发病率在过去10年中增加

A.N. Sencha（✉）
Department of Visual and Functional Diagnostics，National Research Center for Obstetrics，Gynecology and Perinatology，Ministry of Healthcare of the Russian Federation，Moscow，Russia

E. A. Sencha
Ultrasound Diagnostics Department，Medical Diagnostic Center，Moscow，Russia

Y. N. Patrunov · E. I. Peniaeva
Department of Ultrasound Diagnostics，Center for Radiological Diagnostics of Non-State Healthcare Institution Yaroslavl Railway Clinic of JSC "Russian Railways"，Yaroslavl，Russia

Y. K. Aleksandrov
Department of Surgery，Federal State Budget Educational Institution of Higher Education Yaroslavl State Medical University of the Ministry of Healthcare of the Russian Federation，Yaroslavl，Russia

M. G. Tukhbatullin
Department of Ultrasound Diagnostics，Kazan State Medical Academy – Branch Campus of the Federal State Budget Educational Institution of Further Professional Education，"Russian Medical Academy of Continuing Professional Education" of the Ministry of Healthcare of the Russian Federation，Kazan，Russia

L. A. Timofeyeva
Department for Internal Diseases Propaedeutic，Course of Diagnostic Radiology of Medical Faculty of Federal State Budget Educational Institution of Higher Education "I. N. Ulianov Chuvash State University"，Cheboksary，Russia

了1倍。

6.1 甲状腺恶性肿瘤的分类和分期

甲状腺肿瘤的分类在不断更新。

目前WHO对甲状腺肿瘤的分类如下（括号中为ICD-O代码）[2]：

- 滤泡状腺瘤 （8330/0）
- 透明变梁状肿瘤（8336/1）
- 其他滤泡状肿瘤
  - 恶性潜能未定的滤泡状肿瘤 （8335/1）
  - 恶性潜能未定的高分化肿瘤 （8348/1）
  - 具有乳头状癌细胞核特点的非浸润甲状腺滤泡状肿瘤（8349/1）
- 甲状腺乳头状癌
  - 甲状腺乳头状癌（8260/3）
  - 滤泡型乳头状癌8340/3）
  - 包裹型乳头状癌（8343/3）
  - 微小乳头状癌（8341/3）
  - 柱状细胞型（8344/3）
  - 嗜酸细胞型 （8342/3）
- 甲状腺滤泡癌，非特指 （8330/3）
  - 滤泡癌，微小浸润型 （8335/3）
  - 滤泡癌，包裹型血管浸润型（8339/3）
  - 滤泡癌，广泛浸润型 （8330/3）
- 嗜酸细胞肿瘤
  - 嗜酸细胞腺瘤（8290/0）
  - 嗜酸细胞癌（8290/3）
- 甲状腺低分化癌 （8337/3）
- 甲状腺未分化癌 （8020/3）
- 鳞状细胞癌 （8070/3）
- 甲状腺髓样癌（8345/3）
- 混合性髓样-滤泡性癌（8346/3）
- 黏液表皮样癌（8430/3）
- 黏液表皮样癌伴嗜酸性粒细胞增多 （8430/3）
- 黏液癌（8480/3）

- 异位胸腺瘤（8580/3）
- 显示胸腺样分化的梭形细胞肿瘤（8588/3）
- 甲状腺内胸腺癌（8589/3）
- 副神经节瘤和间叶/平滑肌源性肿瘤
  - 副神经节瘤 （8693/3）
  - 外周神经鞘瘤（PNSTs）
    - 神经鞘瘤（9560/0）
    - 恶性外周神经鞘瘤（9540/3）
  - 良性血管源性肿瘤
    - 血管瘤（9120/0）
    - 海绵状血管瘤（9121/0）
    - 淋巴管瘤 （9170/0）
  - 血管肉瘤（9120/3）
  - 平滑肌源性肿瘤
    - 平滑肌瘤（8890/0）
    - 平滑肌肉瘤（8890/3）
  - 孤立性纤维性肿瘤（8815/1）
- 淋巴造血系统肿瘤
  - 朗格汉斯细胞组织细胞增生症（9751/3）
  - Rosai-Dorfman病
  - 滤泡树突状细胞肉瘤（9758/3）
  - 甲状腺原发性淋巴瘤
- 生殖细胞肿瘤
  - 良性畸胎瘤（9080/0）
  - 未成熟畸胎瘤（9080/1）
  - 恶性畸胎瘤（9080/3）
- 继发性肿瘤

甲状腺肿瘤可能是多发内分泌瘤（MEN）综合征的一部分。多发内分泌瘤是常染色体显性遗传病，一些内分泌腺发展成良性或恶性肿瘤，而另一些可能由于过度增生而未形成肿瘤。多发内分泌瘤的主要类型包括MEN 1型、MEN 2型和MEN 4型。这些类型是根据所涉及的基因、产生的激素以及特征性症状和体征来区分的。

MEN 2型最常见表现为甲状腺髓样癌，一些患者还会合并嗜铬细胞瘤。MEN 2型分为3个亚型：2A型、2B型（以前称为3型，Wagenmann-Froboese综合征）和家族性髓样癌

（FMTC）。这些亚型的特征性症状和体征以及发生特定肿瘤的风险不同。例如，甲状旁腺亢进症仅发生在2A型，而甲状腺髓样癌是FMTC的唯一特征。

几乎所有MEN 2A型（Sipple综合征）患者都患有甲状腺髓样癌；其中40%～50%患者发生肾上腺嗜铬细胞瘤，50%的病例出现双侧嗜铬细胞瘤，20%～30%的患者发生甲状旁腺增生或腺瘤。

MEN 2B型（以前称为3型，Wagenmann-Froboese综合征，黏膜神经瘤综合征）症状典型，易于诊断。大多数MEN 2B患者的黏膜（结膜、唇部、颊部、消化道、泌尿生殖道）会出现多发神经节瘤综合征，并出现骨骼和视力缺陷。甲状腺髓样癌MEN 2B型发病较早（通常在5岁之前）。与MEN 2A型相比，MEN 2B型的进展更快，较早出现转移。

与错构瘤相关的遗传性综合征包括甲状腺乳头状癌和甲状腺滤泡状癌。其中最常见的如下：

- 多发内分泌瘤1型（MEN 1型）包括20多种不同的内分泌肿瘤和神经内分泌肿瘤的组合。通常会累及甲状旁腺（最多占90%）、胰腺（占80%）、脑垂体（占60%）、肾上腺（占35%）和甲状腺（占25%）。在MEN 1型中，甲状腺癌的病理类型可能是乳头状癌或滤泡状癌，但不表现为髓样癌。MEN 1型的典型内分泌疾病是原发性甲状旁腺亢进症。
- Cowden综合征是一种综合疾病，由乳腺纤维腺瘤和囊肿、口腔黏膜乳突样病变、血管瘤、脂肪瘤、胃肠道息肉、良性肿瘤、甲状腺滤泡状肿瘤、甲状旁腺亢进症、神经系统肿瘤、子宫内膜癌和大头畸形组成。
- 约13%的多灶性甲状腺乳头状癌中伴有家族性腺瘤性息肉病及其亚型Gardner综合征。经典表现包括胃肠腺瘤病、皮肤纤维瘤和表皮样囊肿。
- Carney综合征是显性遗传病，与皮肤黏膜多发色素斑、垂体腺瘤、肾上腺增生和甲状腺多发腺瘤有关。15%的患者发生甲状腺滤泡状癌和/或甲状腺乳头状癌。
- Werner综合征是常染色体隐性遗传病，在30～40岁时表现出早衰症状：皮肤严重萎缩、白内障和性腺功能低下。10%的患者会出现纤维肉瘤、骨瘤、甲状腺良性肿瘤、实质器官癌和甲状腺癌。

甲状腺及其他器官的超声检查和CT、MRI等其他影像学检查以及突变基因的分子遗传学检测，可用于鉴别诊断遗传性多肿瘤综合征中与遗传密切相关的甲状腺肿瘤。

TNM分期用于预测特定肿瘤患者的生存率。“T”描述原发肿瘤的大小及其对附近组织的侵袭，“N”描述区域淋巴结情况，“M”描述远处转移情况。当前的AJCC第八版于2018年1月1日生效。临床分期基于甲状腺及区域淋巴结的检查/触诊和影像学检查（US，PET/CT等）。年龄（分界年龄为55岁）是分化型甲状腺癌的AJCC分期的重要变量。

TNM分期如下[2]：

原发性甲状腺乳头状癌、滤泡癌、低分化癌、Hürthle细胞癌和未分化癌：

- T_X：原发肿瘤无法评估
- T_0：无原发肿瘤证据
- T_1：肿瘤最大径≤2cm，并局限于甲状腺内
  - T_{1a}：肿瘤最大径≤1cm，并局限于甲状腺内
  - T_{1b}：1cm＜肿瘤最大径≤2cm，并局限于甲状腺内
- T_2：2cm＜肿瘤最大径≤4cm，并局限于甲状腺内
- T_3*：肿瘤最大径＞4cm并局限于甲状腺内，或者任何大小肿瘤伴甲状腺外侵犯带状肌
  - T_{3a}*：肿瘤最大径＞4cm并局限于甲状腺内
  - T_{3b}*：任何大小肿瘤肉眼下腺体外侵犯带状肌（如胸骨舌骨肌、胸骨甲状肌、甲状舌骨肌、肩胛舌骨肌）
- T_4：包括腺体外侵犯至颈部主要结构
  - T_{4a}：任何大小肿瘤，甲状腺外侵及皮下软组织、喉、气管、食管或喉返神经
  - T_{4b}：任何大小肿瘤突破被膜侵犯椎前筋膜或者包绕颈总动脉或纵隔血管

原发性甲状腺髓样癌：

- T_X～T_3：定义同上。
- T_4：疾病晚期。
  - T_{4a}：疾病中度晚期；任何大小肿瘤，突破被膜，侵及附近颈部组织，包括皮下软组织、喉、气管、食管或喉返神经
  - T_{4b}：疾病极度晚期；任何大小肿瘤突破被膜侵犯椎前筋膜或者包绕颈总动脉或纵隔血管

区域淋巴结：

1.N_X：区域淋巴结无法评估

2.N_0：无淋巴结转移证据

（a）N_{0a}*：一个或多个经细胞学或组织学证实为良性淋巴结

（b）N_{0b}*：影像学或临床证据提示颈部淋巴结无转移

3.N_1*：区域淋巴结转移

（a）N_{1a}*：Ⅵ或Ⅶ区淋巴结转移（包括气管前、气管旁、喉前/Delphian淋巴结、上纵隔），可以是单侧也可以是双侧

（b）N_{1b}*：转移至单侧、双侧或者对侧的侧颈部淋巴结（Ⅰ，Ⅱ，Ⅲ，Ⅳ，Ⅴ区），或咽后淋巴结

远处转移（M）：

- M_0：无远处转移
- M_1：远处转移

*所有类别均可细分为：（s）孤立性肿瘤和（m）多灶性肿瘤（由最大的肿瘤决定分类）。

分化型甲状腺癌是唯一能将年龄作为独立分层变量的甲状腺肿瘤。年龄分层对于预测分期具有决定性作用。

AJCC临床分期[2]如下：

分化型甲状腺癌：

	年龄 <55 岁		
Ⅰ期	任何 T	任何 N	M_0
Ⅱ期	任何 T	任何 N	M_1
	年龄 ≥ 55 岁		
Ⅰ期	T_1	N_0/N_X	M_0
	T_2	N_0/N_X	M_0
Ⅱ期	T_1	N_1	M_0
	T_2	N_1	M_0
	T_{3a}/T_{3b}	任何 N	M_0
Ⅲ期	T_{4a}	任何 N	M_0
ⅣA 期	T_{4b}	任何 N	M_0
ⅣB 期	任何 T	任何 N	M_1

甲状腺髓样癌：

Ⅰ期	T_1	N_0	M_0
Ⅱ期	T_2	N_0	M_0
	T_3	N_0	M_0
Ⅲ期	$T_{1\sim3}$	N_{1a}	M_0
ⅣA 期	T_{4a}	任何 N	M_0
	$T_{1\sim3}$	N_{1b}	M_0
ⅣB 期	T_{4b}	任何 N	M_0
ⅣC 期	任何 T	任何 N	M_1

甲状腺未分化癌：

Ⅳ A 期	T_1 ～ T_{3a}	N_0/N_X	M_0
Ⅳ B 期	T_1 ～ T_{3a}	N_1	M_0
	T_{3b}	任何 N	M_0
	T_4	任何 N	M_0
Ⅳ C 期	任何 T	任何 N	M_1

6.2 甲状腺癌的超声图像

甲状腺癌在女性中更为常见，女性与男性比例为6：1 [3]。甲状腺滤状泡癌在男性中尤为罕见（男女比例为1：17），但是髓样癌和弥漫硬化型乳头状癌在男性中较常见。甲状腺癌发病高峰在41～50岁。肿瘤通常位于甲状腺的侧叶，且腺叶的下极更为好发。滤泡状癌和髓样癌在右叶的发病率分别是左叶的2倍和2.5倍。乳头状癌多见于峡部。甲状腺癌单发病灶的大小通常为1～3cm。

甲状腺癌中最常见病理学类型是甲状腺乳头状癌，占所有甲状腺癌的55%～75%。甲状腺癌中最具侵袭性的是甲状腺未分化癌，占比<14%。滤泡状癌和髓样癌分别占甲状腺癌的15%～20%和3%～7%[4] 。这些数据在不同人群中可有所不同。在过去的10～15年，甲状腺癌的病例数增加主要是由于甲状腺乳头状癌的增长。

以下为疑似甲状腺癌的超声特征（图 6.1）：

1.单灶。

2.形态不规则。

3.分叶状。

4.边界不清。

5.低回声。

6.回声不均匀。

7.≤2mm的微钙化，后方不伴声影。

8.病灶后方伴声影。

9.结节周边无声晕。

10.在CDI和PDI中，大结节表现为富血供，小结节表现为无或乏血供。

11.病灶内血管分布不规则，CDI、PDI尤其是3DPD中显示血管的病理变化：血管扭曲、粗细不均、形态紊乱。

12.病变硬度明显增加，弹性成像的颜色分布与周围实质不同。

13.超声弹性成像表明ARFI模式下的剪切波速度平均值大于3.7m/s；应变率比值的平

均值为3.4 ± 0.84。

14.超声造影显示新生血管生成和富血供。

15.区域淋巴结增大。

甲状腺癌中有半数以上结节位于包膜下。具有以下超声特征应怀疑病变累及甲状腺包膜：

1.粘连。

2.甲状腺形态异常。

3.病变与甲状腺包膜之间分界不清。

甲状腺癌的回声结构多样：可为实性低回声、等回声、高回声、囊实性或囊性。60%～70%的甲状腺癌以实性低回声为特征，15%～25%为实性等回声，2%～4%为实性

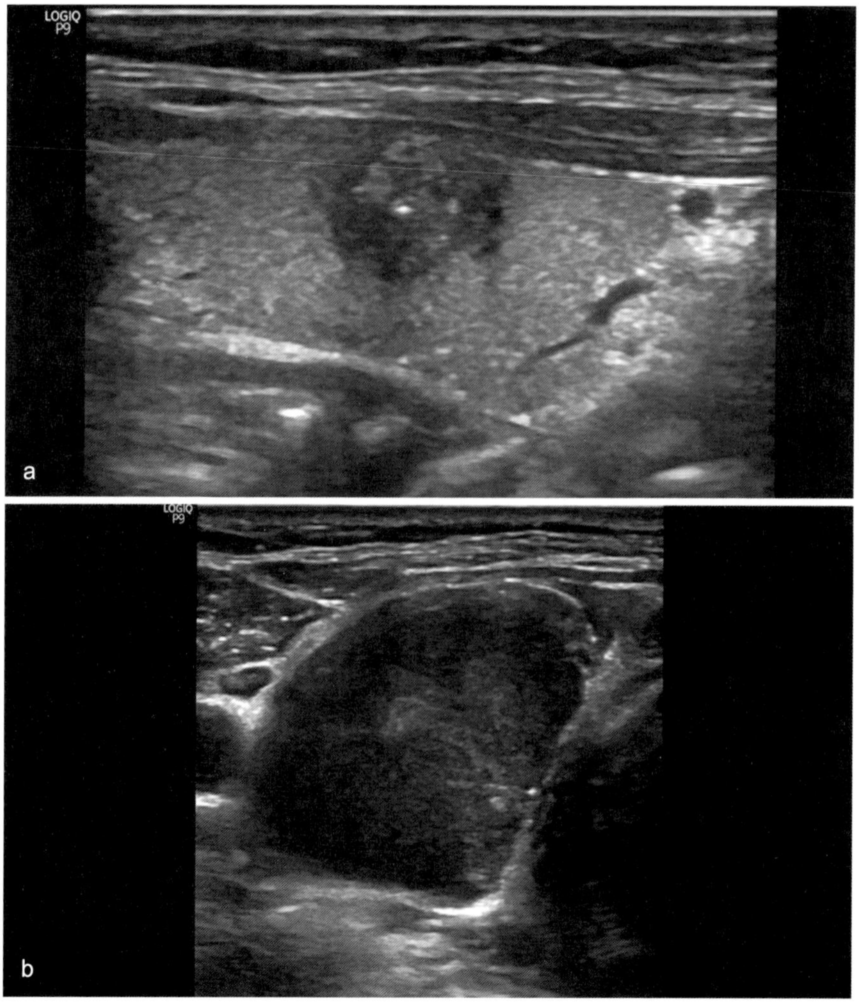

图 6.1　甲状腺癌的超声图像。（a～d）灰阶超声。（c）（d）见下页

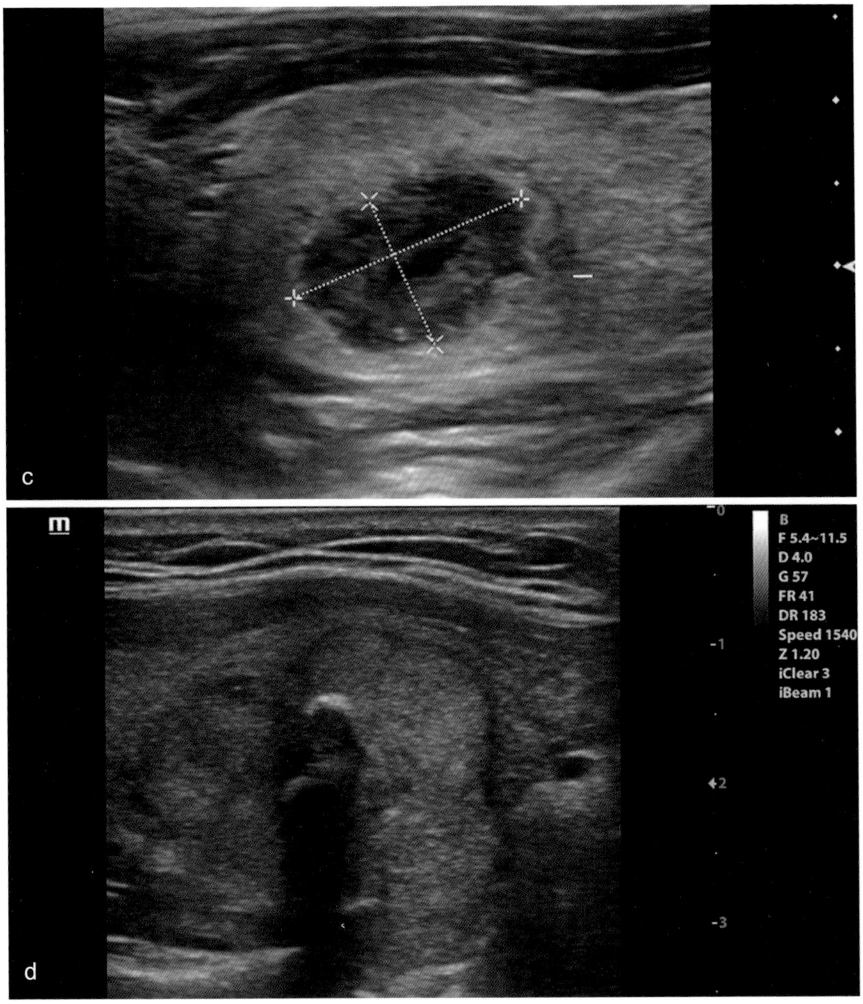

续图 6.1

高回声，5%～10%为囊实性结构。

甲状腺癌的肿瘤边界通常是清晰或局部模糊的。结节坏死区可见微钙化和无回声区。尽管有时在正常的甲状腺中也可见大小和形状不同的钙化，但细小钙化的存在仍可能是恶性征象。

甲状腺癌内的强回声通常为微钙化（最大2mm，不伴后方声影）（图6.1d和6.2）。有时可表现为粗大钙化（大于2mm，伴后方声影）。根据Burch [5]的研究，外周“蛋壳样”钙化提示结节是良性的。另外，病变中央的微钙化更能提示恶性肿瘤的可能性。Takashima等[6]研究指出，微钙化在所有超声特征中诊断恶性准确性（76%）和特异性（93%）最高，但它的诊断敏感性较低，仅为36%。Moon等 [3]研究认为，粗大钙化和微钙化对鉴别甲状腺良恶性结节具有显著的统计学意义，其敏感性分别为44.2%和9.7%，特异性分别为90.8%和96.1%。

一项超声有关的研究表明，约65%的结节表现出可疑甲状腺癌的超声特征。综合以下四个超声特征可实现最大诊断效能（77%）：低回声，形态不规则，边界不清和分叶状。超声下受累肌层轮廓模糊杂乱可作为甲状腺癌侵犯的辅助诊断征象。如果超声在气管周围发现大于10mm的恶性病变，可怀疑肿瘤侵犯气管。

超过90%的恶性结节内部可探及血流信号，而Zubarev等[7]则认为大多数肿瘤（82%）表现为结节周围血管增多和结节内部血管减少，并呈现紊乱的血流模式。根据Kotlyarov 等[8]的研究，<0.8cm的结节在CDI和PDI中出现无血供的比例为98%，而0.8～3cm的结节中有92%表现为乏血供病变。>3cm的结节中有99%表现为富血供特征（图6.3）。

根据Kotlyarov等[8]的研究，对于任何大小的甲状腺癌，频谱多普勒中血流速度、指数和其他数据无明显规律性。

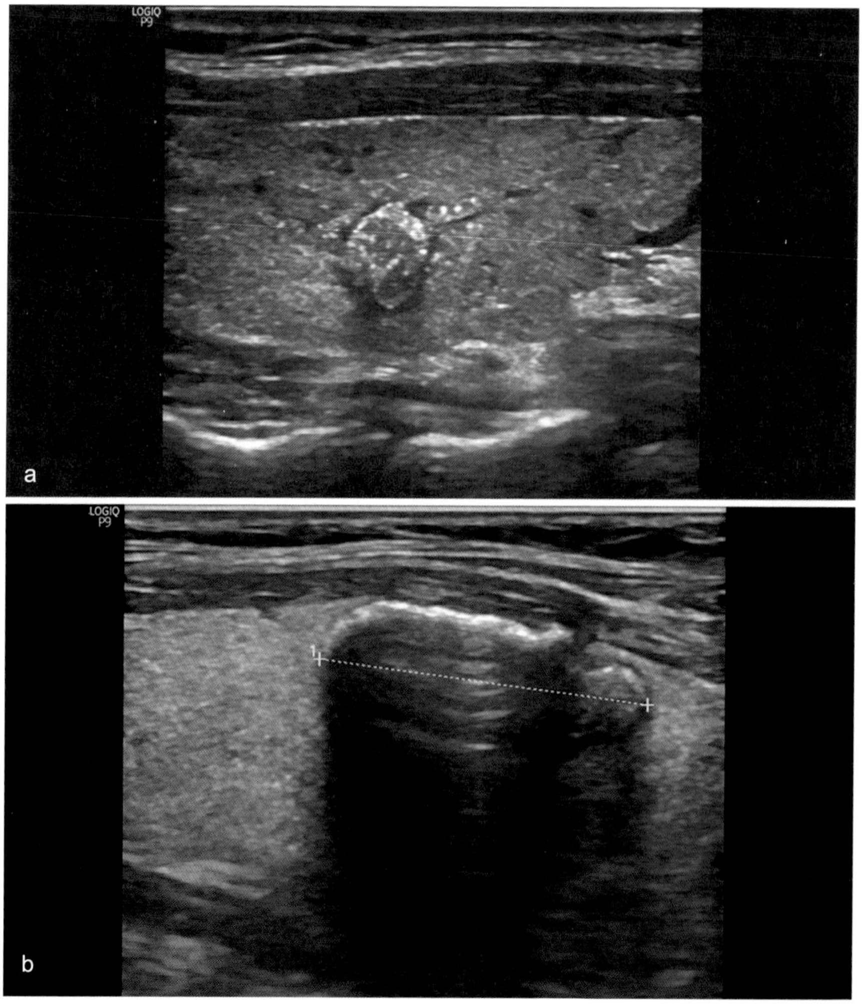

图 6.2　甲状腺钙化的超声特征，灰阶超声。（a）乳头状癌的微钙化。（b）结节性甲状腺肿良性钙化。（c）恶性病变：常见的良性结节伴“蛋壳样钙化”，出现典型的恶性特征，灰阶超声纵向扫查图。（d）CDI：同一病灶“c”形血流信号。（c，d）见下页

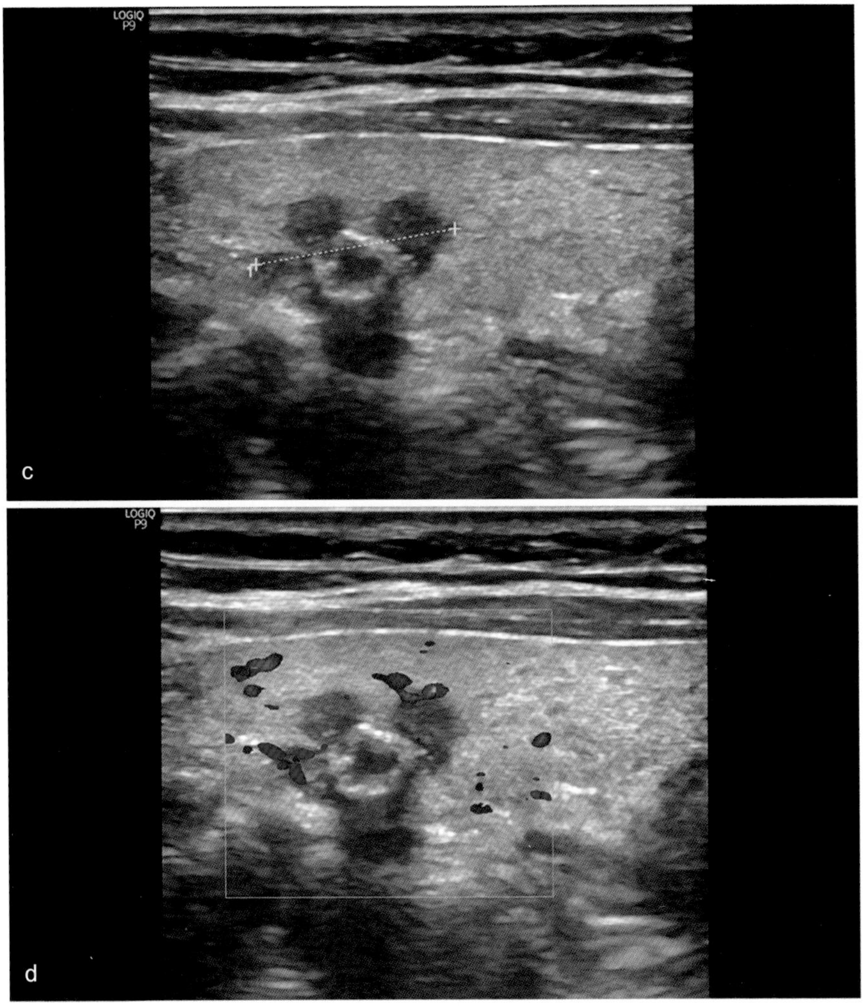

续图 6.2

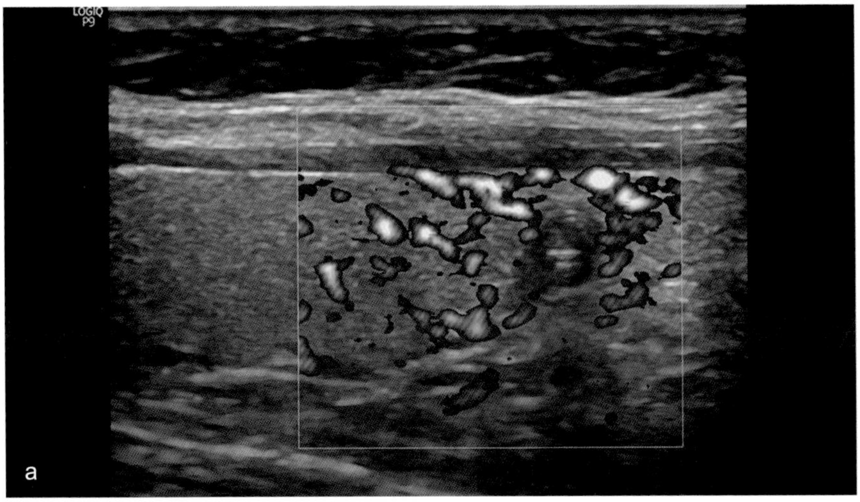

图 6.3　甲状腺癌的超声图像。(a)无血供的甲状腺微小乳头状癌。PDI。(b)乏血供的甲状腺乳头状癌。PDI。（c，d）富血供的甲状腺癌。（b，c，d）见下页

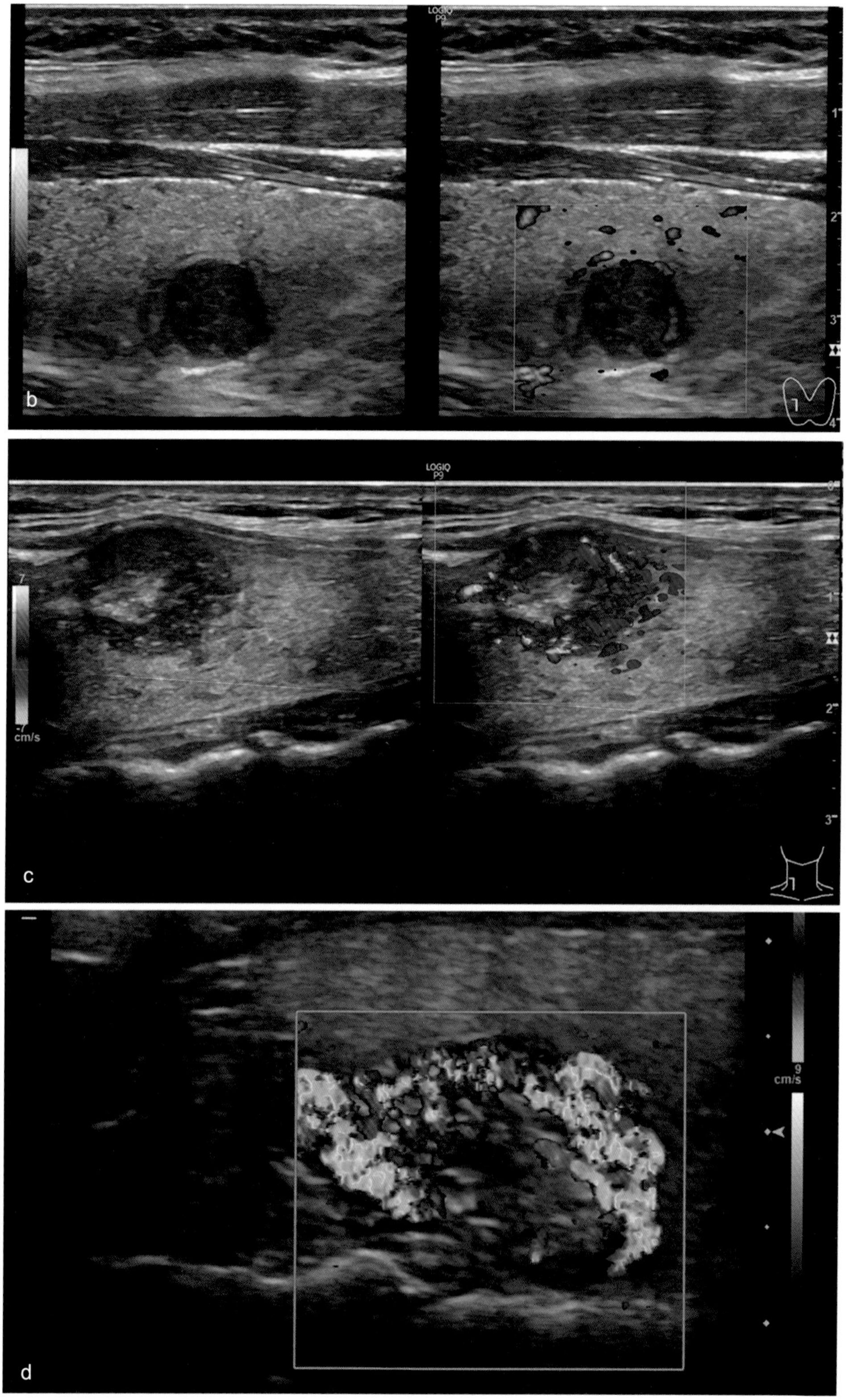

续图 6.3

三维超声提高了超声的诊断价值。它可以评估恶性病变的数量和结构；可以分析病灶与甲状腺包膜、血管、气管等的解剖关系；能够分析血管情况、生长情况和侵袭性；并可以用来计算甲状腺结节体积和正常的（未受侵的）甲状腺组织体积。它可以清楚地显示出甲状腺结节边界不清，形态不规则，钙化和包膜突破，以及侵袭到毗邻结构中。在随访中，三维超声还可以对任何起源的病变进行更加准确的评估。三维能量多普勒（3DPD）可以准确评估病理学改变、肿瘤内血管密度分布不均匀、分布模式紊乱及扭曲的特点（图6.4）。

压迫式弹性成像是一种有价值的诊断工具，可用于甲状腺病变的鉴别诊断和恶性肿瘤的早期诊断。根据Sencha等[9]的研究，79%的甲状腺癌的超声弹性成像质硬（明显不同于周围的实质），63%的甲状腺癌质地紧致，68%的甲状腺癌硬度不均（图6.5）。

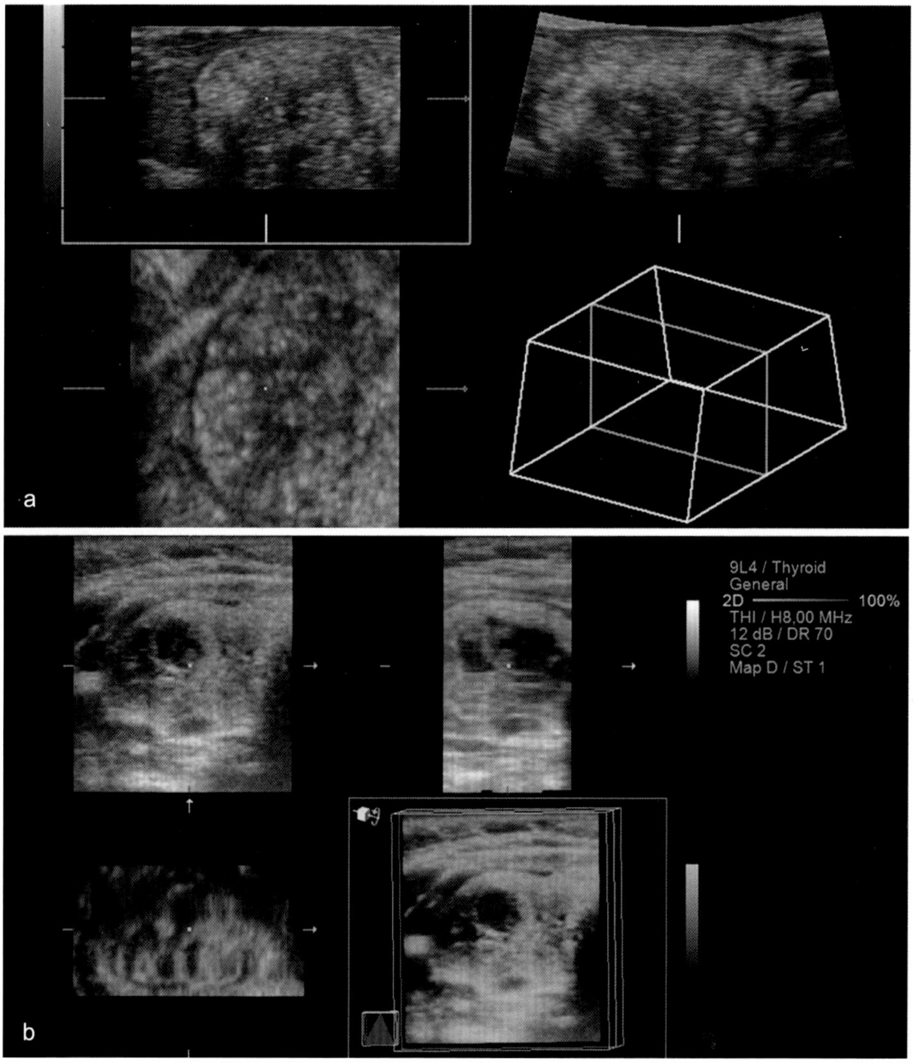

图 6.4　（a，b）甲状腺癌的超声图像。（c，d）三维灰阶图 。（c，d）见下页

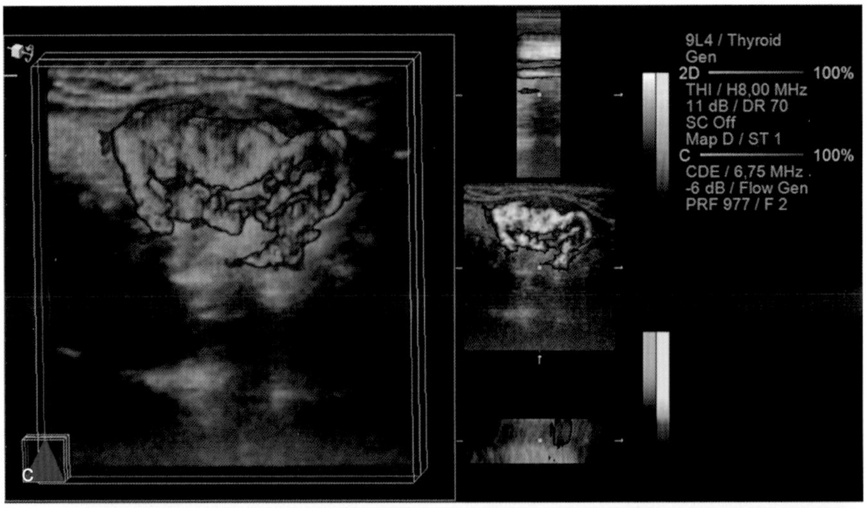

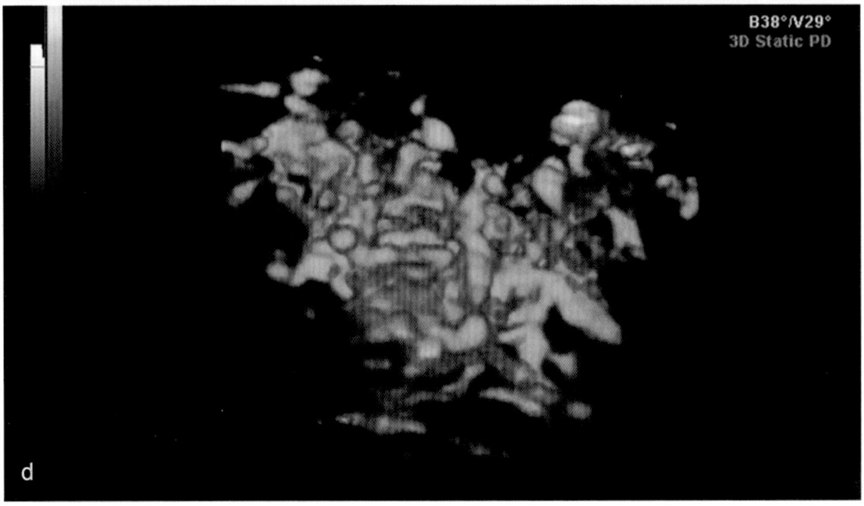

续图 6.4

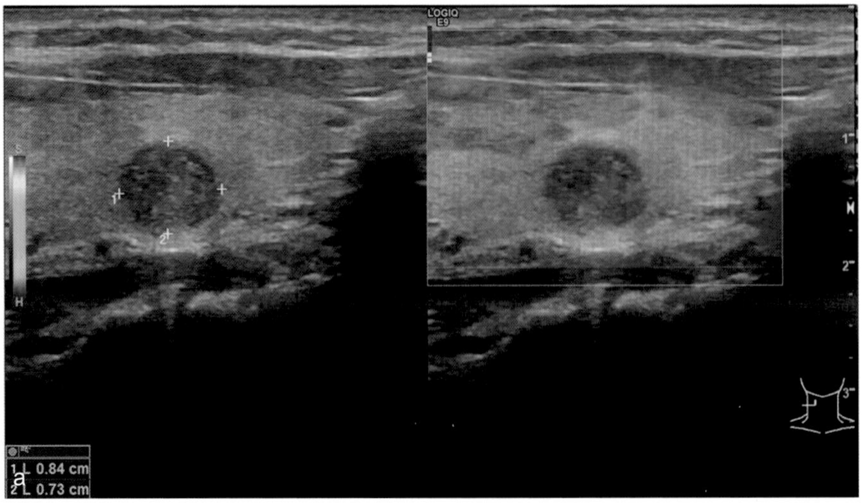

图 6.5　甲状腺癌的超声图像。（a ～ d）超声弹性成像。（b、c、d）见下页

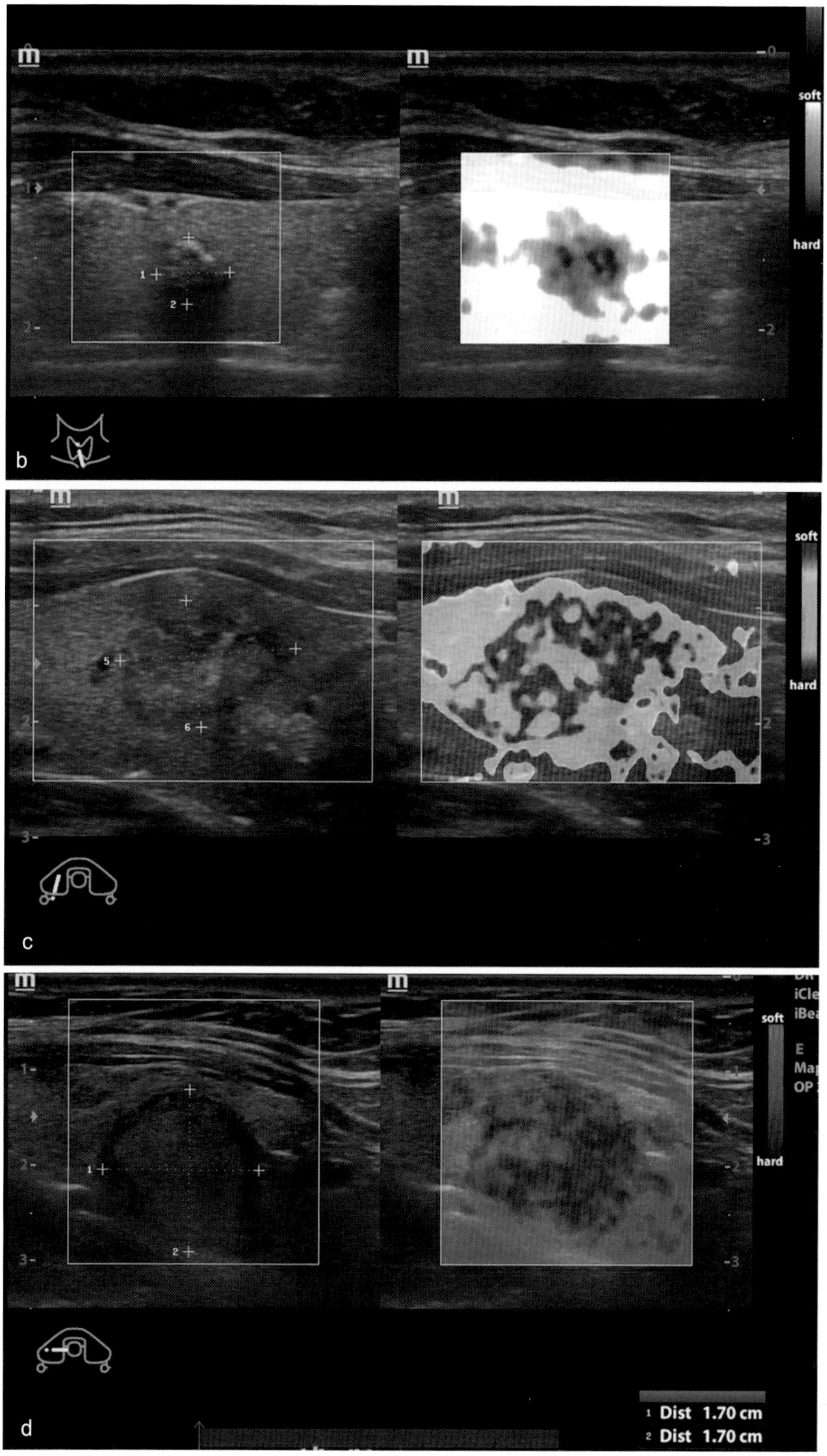

续图 6.5

在14%的甲状腺癌中，压迫式弹性成像可获得额外的对诊断有价值的数据。超声弹性成像可以分析以下方面：

- USE可评估甲状腺结节及其周围组织的硬度。在18%的病例中，其呈现的病变大小比二维超声图像大5～10mm。根据Ueno-Itoh量表，它对应于分数5分（图6.6a、b）。
- 评估病灶硬度是否均匀。
- 明确病变与周围结构的关系（侵犯程度）。
- 明确肿瘤来源。

14%的患者中，USE显示病变与周围结构的颜色没有明显差异，因而无法提供诊断

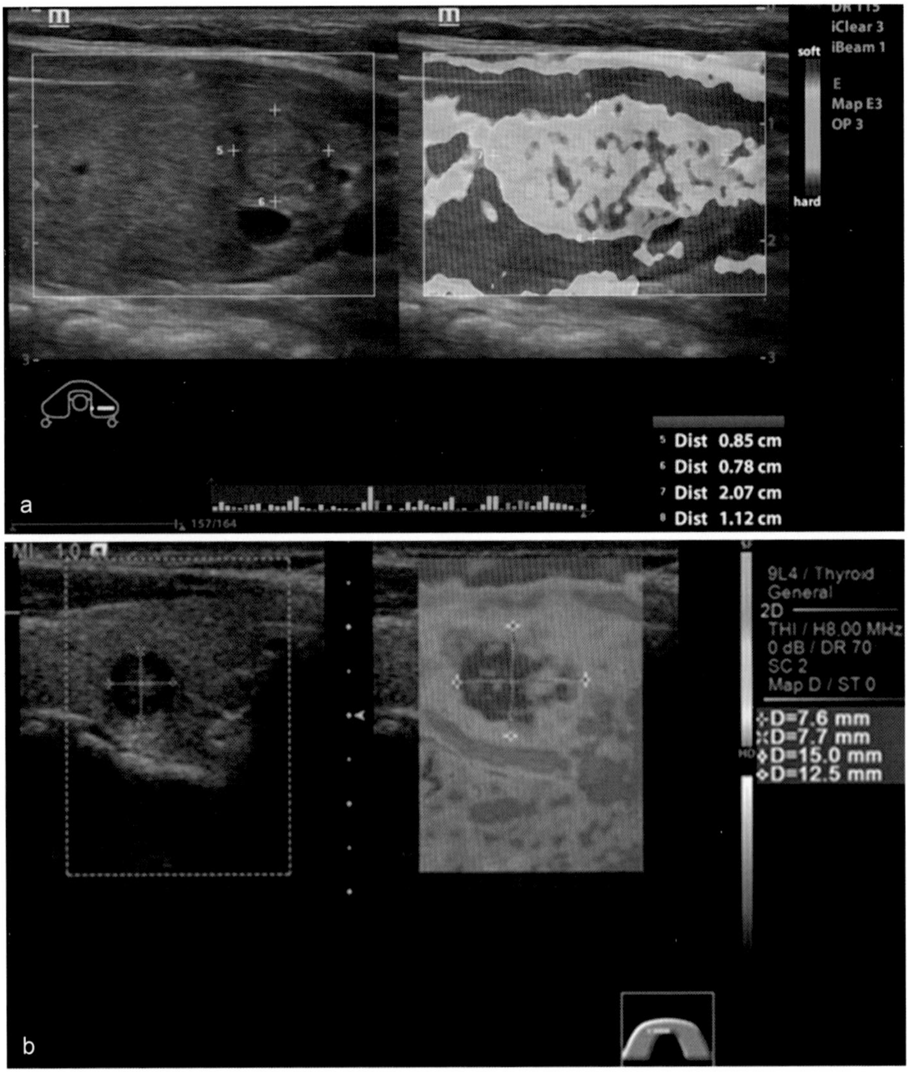

图 6.6　甲状腺癌。（a，b）硬化区域比灰阶图像中的结节更大。超声弹性成像。（c）剪切波弹性成像的杨氏模量。（d）弹性应变比值测量。（c、d）见下页

信息[9]。超声弹性成像可定量评估病变的硬度（图6.6c、d）。

超声造影（CEUS）是诊断甲状腺癌的新方法[10]。在甲状腺癌病变中可以观察到三种类型的增强模式：均匀增强、不均匀增强和环形增强（图6.7）。

不均匀增强是恶性肿瘤的特定标志（敏感性88%、特异性93%、阳性预测值92%、阴性预测值89%和总准确性90%）[11，12]。

根据Sencha等 [10]的研究，在甲状腺癌的诊断中最有效的指标是：DT/2指数，DV指数和DV差异。“ DT/2指数> 1.028”诊断甲状腺癌的敏感性为86%、特异性为85%、阳性预测值为88%、阴性预测值为83%、曲线下面积 0.872。“ DV指数≤0.895”诊断甲状腺癌的敏感性为67%、特异性为95%、阳性预测值为94%、阴性预测值为70%、曲线下面积为0.840。目前超声造影尚无法定量分析各种类型的甲状腺癌。

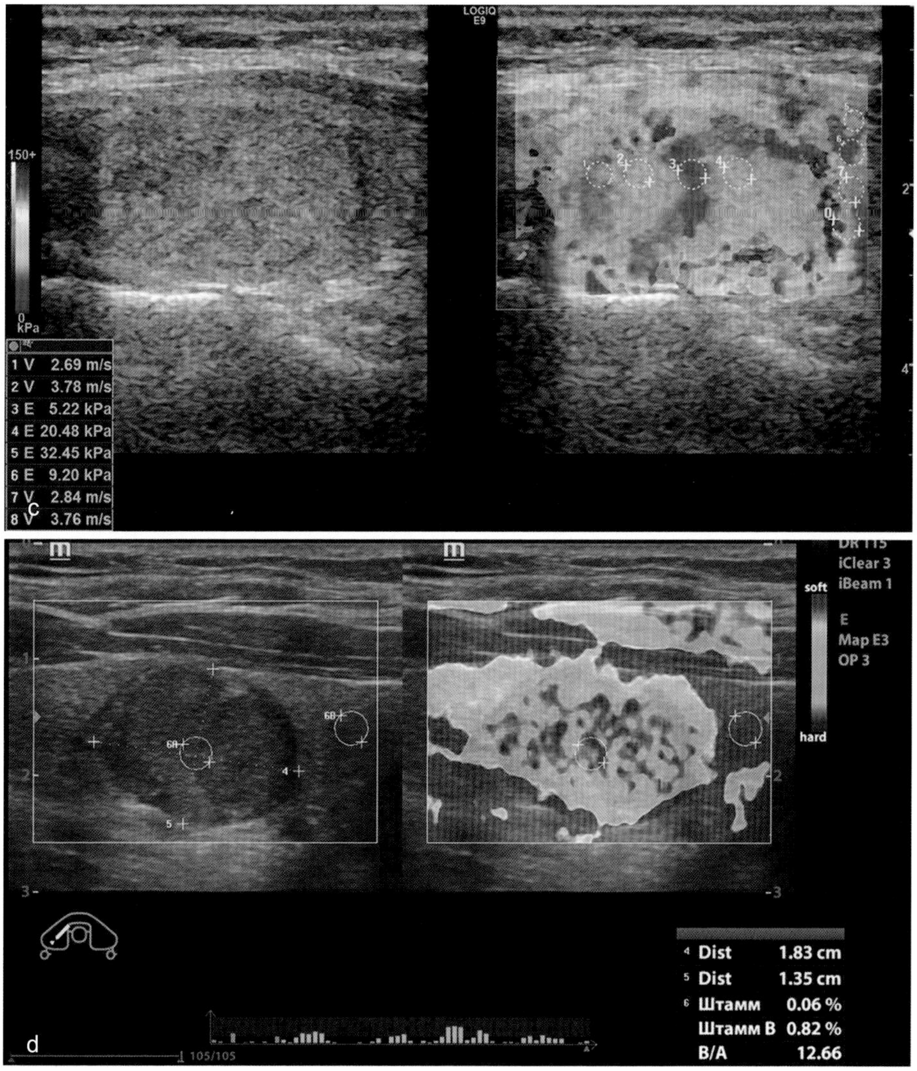

续图 6.6

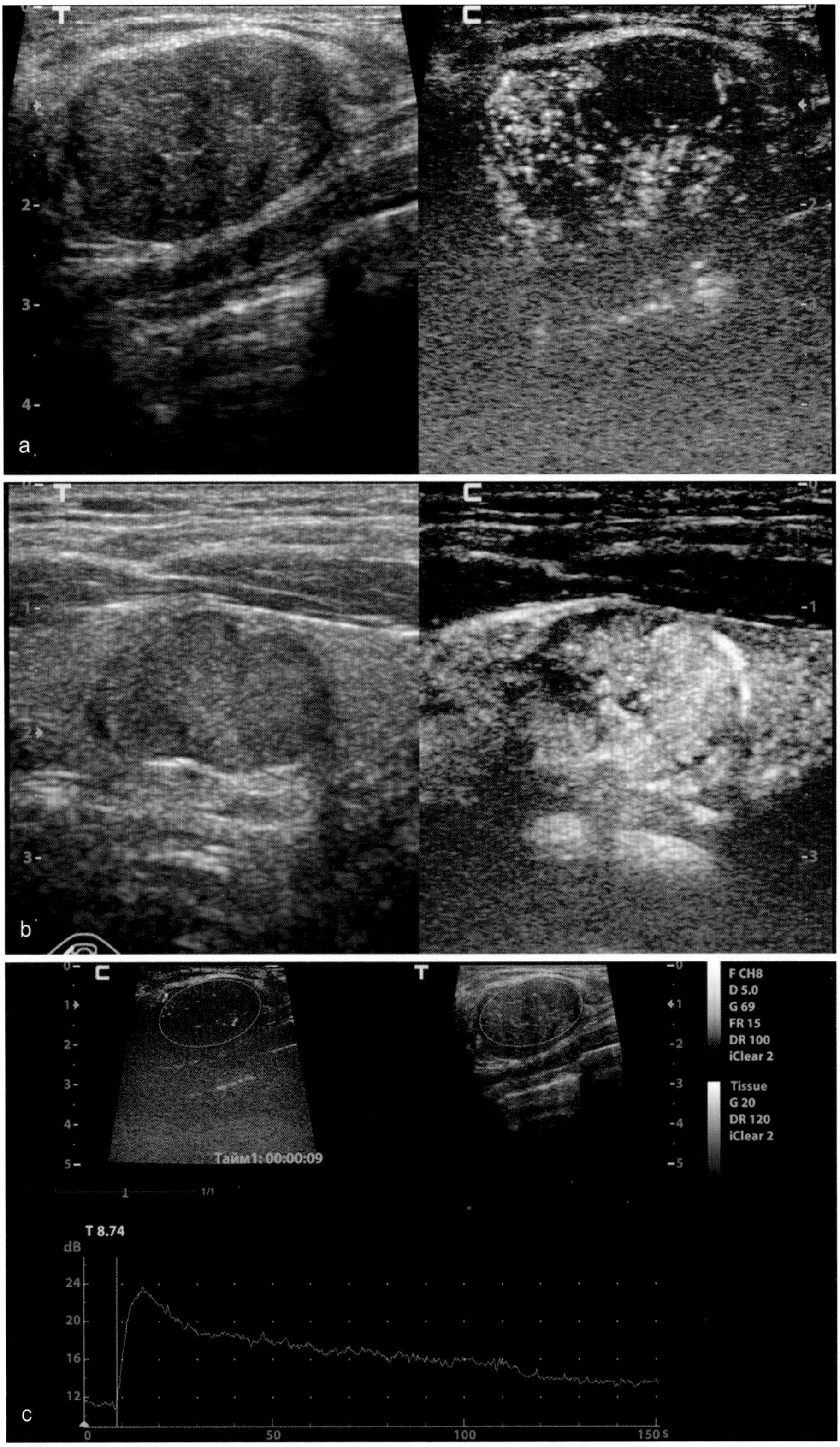

图 6.7　甲状腺癌的超声造影图像（使用造影剂声诺维®2.4 ml）。（a，b）动脉期显示病变内有不规则新生血管，呈富血供。（c）时间－强度曲线。（d）见下页

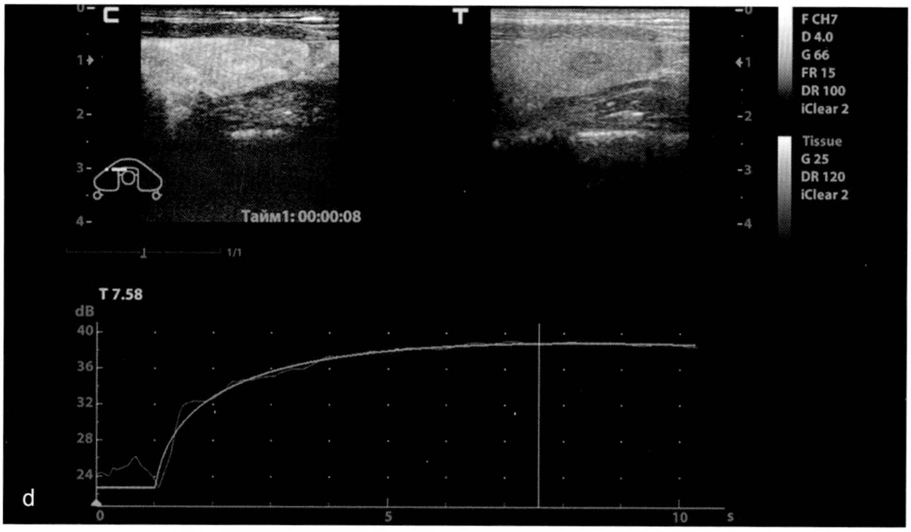

续图 6.7

超声对甲状腺癌的诊断敏感性为69%～98%、特异性为50%～92%、诊断准确度为80%～99%[3, 8]。据报道[13]，超声检查的普及导致$T_1N_0M_0$～$T_2N_0M_0$期甲状腺癌患者的比例从57.4%（1991年）增加到70.6%（2000年）。根据Kotlyarov等[8]的研究，灰阶超声检查在85%的甲状腺癌病例中具有阳性预测价值。CDI、PDI和3D重建技术将灰阶超声的诊断效能提高到了95%。Markova [14]的研究称，灰阶超声、CDI、PDI和3DPD诊断甲状腺癌的特异性分别为73%，79%，81%和86%，灵敏性分别为77%，85%，90%和93%，诊断准确性分别为72%，79%，82%和87%。

甲状腺癌的早期诊断特别重要，因为其预后取决于肿瘤的大小。在临床实践中，早期和隐匿性癌症会导致部分诊断困难。

6.3 甲状腺微小癌的临床管理

对于小于1cm的甲状腺结节的临床意义目前仍有争议。一些研究人员[15-17]认为，无需对小于1cm的甲状腺结节进行处理。他们指出此类病变通常是结节性胶质性甲状腺肿，恶性的可能性很小。这些结节没有独立的临床意义，因此不需要积极的检查和治疗。此外，他们认为甲状腺微小癌是一种低度恶性、低侵袭性、生长缓慢、无症状的肿瘤 [18–21]。

另有研究人员认为小于1cm的甲状腺结节具有独立的临床意义。可触及和不可触及的甲状腺结节中癌变的发生率相同[22-24]。因此，对于任何大小的甲状腺结节，都应进行良恶性的鉴别及评估 [25]。

通常只有10%的小于1cm的结节可通过触诊检出。因此，超声是对甲状腺病变进行初步诊断的“金标准”[9, 24, 26–29]。它的诊断能力提高了不可触及的甲状腺结节（偶发瘤）

的检出率。

根据一些研究者[30，31]的报道，广泛的超声筛查和隐匿性甲状腺癌的积极治疗降低了患者生活质量，并导致巨大的财务支出。事实证明，小于1cm的结节中只有3%～4%可能是恶性的，而且大多数隐匿性甲状腺癌不会进展到临床显著阶段。

超声弹性成像对甲状腺病变（包括甲状腺癌）进行早期诊断和鉴别诊断的诊断效能也存在争议[9,32–37]。许多研究者[37]认为，超声弹性成像可以发现及诊断大于5mm的甲状腺肿瘤。Dighe等[38]的研究认为，无论甲状腺肿瘤大小和位置如何，压迫式弹性成像都被证明对诊断甲状腺癌是有价值的。根据Fukunari等[34]的研究，超声弹性成像在滤泡性肿瘤的早期诊断和鉴别诊断中尤其有效，其特异性和诊断准确性高于彩色多普勒成像。另外，也有作者认为，超声弹性成像诊断甲状腺微小癌的价值不高。根据Sencha等[29]的研究，超声弹性成像在某些情况下无法区分甲状腺病变，而小于1cm的甲状腺结节占此类病例的83%。超声弹性成像在小于1cm的甲状腺结节中的特异性仅为21%[29]。

灰阶超声和FNAB相辅相成，诊断效能相加后诊断率接近100%。这种联合评估的方法是术前诊断的最佳选择。

根据欧洲对分化型甲状腺滤泡状癌患者的治疗共识[39]，即使是恶性肿瘤，微小结节（≤1cm）的发病风险也很低，因此仅在以下情况下进行FNAB：超声图像发现可疑征象（实性低回声伴有微钙化）或个人病史。

根据AACE/ACE/AME指南[40]，对于健康人群或触诊时甲状腺正常且甲状腺疾病临床风险较低的患者，不建议进行超声评估。建议对有甲状腺恶性肿瘤风险、有明显甲状腺结节或甲状腺肿或颈部淋巴结肿大提示恶性病变的患者进行超声评估。仅当存在可疑的超声征象时才应考虑对直径≤10mm的结节进行FNAB，而≤5mm的结节应随访而非FNAB。

但是，关于甲状腺结节是否需要FNAB的最终决定权属于临床医生，即使结节不符合指南中建议FNAB的标准，临床医生也可以对认为必要的结节进行FNAB。

约有5%甲状腺癌的超声图像不典型[41]。超声影像学检查不能完全鉴别甲状腺良性结节与恶性结节。超声诊断是推测性的，不同的超声征象对鉴别诊断具有不同的价值。因此，根据TIRADS对甲状腺结节的超声特征进行分类，有助于评估恶性肿瘤的风险。

参考文献

1. Mazzaferri EL, Robbins RJ, Spencer CA, et al. A consensus report of the role of serum thyroglobulin as a monitoring method for low-risk patients with papillary thyroid carcinoma. J Clin Endocrinol Metab. 2003;88(4):1433–41.
2. Bychkov A. World Health Organization (WHO) classification. PathologyOutlines.com website. 2018. http://www.pathologyoutlines.com/topic/thyroidwho.html
3. Moon WJ, Jung SL, Lee JH, et al. Benign and malignant thyroid nodules: US differentiation-multicenter retrospective

study. Radiology. 2008;247(3):762–70.

4. Valdina EA. Diseases of the thyroid gland. St. Petersburg: Peter; 2001 (Book in Russian). 5. Burch HB. Fine needle aspiration of thyroid nodules. Determinants of insufficiency rate and malignancy yield at thyroidectomy. Acta Cytol. 1996;40:1176–83.
6. Takashima S, Fukuda H, Nomura N, et al. Thyroid nodules: reevaluation with ultrasound. J Clin Ultrasound. 1995;23(3):179–84.
7. Zubarev AV, Bashilov VP, et al. The value of ultrasonic angiography and three-dimensional reconstruction of vessels in the diagnosis of nodular formations of the thyroid gland. Medicinskaya vizualizaciya. 2000;3:57–62 (Article in Russian).
8. Kotlyarov PM, Yanushpolskaya TO, Aleksandrov YK, et al. Ultrasound in the diagnosis of thyroid cancer and its recurrence. Dent Echo. 2001;2(4):349–54 (Article in Russian).
9. Sencha AN, Mogutov MS, Sergeeva ED, Shmelev DM. Sonoelastography and the newest technologies of ultrasonic research of a cancer of a thyroid gland. Moscow: Vidar; 2010 (Book in Russian).
10. Sencha EA, Sencha AN, Penyaeva EI, et al. The use of quantitative analysis of ultrasound with contrast enhancement in the differential diagnosis of focal changes in the thyroid gland. Ultrazvukovaya i funkcionalnaya diagnostika. 2018;2:12–26 (Article in Russian).
11. Ma BY, Jin Y, Suntdar PS, et al. Contrast-enhanced ultrasonography findings for papillary thyroid carcinoma and its pathological bases. Sichuan Da Xue Xue Bao Yi Xue Ban. 2014;45(6):997–1000.
12. Zhang B, Jiang YX, Liu JB, et al. Utility of contrast-enhanced ultrasound for evaluation of thyroid nodules. Thyroid. 2010;20(1):51–7.
13. Agamov AG, Alexandrov YK, Sencha AN. Diagnosis, treatment, and postoperative followup of patients with the diagnosis of thyroid cancer. Informatsionniy bulletin, Yaroslavl. 2003;2:18–23 (Article in Russian).
14. Markova NV. The value of ultrasound angiography in the diagnosis of the main diseases of the thyroid gland [PhD Thesis]. Moscow; 2001 (Book in Russian).
15. Dossing H, Bennedæk FN, Hegedus L. Ultrasound-guided interstitial laser thyroid nodule. Thyroid. 2006;13(9):885–8.
16. Vanushko VE, Fadeev VV. Cancer of the thyroid gland. In: Dedov II, Kuznetsov NS, Melnichenko GA, editors. Endocrine surgery. Moscow: Litera; 2011 (Book in Russian).
17. Yang J, Schnadig V, Logrono R, Wasserman PG. Fine needle aspiration of thyroid nodules: a study of 4703 patients with histologic and clinical correlations. Cancer. 2007:306–15.
18. Demidchik YE, Kolobukhov AE, Demidchik EP, et al. Results of treatment of patients with medullary thyroid cancer. Oncol J. 2008;2(3):19–30 (Article in Russian).
19. Ito Y, Miyauchi A. A therapeutic strategy for the papillary microcarcinoma of the thyroid. Nat Clin Pract Endocrinol Metab. 2007;3:240–8.
20. Miccoli P, Minuto MN, Galleri D, et al. Incidental thyroid carcinoma in a large series of consecutive patients operated on for benign thyroid disease. ANZ J Surg. 2006;76(3):123–6.
21. Troshina EA. Diagnosis, treatment and monitoring of nodular forms of thyroid disease [PhD thesis]. Moscow; 2002 (Book in Russian).
22. Barbara D, Simi U, Meucci G, et al. Thyroid papillary cancers: microcarcinoma and carcinoma, incidental cancers and non-incidental cancers - are they different diseases? Clin Endocrinol. 2005;3(5):577–81.
23. Matyanin MV. Optimization of indications and the choice of the scope of surgical intervention in patients with nodular colloid goiter [PhD thesis]. Nijniy Novgorod; 2007 (Book in Russian).
24. Shulutko AM, Semikov VI, Vetshev PS. Non-palpable thyroid nodules. Moscow: Profile-2C; 2011 (Book in Russian).

25. Shevchenko SP, Dymov AA, Dolgova EM, et al. Sonoelastography in the complex of preoperative diagnosis of thyroid cancer. Oncosurgery: Tumors Head Neck. 2011;3:60–3 (Article in Russian).
26. Kharchenko VP, Kotlyarov PM, Mogutov MS, et al. Ultrasound diagnostics of thyroid diseases. Berlin: Springer; 2010.
27. Matyaschuk SI, Naida YN, Shelkova EA. Indications for puncture biopsy (FNAB) of thyroid nodules. Liki Ukraini. 2011;6(152):61–70.
28. Peccin S, de Castsro JA, Furlanetto TW, et al. Ultrasonography: is it useful in the diagnosis of cancer in thyroid nodules? J Endocrinol Investig. 2002;25(1):39–43.
29. Sencha AN, Patrunov YN, Mogutov MS, et al. Elastography and modern technologies of ultrasound examination in diagnosis of thyroid cancer. Moscow: Vidar-M; 2011.
30. Belfiore A, La Rosa GL. Fine-needle aspiration biopsy of the thyroid. Endocrinol Metab Clin North Am. 2001;30:361–400.
31. Wang CC, Friedman L, Kennedy GC, et al. A large multicenter correlation study of thyroid nodule cytopathology and histopathology. Thyroid. 2011;21(3):243–51.
32. Alam F, Naito K, Horiguchi J, et al. Accuracy of sonographic elastography in the differential diagnosis of cervical lymph nodes: comparison with conventional sonography. Am J Roentgenol. 2008;191(2):604–10.
33. Cooper DS, Doherty GM, Haugen BR, et al. American Thyroid Association manager for patients with thyroid nodules and differentiated thyroid cancer. Thyroid. 2009;19(11):1167–214.
34. Fukunari N, Arai K, Naakamura A, et al. Clinical evaluation of thyroid follicular tumors. J Ultrasound Med Biol. 2010;35(8):R230.
35. Ophir J, Cespedes I, Ponnekanti H, et al. Elastography: a quantitative method for imaging of the tissues. Ultrason Imaging. 2000;13(2):111–34.
36. Rago T, Santini F, Scutari M, et al. Elastography: new developments in thyroid nodules. J Clin Endocrinol Metab. 2007;92(8):2917–22.
37. Shevchenko SP. Modern clinical and molecular genetic approaches to the diagnosis and treatment of thyroid cancer [PhD thesis]. Novosibirsk; 2013 (Book in Russian).
38. Dighe M, Bae U, Richardson ML, et al. Differential diagnosis of thyroid nodules with US elastography using carotid artery pulsation. Radiology. 2008;248(2):662–9.
39. Pacini F, Schlumberger M, Dralle H, et al. European consensus for the management of patients with differentiated thyroid carcinoma of the follicular epithelium. Eur J Endocrinol. 2006;154(6):787–803.
40. Gharib H, Papini E, Garber JR, et al. The American Association of Clinical Endocrinologists, American College of Endocrinology, and Associazione Medici Endocrinologi medical guidelines for clinical practice for the diagnosis and management of thyroid nodules – 2016 update. Endocr Pract. 2016;22(Suppl 1):1–60.
41. Sencha AN. Ultrasonic visualization of malignant tumors of the thyroid gland. Ultrazvukovaya i funkcionalnaya diagnostika. 2008;2:20–9 (Article in Russian).

第7章

以 TIRADS 分类为诊断标准的恶性肿瘤风险分层系统

Liubov A. Timofeyeva，Ekaterina A. Sencha，
Yuriy K. Aleksandrov，Alexander N. Sencha，
and Munir G. Tukhbatullin

美国临床内分泌医师协会（AACE）、美国内分泌学会（ACE）和意大利内分泌协会（AME）的专家认为，高分辨率超声是检查甲状腺结节最灵敏的手段（“金标准”）[1]。诊断中一个重要的问题是，病变特征的描述应尽可能接近病理学，而超声探及的很多征象缺乏数字化的客观表述。因此，超声报告的系统化至关重要。例如，对FNAB的解释和理解要简单得多，因为形态学家已经能够就甲状腺细胞病理Bethesda报告系统在甲状腺结节的细胞学评估方面的作用达成共识。

参照细胞学家的做法，人们也做了很多尝试以解决超声检查的这一问题，不同国家相继建立了几种诊断分层系统[1-5]。这些分类使用各种复杂的超声数据模型来评估恶性肿

L.A.Timofeyeva（✉）
Department for Internal Diseases Propaedeutic，Federal State Budget Educational Institution of Higher Education “I. N. Ulianov Chuvash State University”，Cheboksary，Russia

E. A. Sencha
Ultrasound Diagnostics Department of Medical Diagnostic Center No. 9，Moscow，Russia

Y K. Aleksandrov
Department of Surgery，Federal State Budget Educational Institution of Higher Education Yaroslavl State Medical University of the Ministry of Healthcare of the Russian Federation，Yaroslavl，Russia

A. N. Sencha
Department of Visual and Functional Diagnostics，National Research Center for Obstetrics，Gynecology and Perinatology，Ministry of Healthcare of the Russian Federation，Moscow，Russia

M. G. Tukhbatullin
Department of Ultrasound Diagnostics，Kazan State Medical Academy，Federal State Budget Educational Institution of Further Professional Education，“Russian Medical Academy of Continuing Professional Education” of the Ministry of Healthcare of the Russian Federation，Kazan，Russia

瘤的风险，从而减少主观因素的影响。

为了对超声图像进行标准化，Horvath等人在2009年提出了甲状腺影像报告和数据系统（TIRADS），率先采用这种方法来描述超声图像并检测甲状腺恶性肿瘤[6]。该系统参照众所周知且广泛应用的乳腺X线摄影检查衡量体系——BI-RADS（乳腺成像报告和数据系统）[7]，制定了一种包含甲状腺图像描述的统一术语，从而为进一步的临床策略提供建议。

TIRADS是基于不同甲状腺病理改变中的一组最常见的超声征象的分级。该系统隐含了十个“图像集”，由此将恶性肿瘤的风险分为六类。甲状腺结节的特征，如边缘的清晰度和规整性，回声结构以及是否存在粗大和微钙化灶等，是构成该系统的基本要素。后来又添加了一些新特征，例如“纵横比”。

TIRADS显著提高了甲状腺肿瘤的检出率[8]。据报道TIRADS 2～4a类的甲状腺结节中2.3%为甲状腺恶性肿瘤（细针穿刺活检BSRTC 6类），3.6%为可疑恶性肿瘤（细针穿刺活检BSRTC 5类），5.0%为滤泡状肿瘤（细针穿刺活检BSRTC 4类）。TIRADS 4b～5类的患者中，42.2%为甲状腺恶性肿瘤（细针穿刺活检BSRTC 6类），6.3%为可疑恶性肿瘤（细针穿刺活检BSRTC 5类），18.1%为滤泡状肿瘤（细针穿刺活检BSRTC 4类）。

2017年，Horvath等发布了修订版TIRADS系统应用结果的数据（表7.1）。甲状腺恶性肿瘤在TIRADS 2类、3类、4类、5类中的检出率分别为：0%、1.79%、76.13%和 98.85%。其中TIRADS 4a、4b、4c类结节中恶性肿瘤比例分别为5.88%、62.82%和91.22%。TIRADS检出甲状腺癌的敏感性为99.6%（95%CI，98.9%～100.0%），特异性为74.35%（95%CI，68.7%～80.0%），阳性预测值为82.1%（95%CI，78.0%～86.3%），阴性预测值为 99.4%（95 %CI，98.3%～100.0%），阳性似然比为3.9%（95%CI，3.6%～4.2%），阴性似然比为0.005%（95%CI，0.003%～0.04%）。

通过对29 678个甲状腺结节的荟萃分析（41个研究），Campanella等 [11]总结出以下恶性肿瘤高风险的特征，结果以比值比（OR）表示：结节纵横比失调（OR：10.15），不完整声晕征（OR：7.14），微钙化（OR：6.76），不规则边缘（OR：6.12），低回声（OR：5.07），实性结节（OR：4.69），结节内富血供（OR：3.76），甲状腺恶性肿瘤家族史（OR：2.29），结节大小≥4cm（OR ：1.63），单个结节（OR：1.43），头颈照射史（OR：1.29）和男性（OR：1.22）。这为整体的临床-超声-细胞学评分系统（“CUT评分”）提供了基础[12]，并为FNAB不能确诊或疑难病例的诊疗决策提供了依据。

欧洲的学者们[3]提出了该系统的欧洲版Euro-TIRADS（EU-TIRADS）。与TIRADS不同，EU-TIRADS中的分级范围为1～5类。EU-TIRADS 1类对应正常甲状腺，EU-TIRADS 2类对应良性甲状腺结节，EU-TIRADS 3类对应高度可能的良性结节。对恶性肿瘤的怀疑分为三类：EU-TIRADS 4a和4b分别对应于低度和高度怀疑的恶性肿瘤，EU-TIRADS 5类对应具有2个或2个以上癌症标准的恶性结节，而不用考虑CDI（作者认为

CDI的可重复性和诊断效能低下）。该变体系统的创新点在于结合了灰阶模式和超声弹性成像，这提高了灵敏性（98.5%，P <0.0001）和阴性预测值（99.8%），但降低了特异性（44.7%，P <0.0001）和准确性（48.3%，P <0.0001）。Tugendsam等[13]在针对45个乳头状癌、8个滤泡状癌和142个良性结节的研究中，确认了EU-TIRADS的价值，并建议将其用于奥地利严重碘缺乏的地区。其对甲状腺癌诊断的敏感性为85%，特异性为45%。然而该系统仅适用于乳头状癌（2.98 ± 1.32 vs 1.73 ± 1.18，P <0.001），无法识别滤泡状癌。近年来，使用该分类法对数千个甲状腺结节进行分析的研究报道了以下恶性肿瘤风险值：2类，0%；3类，<2%；4a类，2%～5%；4b类，5%～50%；5类，50%～90%。

表 7.1　TIRADS 分类和甲状腺结节超声特征及其恶性风险 [9，10]

分类	超声特征	恶性风险	诊疗推荐
1	常规检查		
2	桥本甲状腺炎、典型的亚急性甲状腺炎、Graves 病；良性胶质病变（胶质 1 型和 2 型）；实质内钙化，无结节；结节细针抽吸穿刺为良性病变，且符合其超声图像表现；桥本甲状腺炎中的小高回声假结节，即“白骑士征”（white knight）；自行消退的陈旧性胶质结节（先前的检查提示相同位置存在较之更大的胶质病变）；其他情况，例如常规的术后改变	良性结节，0.0% 恶性可能	随访
3	典型的有强回声光点的增生性胶质结节（3 型）；桥本甲状腺炎腺体中的低回声假性结节，由于各种原因（例如大小、形状等）似与散布在实质内的其他甲状腺炎性病灶不同	可能良性结节，<5.0% 恶性可能	随访或 FNAC
4a	带有薄包膜的实性或混合高回声、等回声或低回声结节。单发型。边界向外浸润的低回声病灶，无钙化（亚急性甲状腺炎型）。高回声、等回声或低回声，富血供、厚包膜的囊性结节，内含钙化（粗大或微钙化）（可疑肿瘤型）	低度恶性可能，5.0% ～ 10.0%	FNAC
4b	低回声、无包膜结节，形状不规则且边缘模糊，穿通血管，伴或不伴有钙化（恶性 A 型）	中度可疑恶性，11.0% ～ 65.0%	FNAC
4c	微小钙化和 / 或粗大钙化以及穿通血管的存在增加了恶性的可疑性（恶性 A 型）。混合或实性等回声结节，无包膜、富血供、有微钙化或大钙化（无强回声光点，恶性 C 型）	高度可疑恶性，66.0% ～ 95.0%	FNAC
5	恶性结节（B 型和 C 型） 淋巴结肿大和同侧可疑甲状腺结节	提示为恶性，>95.0%	FNAC
6	FNAC 确诊的恶性结节	100% 为恶性	外科手术

美国也有一些研究团队致力于分层系统的研发。最新的AACE/ACE/AME指南（2016版）强调，甲状腺超声检查方案应当是精确的，并且必须严格遵守甲状腺结节的描述标准。AACE/ACE/AME专家建议简化甲状腺癌风险评估系统，重点关注少数的几个征象。Gharib等 [1]提议，根据恶性肿瘤的风险对甲状腺结节进行如下分级：1级，低风险；2级，中等风险；3级，高风险。

美国放射学会（ACR）提出了一种替代模型[5]。ACR TIRADS分类的最大特点是，将超声征象根据其对诊断的重要性分级，每个征象都有一定权重，ACR TIRADS评分直接取决于总权重点数（表7.2）。对于轻度和中度可疑病变，建议进行FNAB时，ACR TIRADS不会将超声征象按严格的模式分类，并且结节大小的阈值较高。

表 7.2　ACR TIRADS 分类。这五个分类是根据 Tessler 等[5]提出的 ACR TIRADS 专业术语、TR 分级以及细针抽吸或随访超声标准制定的

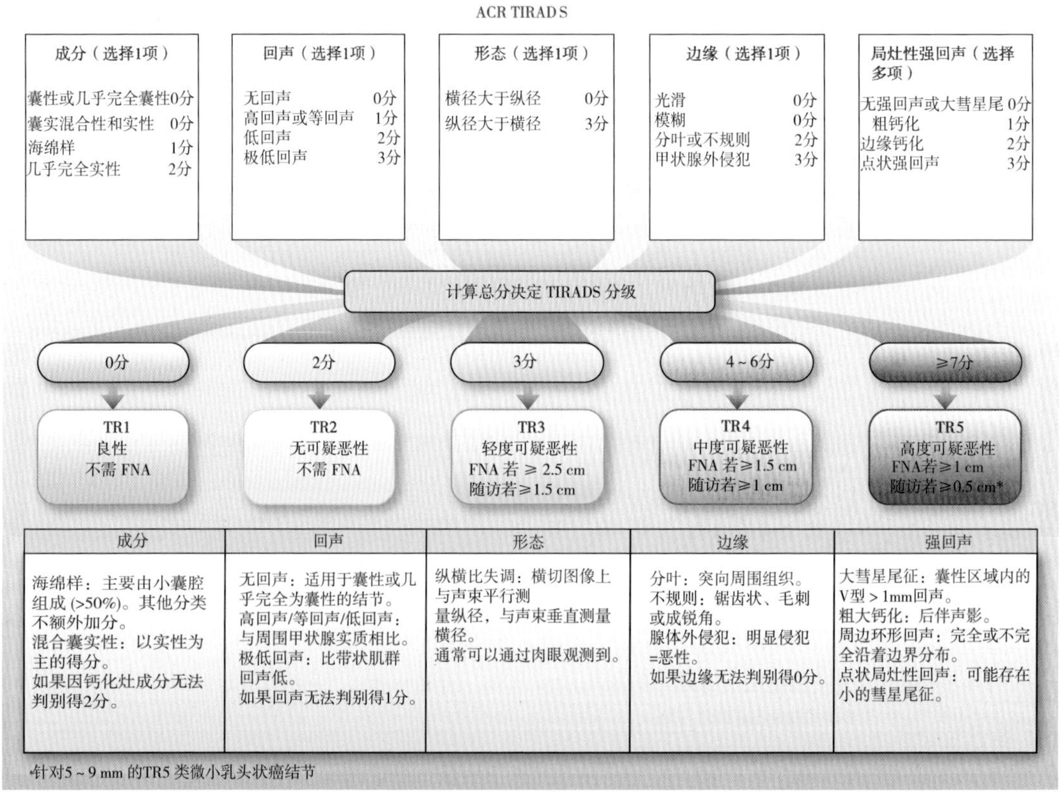

美国甲状腺协会（ATA）[2]根据明显较少的超声征象及其对应的恶性肿瘤风险，推荐以下五种超声图像模式：“良性”（纯囊性病变）“无可疑恶性”“低度可疑恶性”“中度可疑恶性”和“高度可疑恶性”。

韩国科研人员发表的专家共识和指南推荐[14]提出了韩国甲状腺图像报告和数据系统（K-TIRADS）[15]的概念。他们大大减少了评估所需的征象。一些超声征象，例如低回声、极低回声、微小分叶或不规则边缘、微钙化以及纵横比失调等，被认为是恶性肿瘤的独立超声特征。此外，他们提议不仅要记录超声征象的有无，还要对它们进行计数。存在其中一个征象（4a）提示恶性肿瘤的风险较低，两个征象（4b）为中等风险，三或四个征象（4c）为恶性可能性大；五个征象（5）为高风险（表7.3）。

表 7.3　K-TIRADS 分类及恶性风险

分类	特点	恶性风险	建议
1	常规检查		
2	囊性为主，伴外周晕环	良性，0.0% 恶性可能	随访
3	无可疑超声征象	良性可能，恶性风险 2.0% ～ 2.8%	随访
4a	1 个可疑超声征象	低度可疑恶性，恶性风险 3.6% ～ 12.7%	FNAC，≥ 1.0 cm
4b	2 个可疑超声征象	中度可疑恶性，恶性风险 6.8% ～ 37.8%	FNAC，≥ 1.0 cm
4c	3 ～ 4 个可疑超声征象	恶性可能大但不典型，恶性风险 21.0% ～ 91.9%	FNAC，≥ 1.0 cm
5	5 个可疑超声征象，包括实性、低回声、小分叶或边界不规则、微钙化、纵横比失调	高度可疑恶性，恶性风险 88.7% ～ 97.9%	FNAC，≥ 1.0 cm

ATA认为的中度至高度恶性风险的结节或TIRADS 4c分类的结节阳性预测值分别为63%和71%[16]。ATA和TIRADS的阴性预测值分别为91%和74%。

2014年，英国甲状腺协会（BTA）发表了BTA版本的甲状腺结节超声（U）分类，即TIRADS-BTA。此分类以韩国、AACE和ARC分类为基础。此外，与其他分类系统一样，作者建议对阴性征象进行总结并根据其总分得出是否需要FNAB的结论。分类的原则类似于AACE/ACE/AME系统，但是额外引入了U1（标准组）和U4（可疑组）。作者还扩展了特征列表（周缘的蛋壳样钙化、球状钙化等）。

目前，在全球许多医疗机构强制要求使用TIRADS量表和术语进行超声诊断。这使得影像科医生、内分泌科医生和外科医生之间都能更好地判读所检测的甲状腺病变，进而使诊断方法和治疗标准化。

对甲状腺超声图像的分析可以对其进行相应的TIRADS分类。

TIRADS 1类（阴性）具体指以下情况（图7.1）：

- 甲状腺正常，回声可表现为多样。
- 甲状腺的体积和结构与患者的年龄、体质和生理状态相符。
- 既没有直接的也没有间接的迹象提示弥散性和局灶性病变。

建议：根据年龄（通常每1～3年一次）定期进行超声检查，不宜进行FNAB。

TIRADS 2类（良性病变）具体指以下类型（图7.2）：

- 单纯性囊肿。

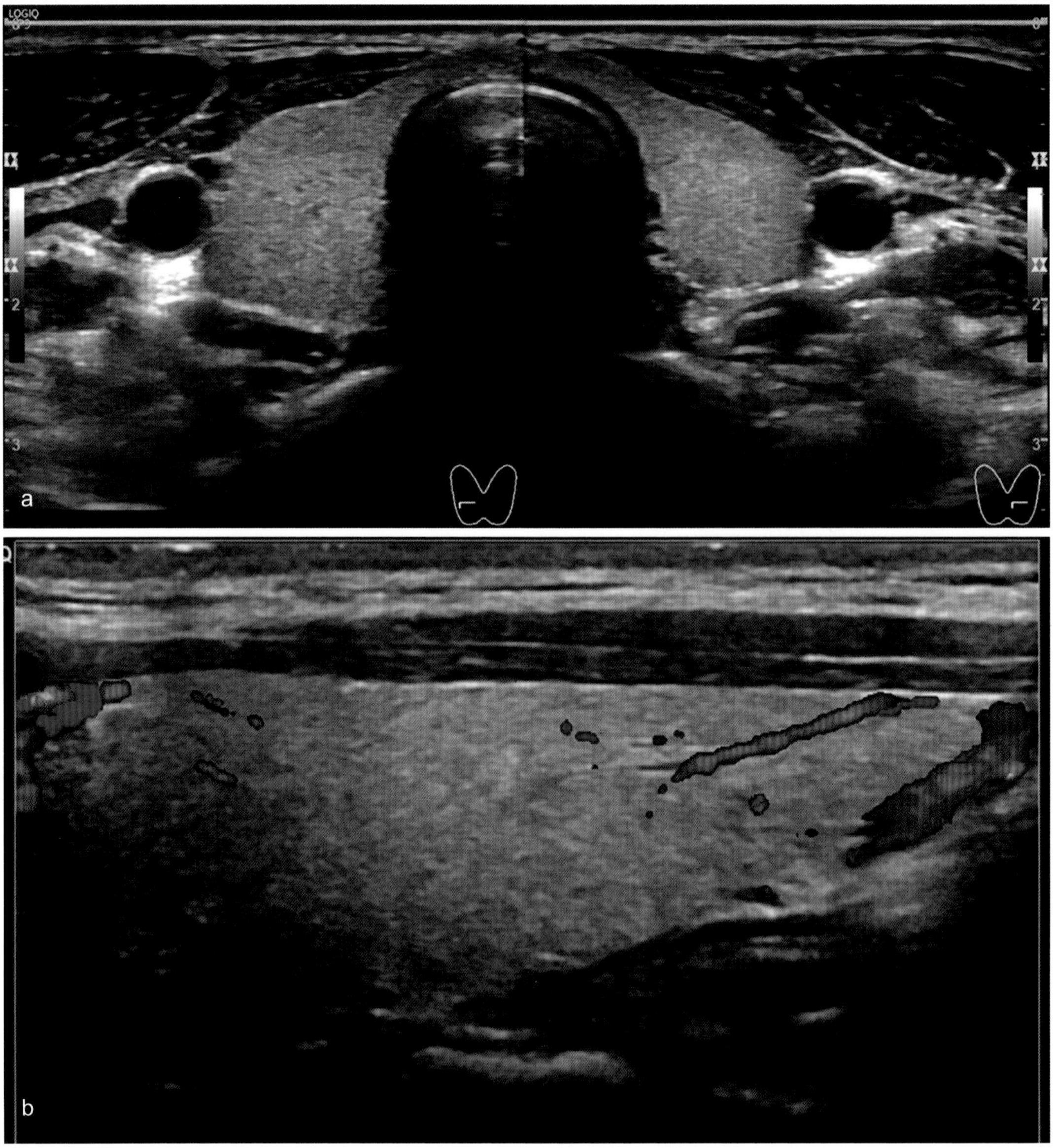

图7.1　TIRADS 1类。正常甲状腺腺体。（a）灰阶模式。（b）CDI

- 胶质结节。
- 桥本甲状腺炎、典型的亚急性甲状腺炎、Graves 病。
- 孤立钙化。
- 微创治疗后的结节。

建议：超声随访，不需要FNAB。

TIRADS 3类（可能是良性病变）。此类别包括良性甲状腺病变，其恶性的可能性不超过2%～5%（图7.3）：

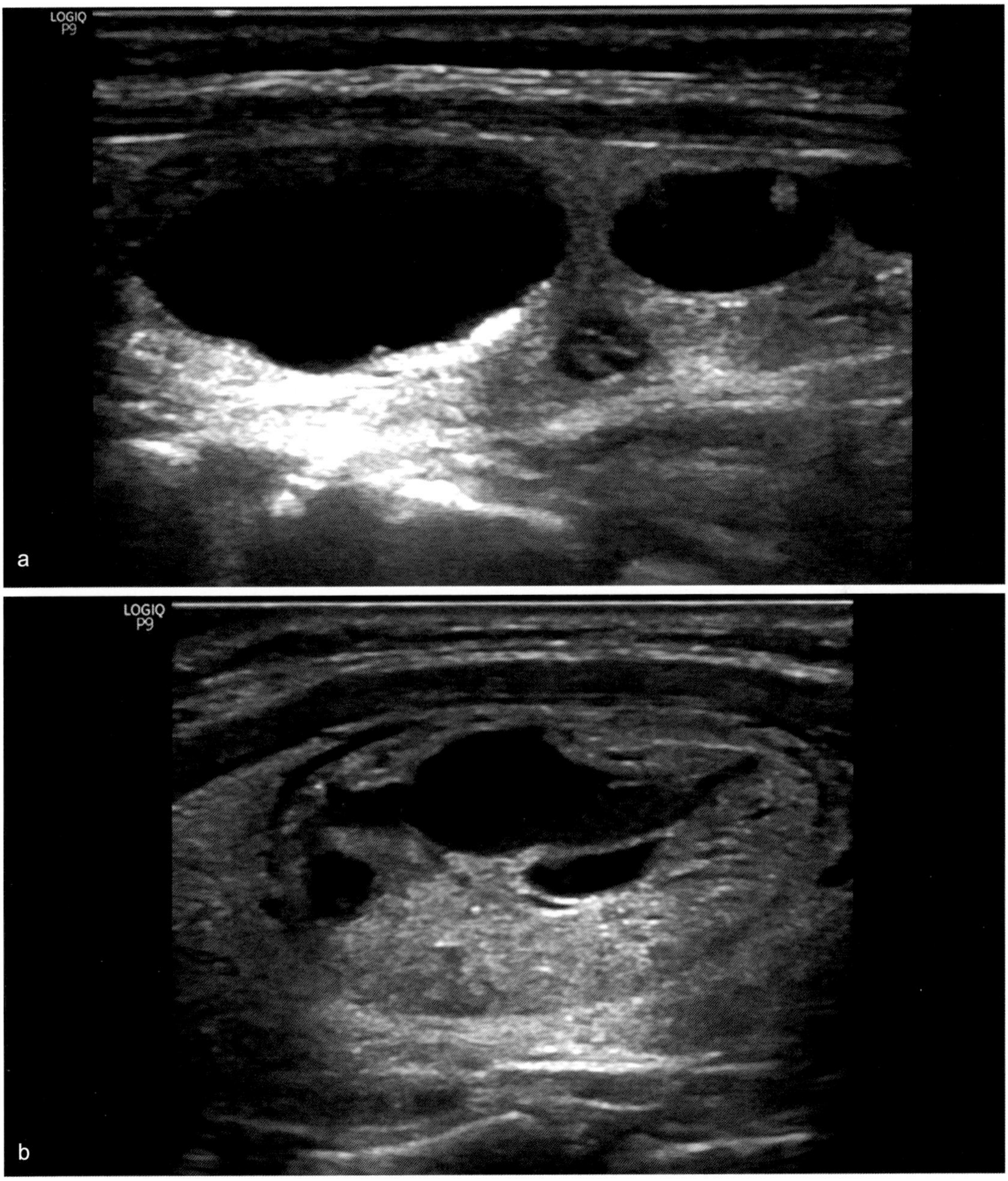

图 7.2　（a，b）TIRADS 2 类。胶质结节。回声图。灰阶模式

- 增生性肿大、富血供的胶质结节伴高回声斑点。
- 桥本甲状腺炎的低回声假性结节。
- 非典型或复杂性囊肿。

建议：最好每6～12个月进行一次随访。如果有适应证或应患者的要求，可以进行超声引导下FNAB。该分类通常为过渡性分类。如果后续随访怀疑有恶性病变，则分类转为TIRADS 4类，反之则转为TIRADS 2类。如果两次超声引导下FNAB提示良性改变，则

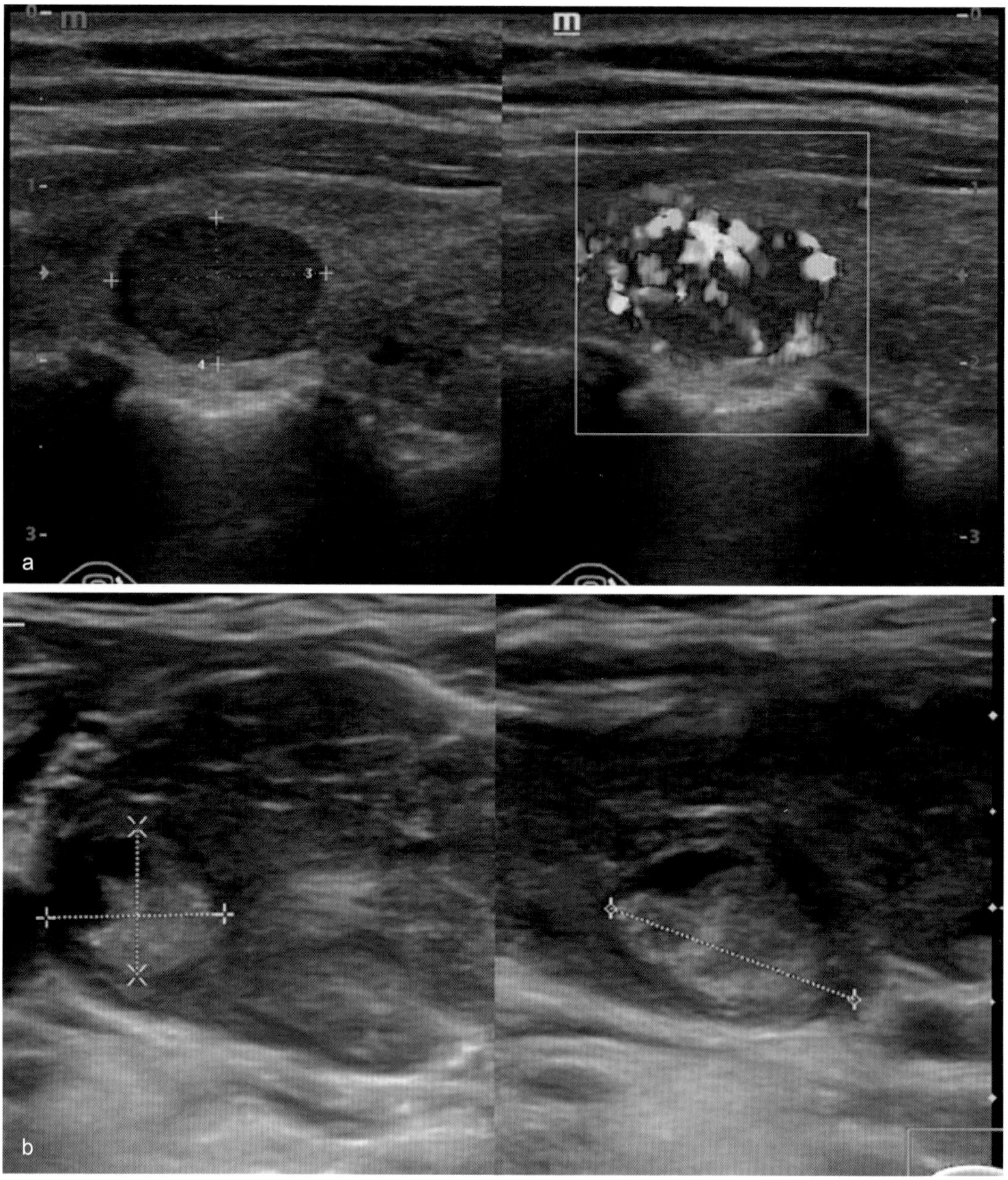

图 7.3 TIRADS 3 类。（a）富血供结节。灰阶超声和 CDI。（b）自身免疫性甲状腺炎引起的假性结节

无需进一步超声随访。

短期（6～12个月）内其超声表现发生显著改变的甲状腺病变也被认为是TIRADS 3类[17]，如下所示：

- 体积增加超过30%～50%。
- 灰阶超声特征的变化（钙化、血流成分、包膜变形等）。
- CDI提示显著的血流变化。

- 压迫式弹性成像提示硬度/弹性特征改变。
- 弹性测量提示硬度增加超过30%～50%。
- 伴有异常颈部淋巴结的任何甲状腺病变。

TIRADS 4类（可疑恶性肿瘤）（图7.4、7.5 和 7.6）。超声检查提示此分类有5%～95%的病例有甲状腺恶性肿瘤的风险。其子分类4a、4b和4c分别对应低、中和高度的恶性可疑。此类甲状腺病变包含1～4个超声恶性征象。该类包括具有恶性征象的实性或混合性结节，例如：

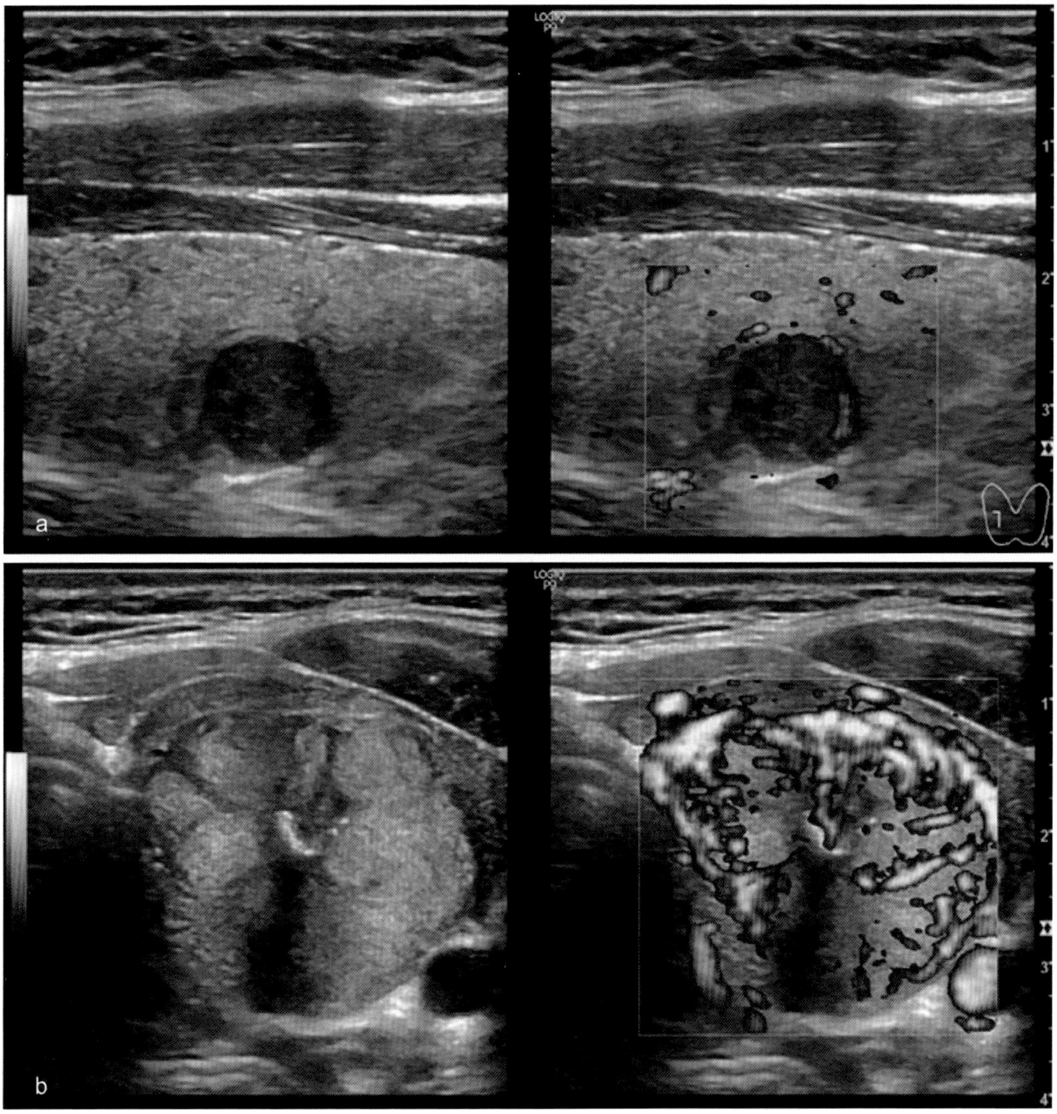

图 7.4 （a，b）TIRADS 4a 类。灰阶超声和 PDI

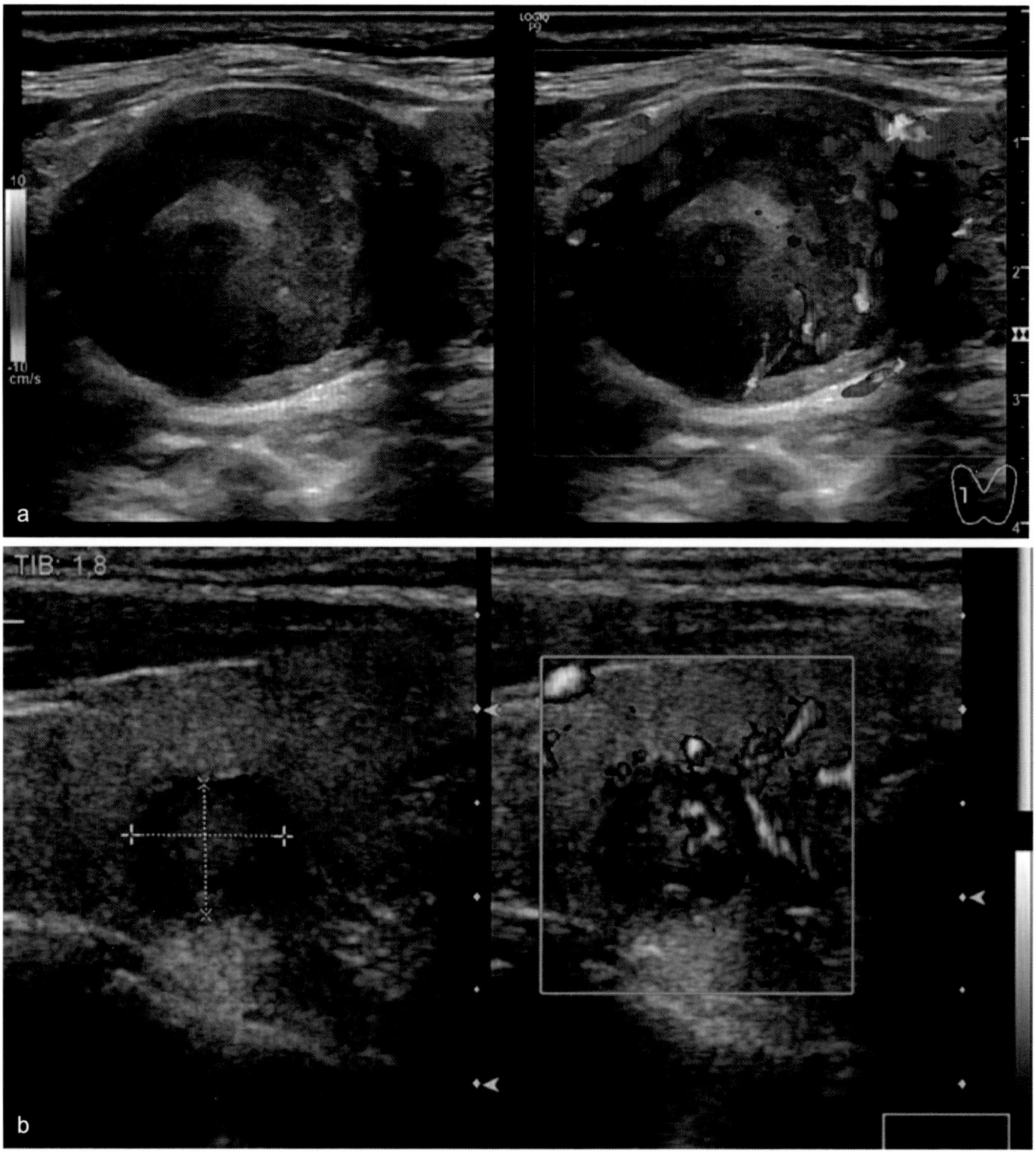

图 7.5 （a，b）TIRADS 4b 类。灰阶超声、CDI 和 PDI

- 边界不清。
- 富血供。
- 厚包膜。
- 粗钙化或微钙化。
- 低回声、无包膜结节。
- 形态和边缘不规则。
- 穿通血管。

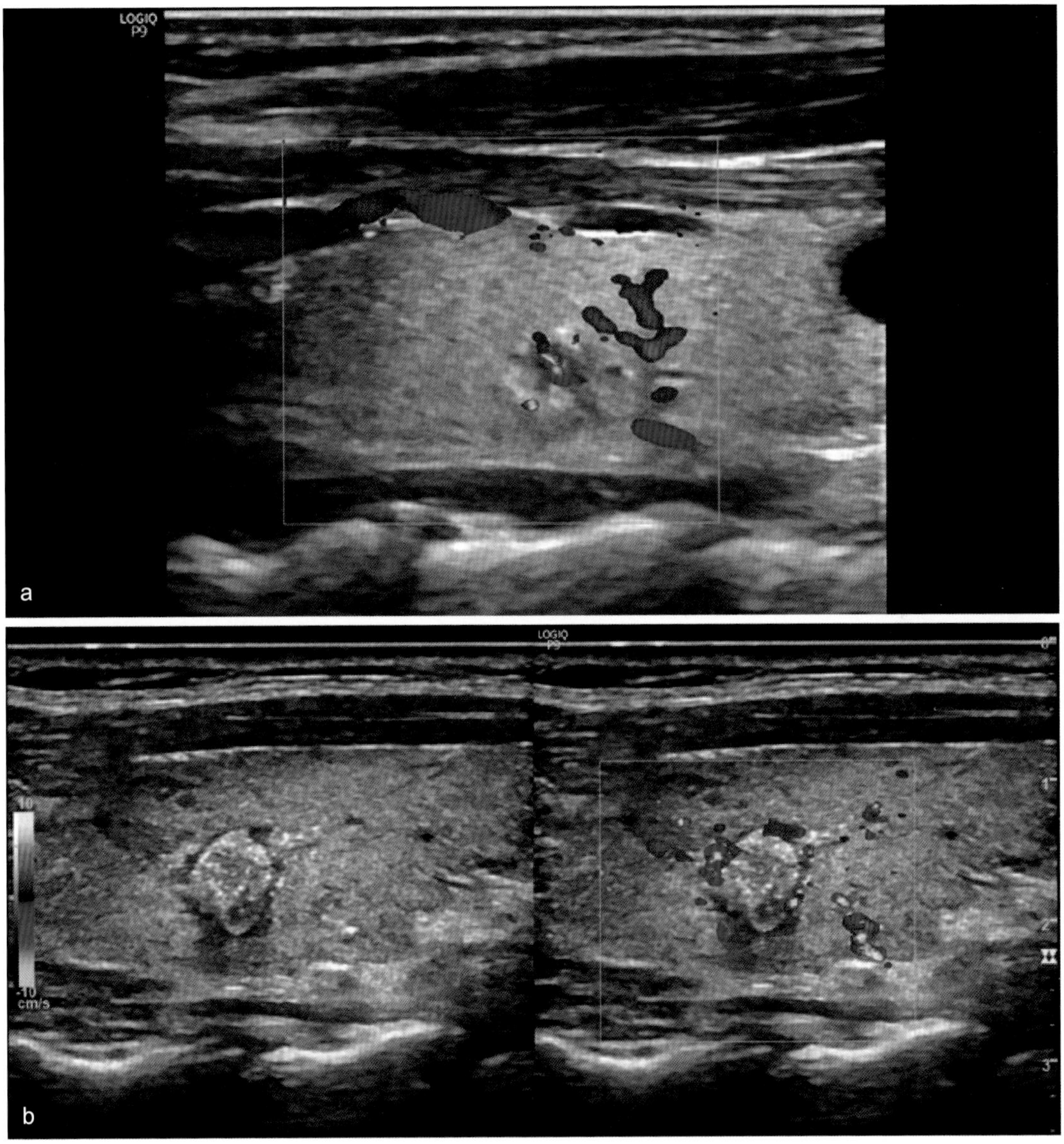

图 7.6　（a，b）TIRADS 4c 类。灰阶超声和 CDI

建议：通过FNAB进行细胞形态学验证。如果细胞学检查为良性或可疑，则病变分类为TIRADS 3类。

TIRADS 5类（提示恶性肿瘤）包括与TIRADS 4c类相同的恶性征象且伴有肿大的淋巴结。甲状腺恶性肿瘤的风险高于95%。超声引导下的FNAB可协助明确诊断。

TIRADS 6类包括经FNAB确诊的恶性肿瘤（图7.7）。这些患者在大多数情况下需要接受专科治疗或手术。

TIRADS标准化了甲状腺超声报告，从而减少了超声图像解析中的主观因素。它有助于增进影像科医生和临床医生之间的交流与合作，有助于明确甲状腺病变行FNAB的适应证，并减少不必要的干预措施。由于FNAB是最重要的甲状腺病变诊断方法，TIRADS的一大优势在于其与Bethesda甲状腺细胞病理学报告系统之间具有良好的关联性。

提高分层系统有效性的工作仍在进行中。目前已经提出了几种改进方法，例如对回声的量化评估[18]以及超声弹性成像和造影剂的使用，但是尚无关于此类方法应用价值的全面信息。

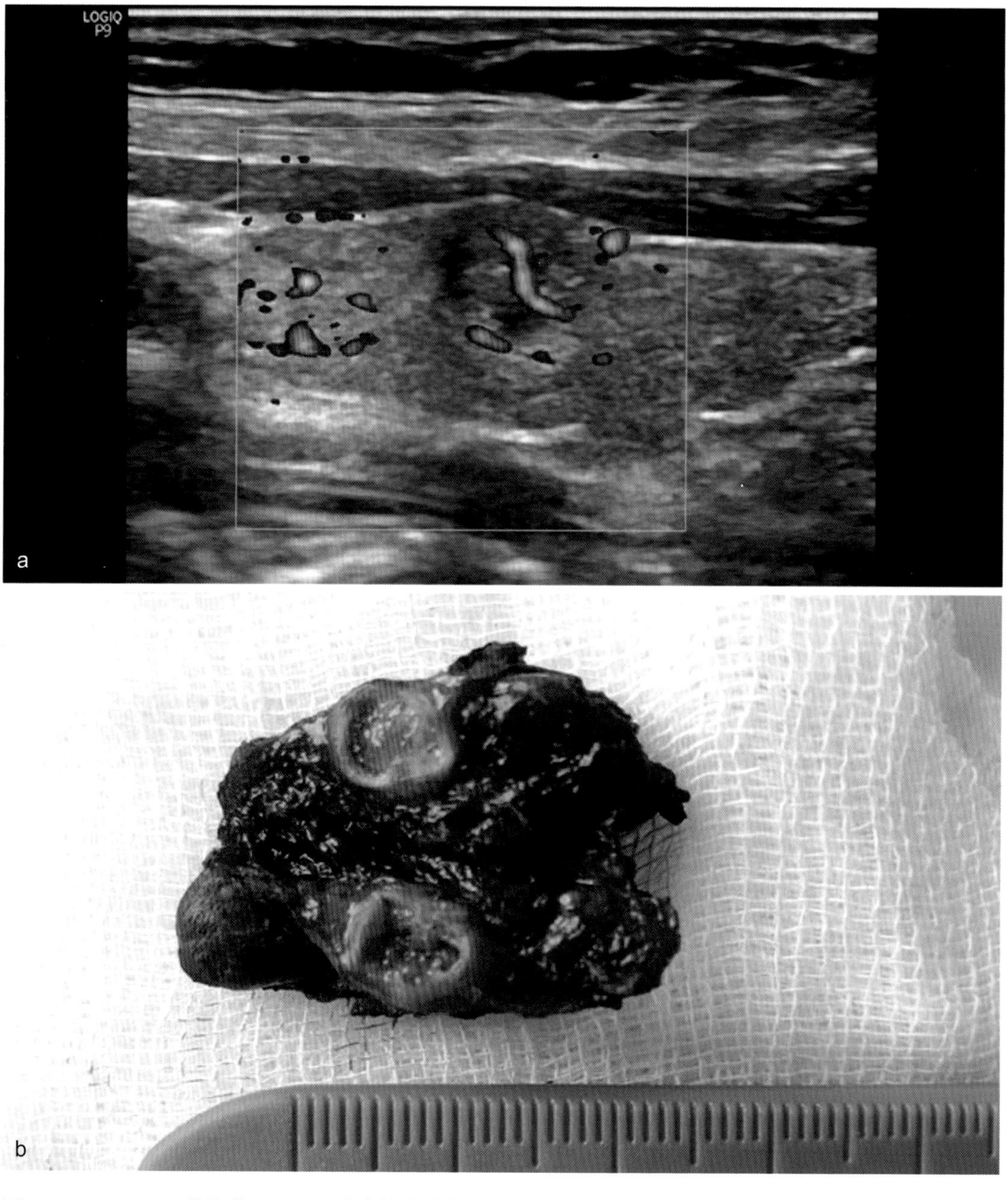

图 7.7　TIRADS 6 类结节，FNAB 确诊的乳头状癌，BSRTC 6 类。（a）超声声像图，PDI。（b）切除的甲状腺腺叶大体标本

甲状腺恶性肿瘤超声报告范例：

姓名：

年龄：

日期：

病案号：

超声仪器：

甲状腺形态不规则，左右不对称，左叶部分位于胸骨下。甲状腺左叶的轮廓不规则，局部边界不清，左叶上极和中部的包膜显示不清。邻近肌肉组织回声不均质，整体呈低回声且轮廓不清。

峡部前后径：4mm					
右叶			左叶		
前后径	19	mm	前后径	52	mm
左右径	11	mm	左右径	72	mm
上下经	42	mm	上下径	80	mm
体积	4.2	cm^3	体积	143.5	cm^3

总体积：147.7cm^3，明显超出上限

峡部前后径：4 mm	
右叶	左叶
未探及病变	腺叶被不均质低回声病变所替代，病变伴有微钙化且局部边界模糊不清。CDI 和 PDI 提示血供丰富且紊乱，压迫式弹性成像提示硬度异常，平均应变率比值为 5.4。CEUS 提示不均匀快速强化及不均匀快速消退。DT/2 指数为 1.035

气管和食道中度右移；左侧颈内静脉因上述病变挤压中度受压，超声探头施压可致其塌陷，但可及自发性血流。右侧血管束正常。

左下颈静脉和气管旁淋巴结增大，大小约1.0cm × 2.3cm，增大淋巴结呈不均质低回声且伴有血管紊乱。

结论：甲状腺左叶病变，高度怀疑侵袭性癌。左颈淋巴结肿大。TIRADS 5类。

超声医生：

参考文献

1. Gharib H, Papini E, Garber JR, et al. American Association of Clinical Endocrinologists, American College of Endocrinology, and Associazione Medici Endocrinologi medical guidelines for clinical practice for the diagnosis

and management of thyroid nodules – 2016 update. Endocr Pract. 2016;22(Suppl 1):1–60.
2. Haugen BR, Alexander EK, Bible KC, et al. American Thyroid Association management guidelines for adult patients with thyroid nodules and differentiated thyroid cancer: the American Thyroid Association guidelines task force on thyroid nodules and differentiated thyroid cancer. Thyroid. 2016;26(1):1–133.
3. Russ G, Bonnema SJ, Erdogan MF, et al. European thyroid association guidelines for ultrasound malignancy risk stratification of thyroid nodules in adults: the EU-TIRADS. Eur Thyroid J. 2017;6:225–37.
4. Shin JH, Baek JH, Chung J, et al. Ultrasonography diagnosis and imaging-based management of thyroid nodules: revised Korean Society of thyroid radiology consensus statement and recommendations. Korean J Radiol. 2016;17:370–95.
5. Tessler FN, Middleton WD, Grant EG, et al. ACR thyroid imaging, reporting and data system (TIRADS): white paper of the ACR TIRADS committee. J Am Coll Radiol. 2017;14:587–95.
6. Fernández-Sánchez J. TIRADS classification of thyroid nodules based on a score modified according to ultrasound criteria for malignancy. Rev Argent Radiol. 2014;78(3):138–48.
7. American College of Radiology, BI-RADS Committee. ACR BI-RADS breast imaging and reporting data system: breast imaging atlas. 4th ed. Reston: American College of Radiology; 2003. p. 1–86.
8. Aleksandrov YK, Shulutko AM, Sencha AN, et al. Diagnostic tactics for thyroid nodules based on the TIRADS system. Mosc Surg J. 2015;3(43):24–6 (In Russian).
9. Horvath E, Silva CF, Majlis S, et al. Prospective validation of the ultrasound based TIRADS (thyroid imaging reporting and data system) classification: results in surgically resected thyroid nodules. Eur Radiol. 2017;27(6):2619–28.
10. Horvath E, Majlis S, Rossi R, et al. An ultrasonogram reporting system for thyroid nodules stratifying cancer risk for clinical management. J Clin Endocrinol Metab. 2009;94(5):1748–51.
11. Campanella P, Ianni F, Rota CA, et al. Quantification of cancer risk of each clinical and ultrasonographic suspicious feature of thyroid nodules: a systematic review and meta-analysis. Eur J Endocrinol. 2014;170:R203–11.
12. Ianni F, Campanella P, Rota CA, et al. A meta-analysis-derived proposal for a clinical, ultrasonographic, and cytological scoring system to evaluate thyroid nodules: the "CUT" score. Endocrine. 2015;52(2):313–21. https://doi.org/10.1007/s12020-015-0785-5.
13. Tugendsam C, Petz V, Buchinger W, et al. Ultrasound criteria for risk stratification of thyroid nodules in the previously iodine deficient area of Austria - a single centre, retrospective analysis. Thyroid Res. 2018;11:3.
14. Moon WJ, Baek JH, Jung SL, et al. Korean Society of Thyroid Radiology (KSThR); Korean Society of Radiology. Ultrasonography and the ultrasound-based management of thyroid nodules: consensus statement and recommendations. Korean J Radiol. 2011;12:1–14.
15. Kwak JY, Han KH, Yoon JH, et al. Thyroid imaging reporting and data system for US features of nodules: a step in establishing better stratification of cancer risk. Radiology. 2011;260:892–9.
16. Grani G, Lamartina L, Ascoli V, et al. Ultrasonography scoring systems can rule out malignancy in cytologically indeterminate thyroid nodules. Endocrine. 2017;57:256–61.
17. Sencha AN, Patrunov YN, Mogutov MS, et al. Thyroid cancer: US THI-RADS classification, ultrasound qualitative and quantitative elastography, contrast ultrasound. Collection of scientific papers "Nevsky Radiologichesky Forum-2015". St. Petersburg: ELBI-SPb; 2015. p. 605–8 (In Russian).
18. Grani G, D'Alessandri M, Carbotta G, et al. Grey-scale analysis improves the ultrasonographic evaluation of thyroid nodules. Medicine. 2015;94:1129.

第 8 章
甲状旁腺和颈部肿块的超声检查

Yuriy K. Aleksandrov and Yury N. Patrunov

超声检查可以用于诊断颈部多种肿块，例如：

- 原发性肿瘤［器官来源性肿瘤（甲状腺、唾液腺、耳鼻喉器官、甲状旁腺等）和非器官来源性颈部肿瘤］
- 淋巴结病（反应性、转移性、淋巴瘤等）
- 先天畸形（中位和侧位颈部囊肿、甲状腺异位、畸胎瘤等）
- 血管异常（动脉瘤、血管瘤、淋巴管瘤、副神经节瘤等）
- 炎症过程（甲状腺炎、涎腺炎等）

多参数超声可以明确颈部病变与器官的解剖关系，描述其结构与血管的特征，并鉴别典型的颈部异常病变。

颈部软组织可罹患70多种不同类型的肿瘤。大多数软组织肿瘤为良性且无症状、生长缓慢，对周围器官无压迫作用，仅仅影响美观。但是，某些肿瘤（如甲状旁腺肿瘤）具有特殊的功能，可能引起严重的临床症状。

8.1 甲状旁腺超声检查

甲状旁腺疾病的发病率在所有内分泌疾病中排第三。原发性甲状旁腺功能亢进症（HPT）的发病率在不同年龄和性别的人群中为1：200至1：2000不等，男女比例为1：4。在所有的HPT病例中只有不到10%的病人能被早期诊断。HPT的诊断基于实验室检查结果，例如血液甲状旁腺素浓度、Ca^{2+}浓度等。在大多数情况下，HPT的原因是甲

Y. K. Aleksandrov（✉）
Department of Surgery，Federal State Budget Educational Institution of Higher Education Yaroslavl State Medical University of the Ministry of Healthcare of the Russian Federation，Yaroslavl，Russia

Y. N. Patrunov
Department of Ultrasound Diagnostics，Center for Radiological Diagnostics of Non-State Healthcare Institution Yaroslavl Railway Clinic of JSC “Russian Railways”，Yaroslavl，Russia

状旁腺（单个或多个腺体）的异常。明确异常腺体的位置是成功治疗的关键。目前甲状旁腺功能亢进症外科治疗原则是切除或破坏异常的甲状旁腺，如果不能对这些异常的病变进行精准定位，手术是不可能成功的（术前的定位诊断是手术成功与否的关键）。甲状旁腺影像学检查技术基于甲状旁腺代谢功能原理（^{99m}Tc-MIBI显像和SPECT显像）和解剖成像原理（US、CT、MRI等）。在临床实践中，推荐将以上两类方法联合应用。

超声已广泛应用于甲状旁腺检查[1]。目前，高钙血症和甲状旁腺功能亢进症患者的所有检查方案中均包括颈部和纵隔的超声检查。此外，当其他方法（例如^{99m}Tc-MIBI显像、CT和MRI）无效或检查受限时，超声检查通常作为替代方法而非辅助方法。

高血PTH和高钙血症患者超声检查的适应证如下：

- 甲状旁腺肿瘤引起的、而非^{99m}Tc-MIBI引起的原发性HPT
- 有明确的甲状腺和甲状旁腺病理
- 有明确的甲状旁腺和淋巴结病理
- 原发性HPT复发
- 原发性HPT患者伴多个高^{99m}Tc-MIBI摄取灶
- 继发性HPT和三发性HPT的鉴别诊断
- 甲状旁腺多发性病变
- 在FNAC和穿刺针洗脱液PTH分析前
- 超声引导下甲状旁腺疾病的微创治疗前
- ^{99m}Tc-MIBI无法显像
- 患者有辐射恐惧症，拒绝进行^{99m}Tc-MIBI显像
- MEN Ⅰ型综合征（Wermer综合征）和MEN Ⅱ型综合征（Sipple综合征）
- 家族性原发性甲状旁腺功能亢进症。

常规颈部超声检查及一些辅助检查可改善甲状旁腺的影像，以诊断甲状旁腺的疾病。甲状旁腺超声检查类似于甲状腺超声检查，患者无需做特殊准备，只需仰卧，充分暴露颈部即可，超声医生用频率为7.5 MHz或更高的线阵探头检查。检查时，可在患者肩膀下方放置一个枕垫，有利于下颈部和纵隔的超声显像。在大多数情况下，甲状旁腺位于甲状腺叶背面，这个解剖关系有助于使用多种技巧使颈部肿块与周围组织明显错位运动而加以区分。检查右颈部时，患者需将头向左转，反之亦然。吞咽和深呼吸能产生一些额外的诊断信息，颈部肌肉和淋巴结与甲状旁腺产生相对移动，有助于区分。探头按压颈部可以更好地评估更深处的气管旁及食管旁肿块的结构，并通过移动探头更好地区分甲状腺内和甲状腺外病变。在某些情况下，可以通过探头加压将异常的甲状旁腺从超声盲区（气管后方等）挤出。正常甲状旁腺和病理性（增生和腺瘤）甲状旁腺的柔软度也应有所考虑。甲状旁腺可因为探头的按压以及患者转头时的动作而改变形状。可以用

手在靠近探头的地方对颈部加压，相应的移位可有助于鉴别诊断。

探头置于颈前，从颌下一直向下扫查至胸骨上窝和锁骨上方区域，需特别注意甲状腺下动脉（ITA）分支之间的甲状腺叶背侧和靠近甲状腺叶下极的脂肪（甲状旁腺常见位置）。提前进行放射性核素扫描能更快进行定位。

超声报告应包含以下数据：

- 病变数量
- 与甲状腺、颈部血管、气管、食管、喉或舌骨的相对位置关系
- 三条径线和体积
- 形状（球形、椭圆形或不规则形状）
- 边界（平滑或不规则）
- 轮廓（清晰或模糊）
- 回声强度
- 回声结构
- 钙化（大小、位置和后方声影）
- 囊性成分（大小和囊实性比例）
- 后方回声模式（增强或减弱）
- 血流

关于甲状旁腺功能亢进的大多数研究强调，只有当甲状旁腺在颈部时，超声检查才能够显示。也有一些研究人员认为，超声可诊断纵隔中的肿瘤和囊肿。

84%的人有4个甲状旁腺（每侧2个）。在3%～13%的病例中，可观察到5～6个腺体，1%～7%的病例中可观察到2～3个腺体，而在极少数情况下，可观察到多达12个甲状旁腺[2]。每个腺体的长度为2～7mm，宽度为2～4mm，厚度为0.5～2mm，重量为35～55mg。

成对的上、下甲状旁腺位于甲状腺叶的背侧。上甲状旁腺通常在甲状腺叶背侧的中间，相当于环状软骨水平。大约80%的上甲状旁腺分布在直径2cm的范围内，即从该部位向头侧移位1cm[3]。下甲状旁腺通常位于靠近ITA的甲状腺叶下极附近（通常是甲状腺背侧），但它们相对上甲状旁腺更常发生异位。下甲状旁腺可位于甲状腺腺体的深部，也可在甲状腺外科包膜之外，或靠近CCA分支处或位于上纵隔。15%～20%的患者有异位甲状旁腺，也可能出现在除以上位置以外的许多不常见的位置。

正常甲状旁腺并不容易被影像学检查探及。正常的成人甲状旁腺里有大量的脂肪细胞。因此，与甲状腺腺体不同，它们混在周围的脂肪组织中，不容易被发现。大多数研究者认为，甲状旁腺无法通过影像学检查（超声、CT或MRI）探及，但当前超声设备可对超过半数以上患者的正常甲状旁腺显像。然而，用超声检测甲状旁腺需要花费大量时

间和精力，由具有一定经验的超声医生操作，探及正常下甲状腺旁腺的可能性更大。目前还没有关于常规用超声进行甲状腺旁腺检查的指南，已发表的世界性规范中均未提到如何用颈部超声描述它们。

正常的甲状旁腺结构具有以下特征（图8.1）：

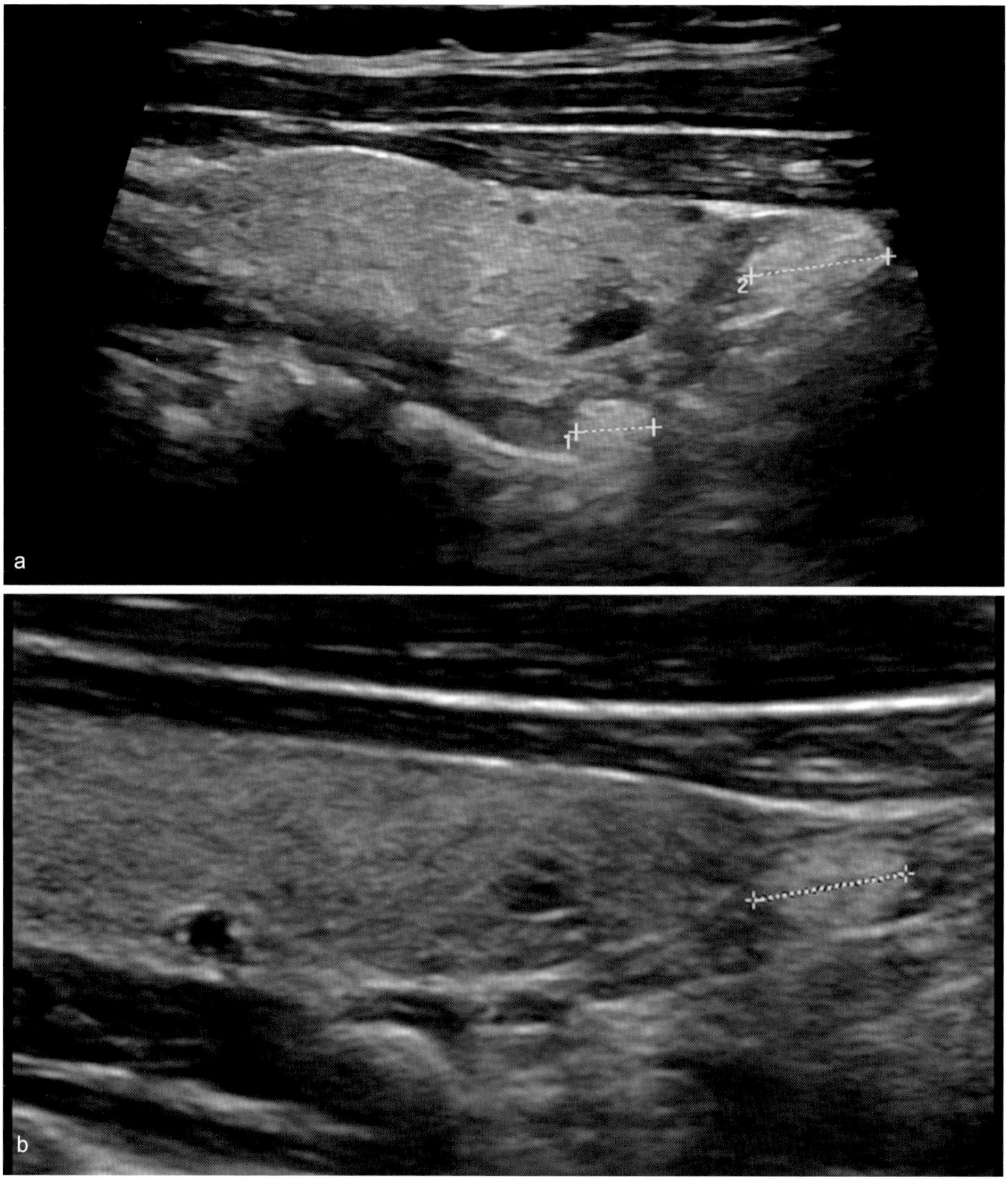

图 8.1　正常的甲状旁腺。（a）二维超声下形态正常的上下甲状旁腺。（b）二维超声下正常下甲状旁腺。（c）CDI。（d）PDI。（e）压迫式弹性成像。（f）ARFI 评估下的弹性量化。（c）（d）（e）（f）见下页

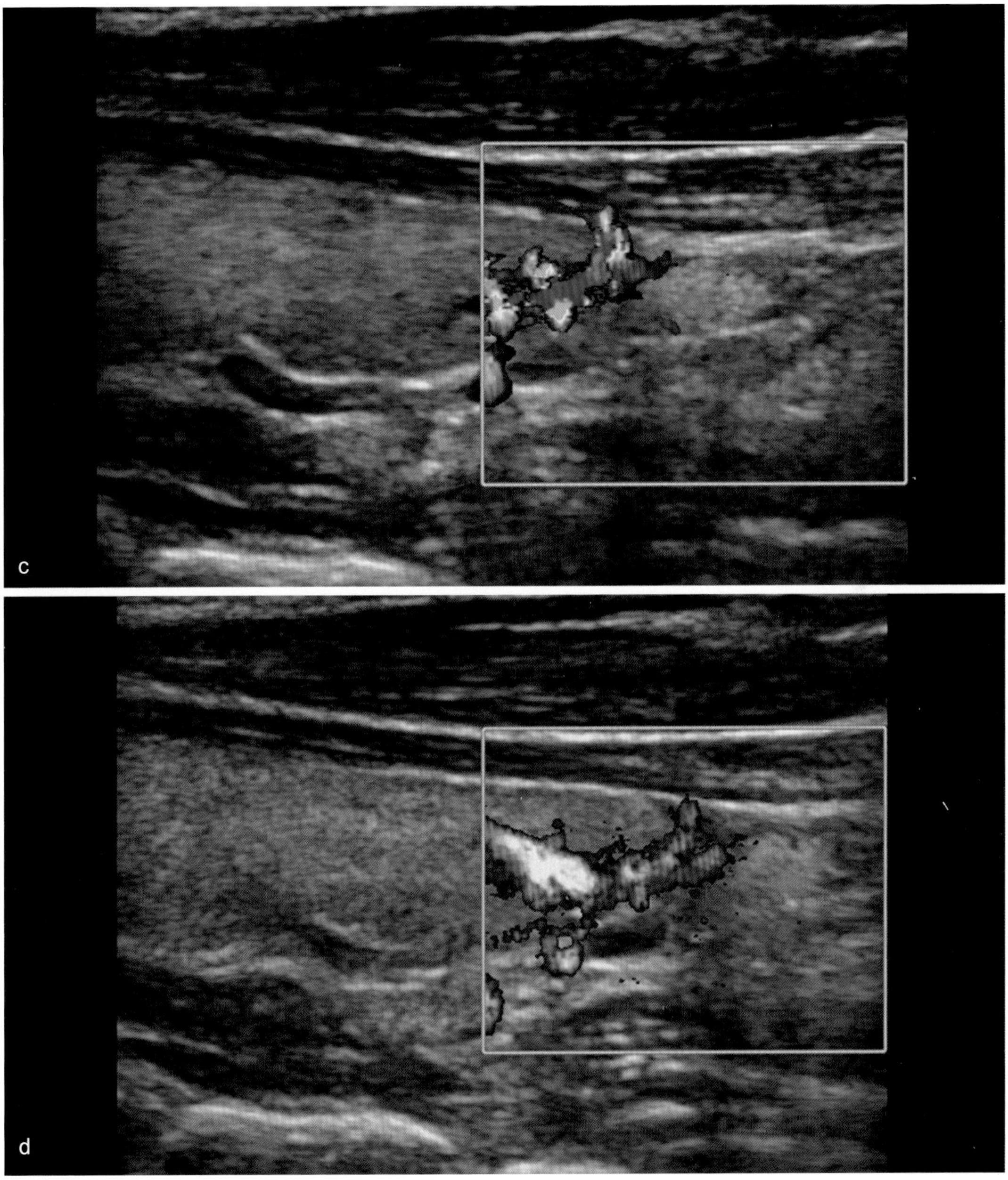

续图 8.1

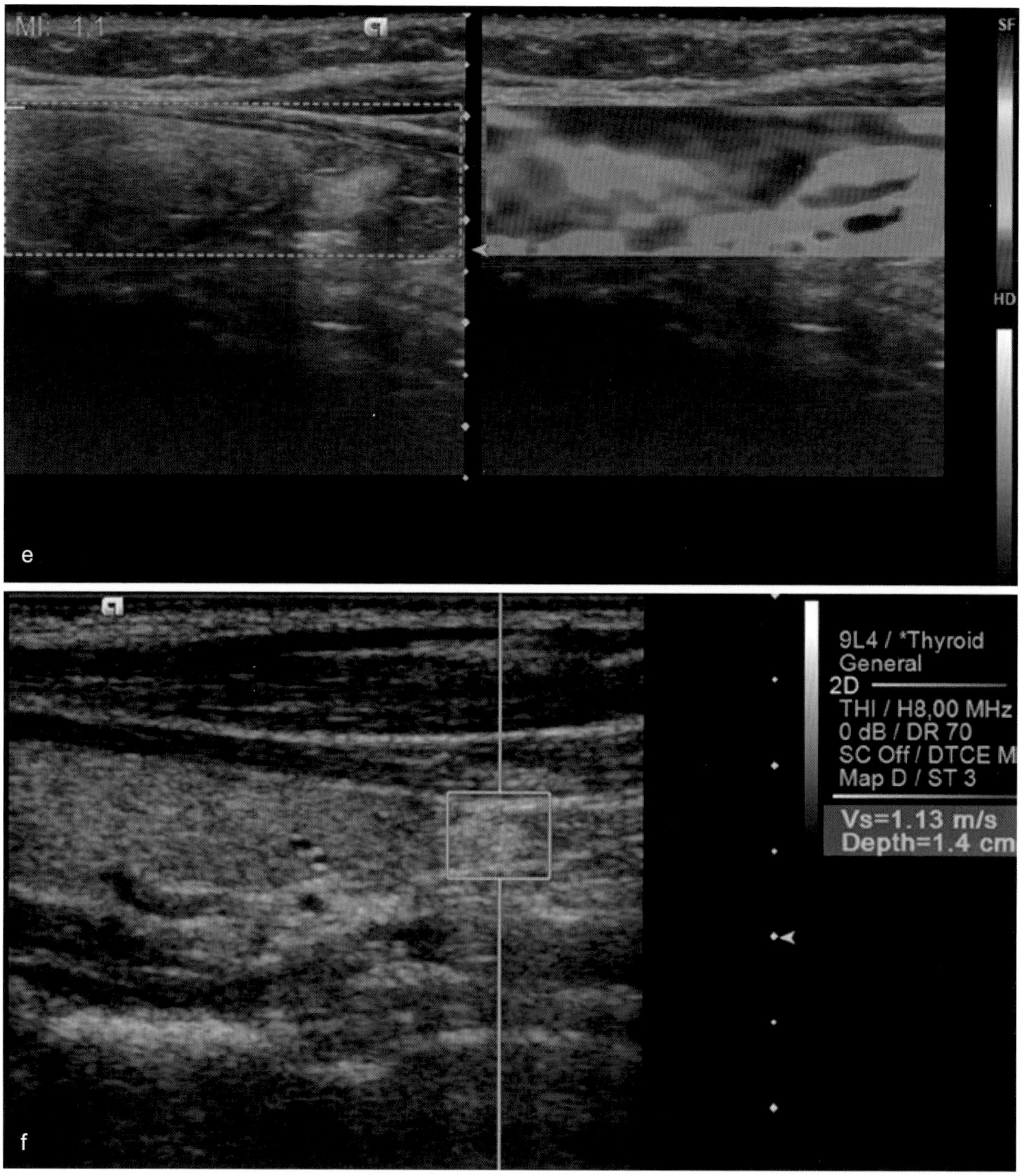

续图 8.1

- 结构上，甲状旁腺通常靠近甲状腺叶下极或甲状腺叶中部的背侧表面，有时部分或全部腺体都位于甲状腺内
- 长径为0.2～0.7cm
- 圆形或椭圆形
- 等回声或稍高回声
- 均质结构
- 边界清晰、规则

- CDI、PDI和3DPD无血流信号
- 弹性成像无特定模式，质地较软

正常的甲状旁腺多位于典型部位。上甲状旁腺通常见于气管旁的甲状腺叶中段，从甲状腺下动脉末端分支的内侧或后侧靠近或压向甲状腺组织。下甲状旁腺通常见于甲状腺叶下极的后面或沿血管的下方，通常位于筋膜叶之间的甲状腺叶下极下方1～2cm处。上甲状旁腺的位置变化不大，下甲状旁腺更容易被探及。超声检查可发现60%～70%患者中的一两个下甲状旁腺。正常的甲状旁腺内很难探及血流。由于甲状腺合并病理性改变或颈部淋巴结干扰等原因，正常甲状旁腺的显像可能变得复杂。自身免疫性甲状腺疾病患者有甲状腺结节、甲状腺组织异质性、甲状腺肿大以及其他疾病会使得甲状旁腺成像不清晰，通常无法显示。

超声显像通常更容易发现甲状旁腺异常增大。Nazarenko等[4]指出，在甲状腺超声检查过程中，37%的患者被发现患有甲状旁腺病变，而甲状腺专项检查时，甲状旁腺病变概率高达63%。甲状旁腺异常在成年患者中高发。

甲状旁腺腺瘤和增生显像成功主要是由于其组织学结构的特殊性，其具有大量的主细胞和嗜酸细胞，导致脂肪细胞与主细胞、嗜酸细胞之间的比值降低。另外，功能亢进导致主细胞和嗜酸细胞增大，使甲状旁腺在周围脂肪的背景下更容易被我们看到（呈现低回声为主）。由于腺瘤和增生的改变相似，我们发现甲状旁腺腺瘤和甲状旁腺增生的在外观上几乎相同。

超声已被证明可以检测到以下甲状旁腺异常：

- 腺瘤
- 增生
- 囊肿
- 癌症

PTH浓度增高通常是由于单发（83%）或多发（5%）甲状旁腺腺瘤、甲状旁腺增生（11%～20%）或恶性激素释放甲状旁腺肿瘤（1%）造成的[4]。超声检查对甲状旁腺异常的诊断敏感性为63%～78%，对甲状旁腺增生的敏感性为24%～50%，低于对腺瘤的敏感性[5]，在以前做过颈部手术的病例中，这个比例甚至更低。

通常沿着甲状腺叶中段的后缘，在喉返神经和ITA分支的走行中纵向扫查上甲状旁腺腺瘤。下甲状旁腺腺瘤通常位于甲状腺叶下极以下或胸腺韧带前端。横切扫查甲状腺腺叶时，甲状旁腺腺瘤可在气管旁或血管旁（CCA的内侧或背侧）探及。

甲状旁腺腺瘤通常表现出以下特征（图8.2和8.3）：

- 形状为延伸状、三角形、哑铃状或椭圆形。尺寸较小的甲状旁腺腺瘤（最大

10mm）为椭圆形。在其增大的过程中，肿瘤伸展明显

- 回声较甲状腺低
- 回声结构相对均匀。在某些情况下，由于小面积回声增高、有回声内含物或无回声液体聚积，回声结构可中度或明显不均匀。液体成分不影响HPT的描述。它既不能反映腺瘤的“生长时间”，也不能预测其发展

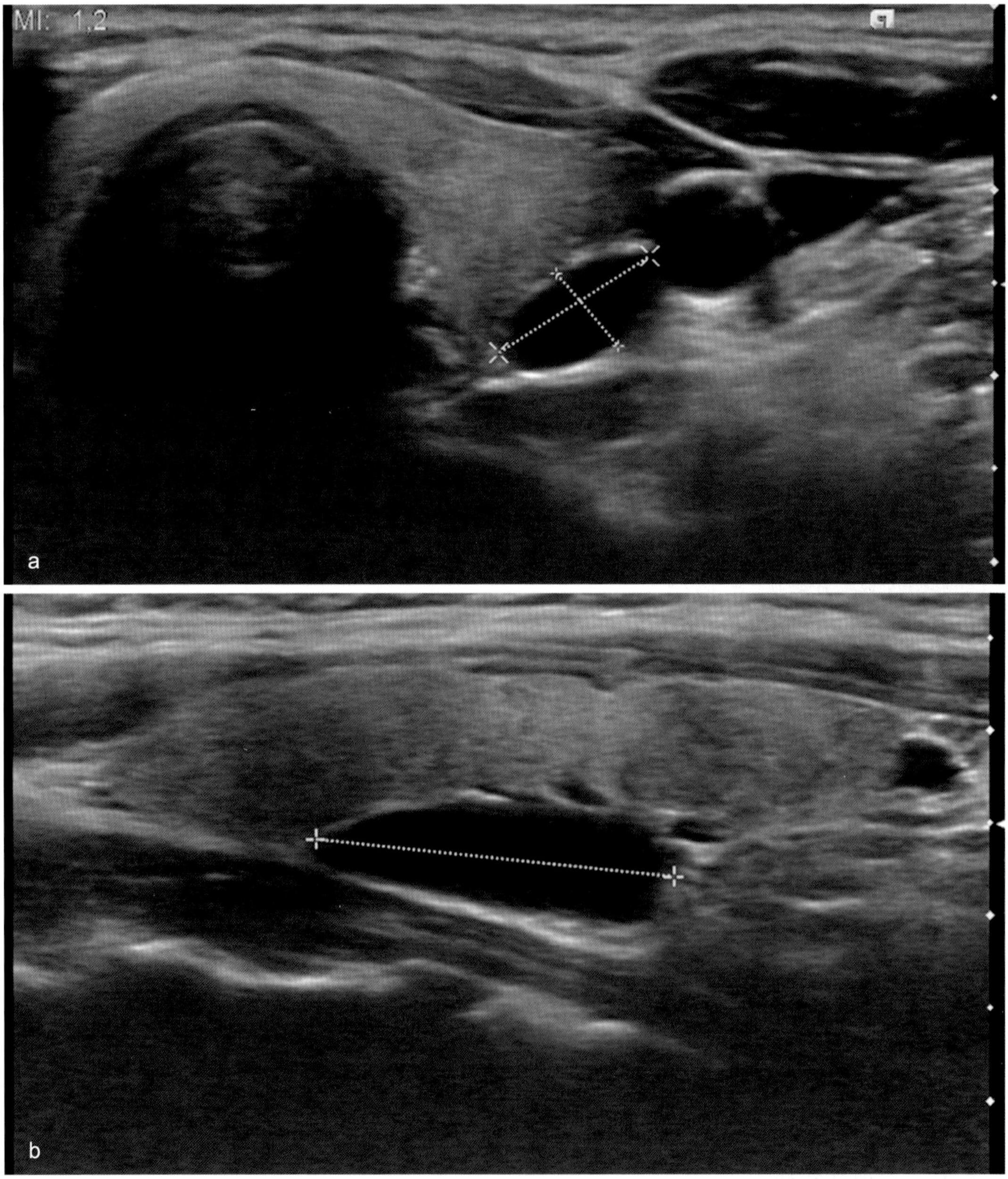

图 8.2 左上侧甲状旁腺瘤。（a）二维超声横向扫查图。（b）二维超声纵向扫查。（c）CDI。（d）压迫式弹性成像。（c）（d）见下页

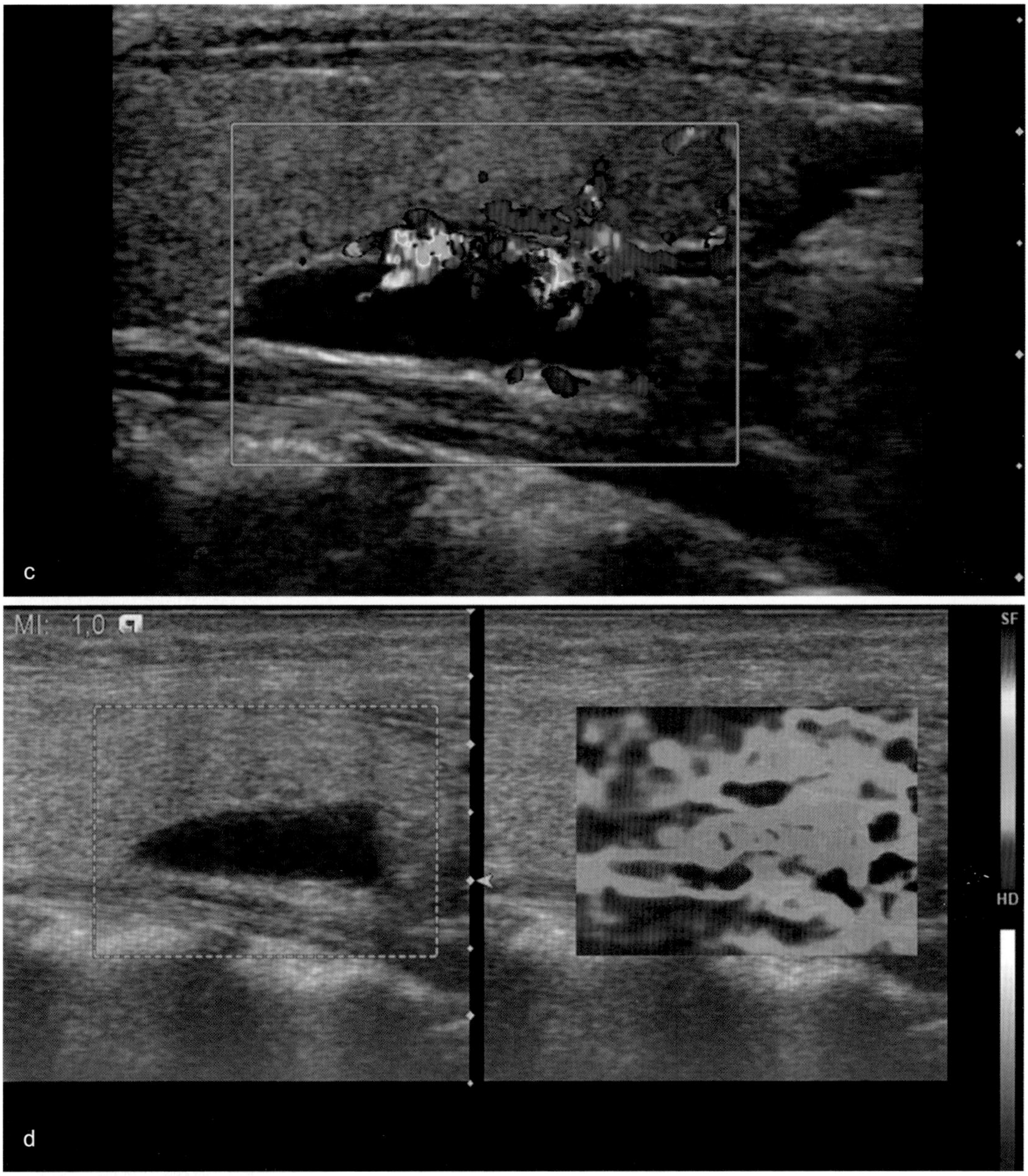

续图 8.2

- CDI和PDI通常显示病变内分支的供血血管和周围环绕的血管
- 弹性成像显示组织较软

病灶形状可作为鉴别甲状腺肿瘤和甲状旁腺肿瘤的标准。甲状腺病灶超声扫查表现为圆形。在大多数情况下，甲状旁腺腺瘤表现为伸展的扁平形状，贴近甲状腺后表面的上甲状旁腺尤其明显，下甲状旁腺腺瘤通常表现为椭圆形或球形病变，通常被误认为是甲状腺病变。

83%的患者使用CDI和PDI可识别甲状旁腺的滋养动脉（图8.4a）。Lane等[6]研究者指出，可将滋养动脉看成“路线图”，无论其大小和位置如何，沿着滋养动脉都可找到生成的甲状旁腺腺瘤。因此，对于PHPT患者，检测滋养动脉是超声检查所必需的。

在大多数甲状旁腺腺瘤病例中，CDI和PDI表现出“分支”征：滋养动脉在进入腺体时，分支成更小的血管。

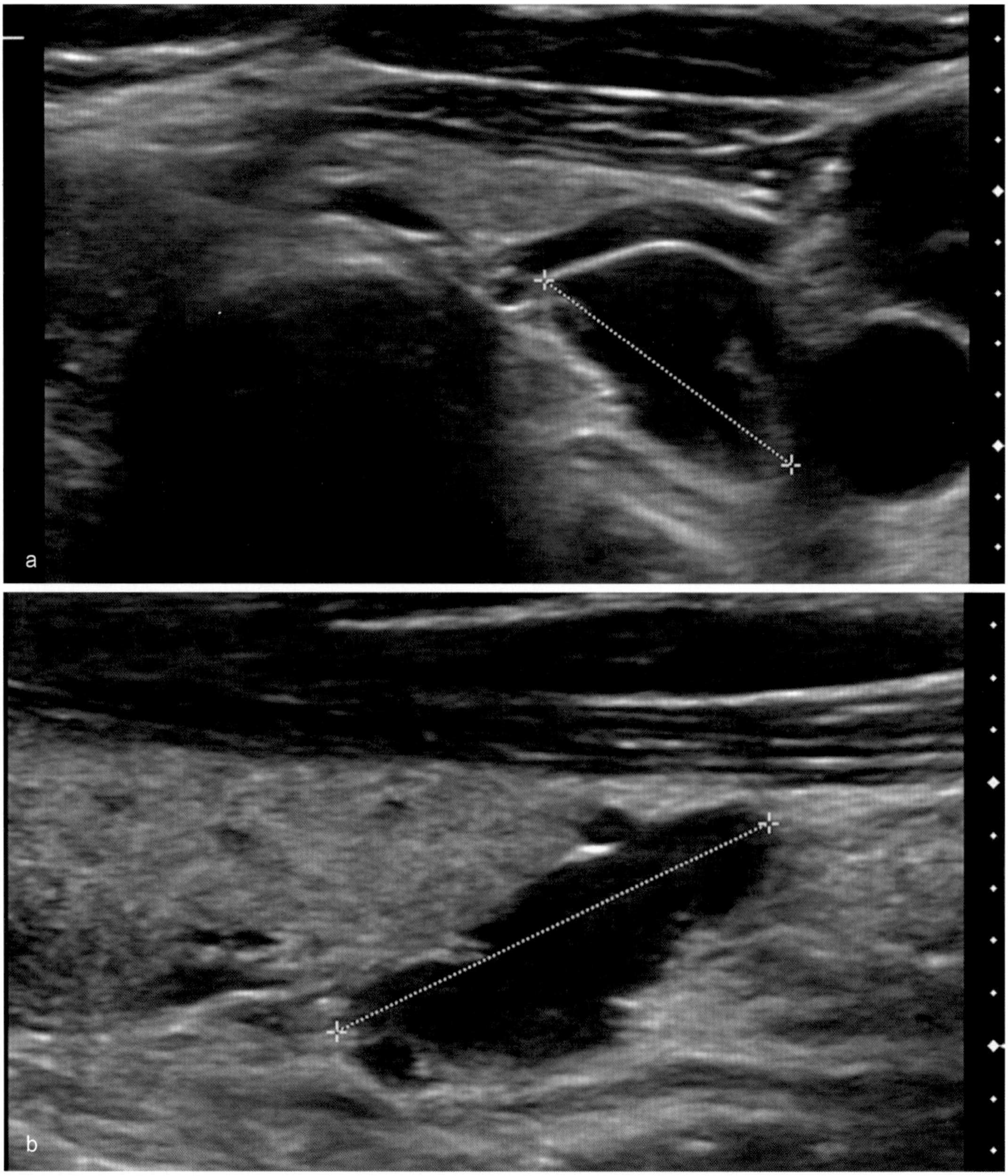

图 8.3　左下甲状旁腺腺瘤。（a）灰阶超声，横向扫查。（b）灰阶超声，纵向扫查。（c）CDI。（d）PDI 。（e）压迫式弹性成像。（f）ARFI 弹性量化图。（c）（d）（e）（f）见下页

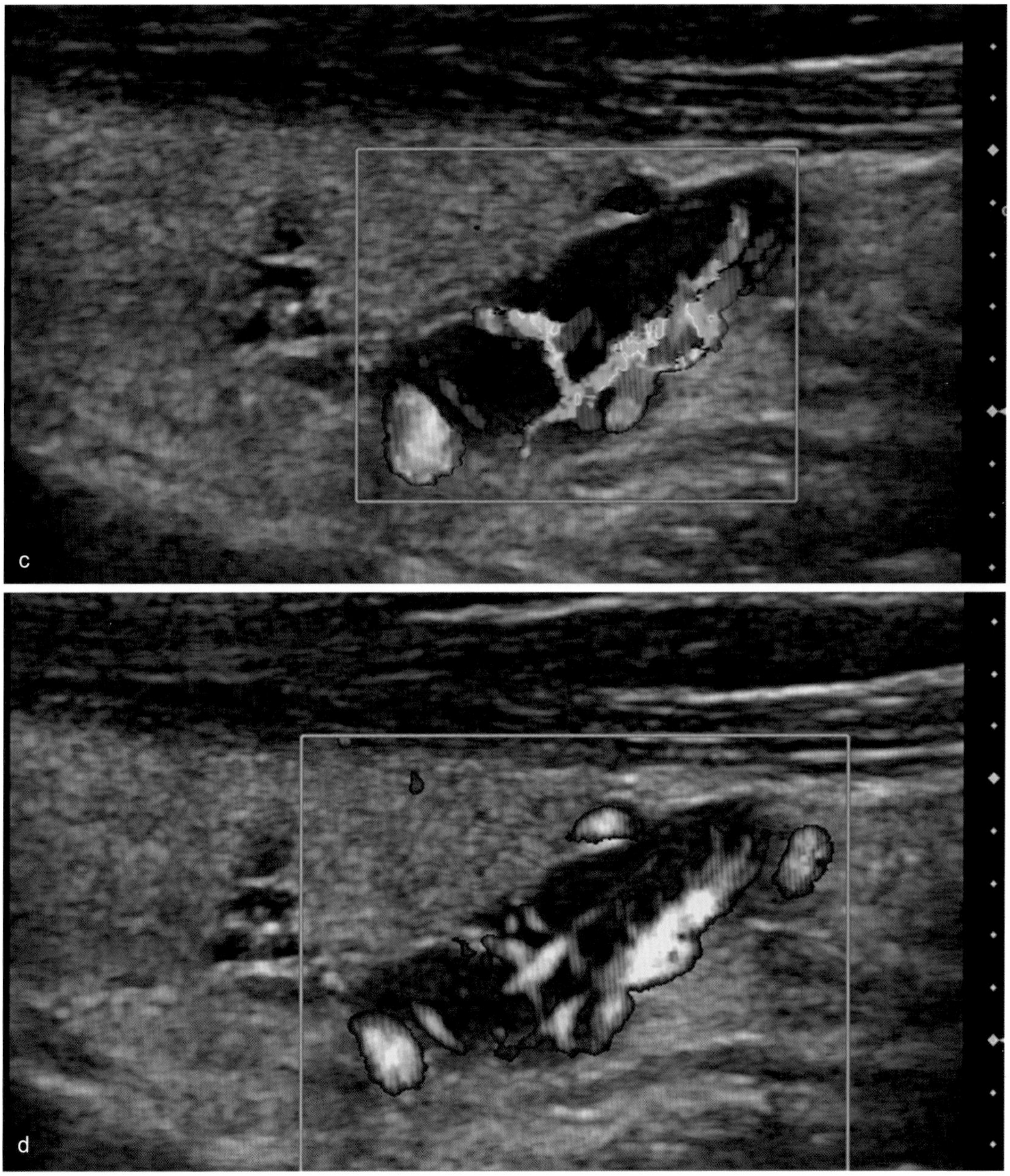

续图 8.3

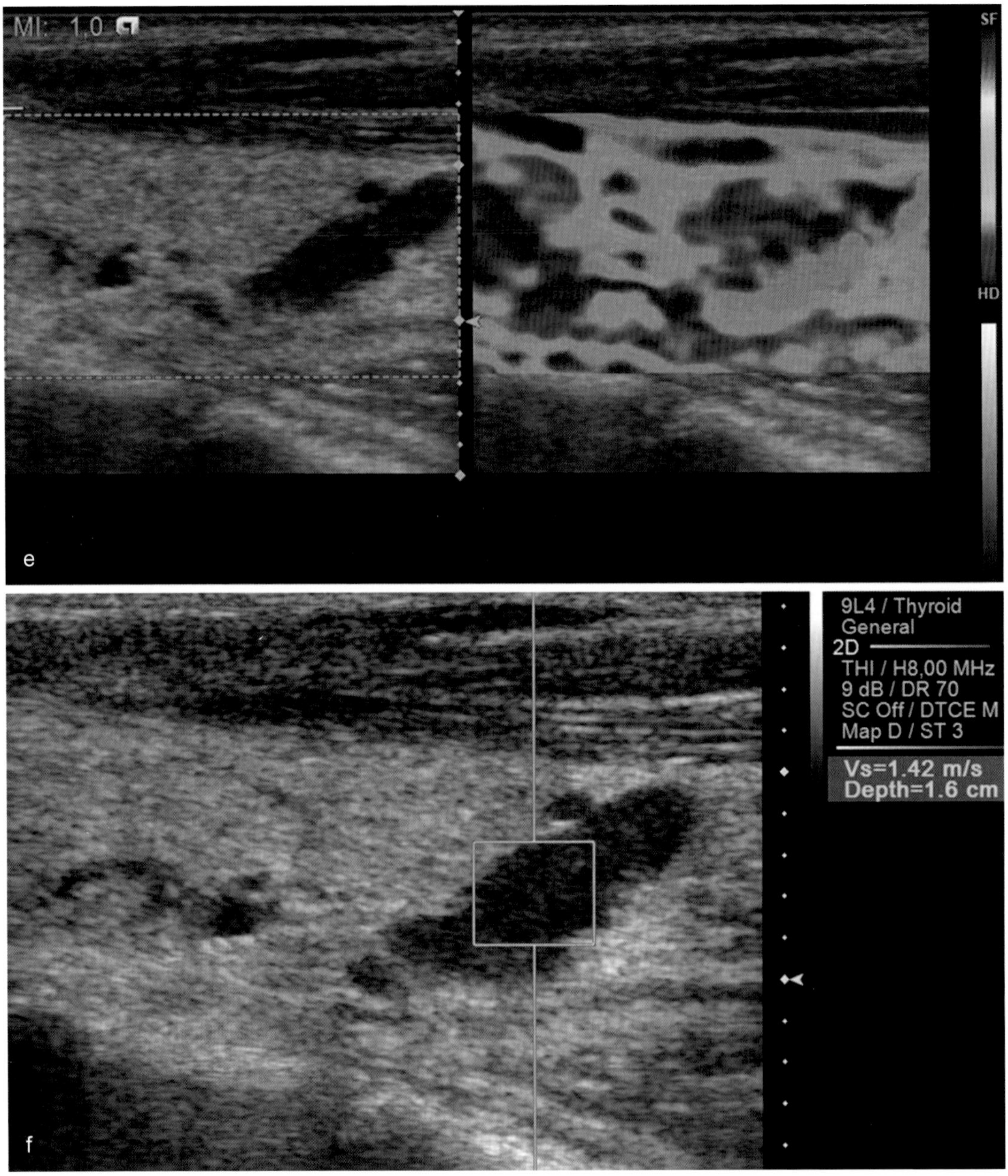

续图 8.3

该征象可将甲状旁腺腺瘤与甲状腺病灶区分开来。另一个专门针对甲状旁腺腺瘤的征象[7]是“血管弓”征，可以观察到一部分环抱腺瘤周围的血管（图8.4b）。在63%的甲状旁腺腺瘤患者中发现这种血管环抱，甲状旁腺腺瘤内的血管密度通常高于颈部淋巴结。

超声造影可以详细评估甲状旁腺腺瘤的血流，并显示其血管分布（图8.5a）。它可以有效区分囊肿和血管病变，例如从囊肿中区别出腺瘤（图8.5b）。在我们的研究中，如果成功经皮激光消融甲状旁腺腺瘤后，周围的血供会消失。对于实性甲状旁腺病变，

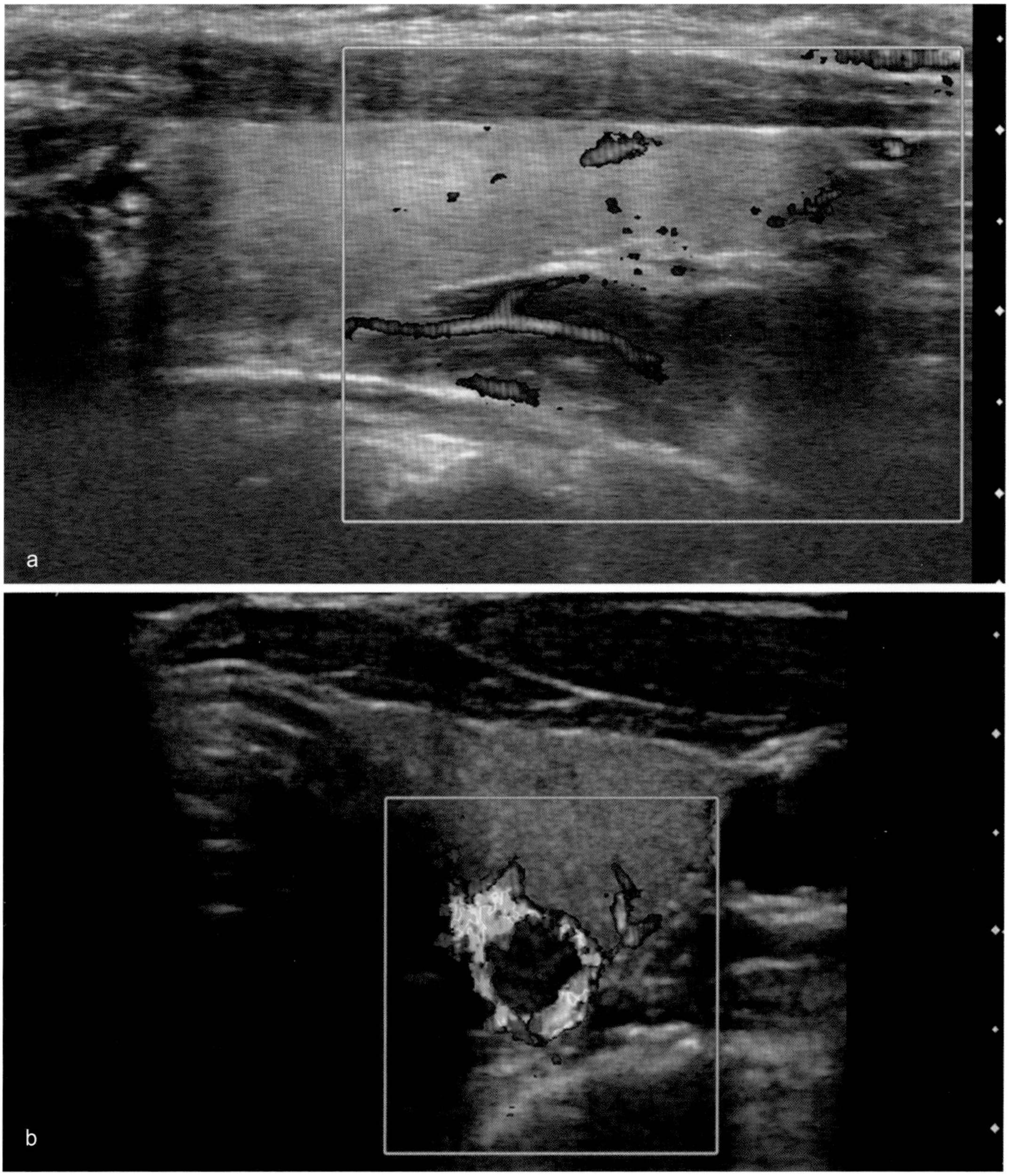

图 8.4　（a）甲状旁腺腺瘤的滋养血管。PDI。（b）“血管弓”征。CDI

超声造影在鉴别诊断中的价值尚无报道。

弹性成像是辅助工具。甲状旁腺腺瘤在压迫式弹性成像中通常是软的，或者根据应变图无法与周围组织区分（图8.2d和8.3e）。用ARFI或SWE进行弹性测量亦证实甲状旁腺腺瘤具有柔软特性（图8.3f）。这一事实有助于鉴别诊断，若病变硬度高，则不太可能是腺瘤。

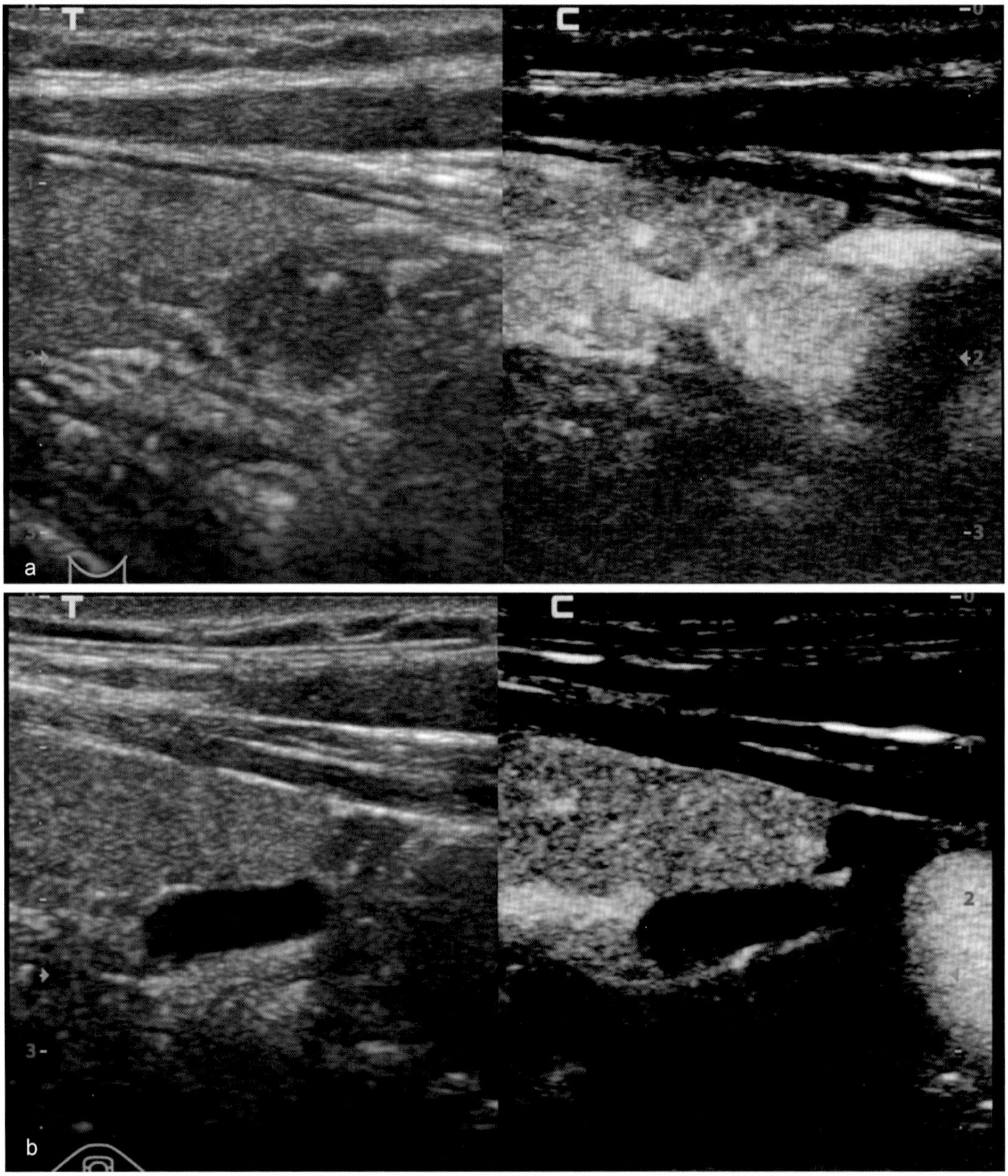

图 8.5 甲状旁腺病变。使用声诺维®4.0ml 行甲状腺声学造影。（a）在动脉期，甲状旁腺腺瘤呈现均匀强化。（b）甲状旁腺囊肿显示无增强

甲状旁腺腺瘤可双发，但核素扫描（sestamibi scan）并不能完全显示，当超声检查发现颈部占位，疑似甲状旁腺腺瘤时，应进一步扫查其他甲状旁腺，以防漏诊。

非典型位置的甲状旁腺腺瘤，如位于甲状腺内、胸腺内、血管旁或甲状腺腹侧，会给诊断带来较大困难。大多数此类病例超声往往不能鉴别。甲状旁腺功能亢进（HPT）患者的淋巴结、脂肪瘤或其他颈部肿块常被误诊为甲状旁腺腺瘤。而在没有血清PTH和

Ca^{2+}的实验室检查结果时，非典型位置的甲状旁腺腺瘤有可能被误认为是甲状腺病变。因此，即使非典型位置的结节，也应意识到甲状旁腺腺瘤的可能，尤其是HPT高危患者。

因甲状旁腺包膜菲薄，当甲状旁腺腺瘤位于甲状腺内时，鉴别诊断非常困难。尽管如此，与其他影像学检查比较，对于位于甲状腺内或甲状腺腹侧的甲状旁腺，超声仍具有独特优势。

体积较大的甲状旁腺腺瘤占据了其他器官（首先是甲状腺）的“正常”位置，可被误认为是甲状腺肿块。即使核素扫描（sestamibi scan）阳性，也非常容易误诊。周围器官和组织的异常也增加了甲状旁腺腺瘤的误诊。6%～15%的假阳性病例由甲状腺结节误诊导致，少部分则由于淋巴结肿大或食管病变误诊导致。结节性甲状腺肿常伴有多发、回声不等结节，可掩盖甲状旁腺腺瘤。血Ca^{2+}浓度正常（血钙正常的HPT）和无临床症状的HPT（无症状的HPT）有时会使超声医师忽视对甲状旁腺腺瘤的诊断。患者有颈部手术史和复发性甲状腺肿，会增加诊断的困难性。甲状旁腺和淋巴结同时存在病变，尤其是合并转移性淋巴结肿大时，会给诊断带来较大误区。恶性淋巴结有特殊的超声征象：外形增大、形态饱满、边界不清、回声减低、不均匀、淋巴门消失、血管分布紊乱。若CDI、PDI可探及被膜下血流、紊乱血管，高度提示恶性。而反应性增生的淋巴结呈细长型，血流呈门型。上述“血管弓”可能是区分甲状旁腺腺瘤与淋巴结的标志，后者无此特征。

可疑甲状旁腺腺瘤患者，行超声引导下FNA，测量穿刺洗脱液中的PTH可增加诊断准确率。穿刺后，针头用1ml生理盐水冲洗，测量洗脱液中的甲状腺球蛋白，这种方法多用于评估甲状腺癌淋巴结转移。甲状旁腺腺瘤的PTH检测是定性的而不是定量的，但高于1000pg/ml具有诊断意义。为了结果的准确性，还应测量洗脱液中的甲状腺球蛋白（甲状腺组织的标记物）。与FNA细胞学检查相比，该检查具有更高的敏感性和诊断价值。从甲状旁腺病变中提取的细胞学物质常被误诊为甲状腺的滤泡性肿瘤[8]。超声引导下FNA的敏感性和特异性与^{99m}Tc核素扫描基本相同。合并自身免疫性甲状腺疾病的患者，甲状腺组织回声不均，呈结节样改变，同时合并区域淋巴结肿大，使甲状旁腺腺瘤更难检出。

基于甲状旁腺腺瘤的大小、体积与体内血清Ca^{2+}、PTH激素水平呈相关性，甲状旁腺腺瘤的相关特征可根据以上数据推算得出。有研究认为通过Ca^{2+}和PTH水平可以预测甲状旁腺腺瘤的重量和体积[9]。

甲状旁腺增生通常表现为2个或2个以上腺体的增大。单个甲状旁腺增生罕见。15%～20%的患者有多发性增生。甲状旁腺增生常发生于长期血液透析的慢性肾功能衰竭患者，由于高磷血症和低钙血症导致继发性HPT。

甲状旁腺增生和甲状旁腺腺瘤均与甲状旁腺细胞重量增加、脂肪细胞明显减少有关。这有助于对甲状旁腺是否异常进行超声鉴别。但对于甲状旁腺增生和甲状旁腺腺瘤，两者的形态相似，实际上超声也几乎无法对两者进一步鉴别（图8.6）。在一些甲状旁腺异常的病例中，可以怀疑甲状旁腺增生。如果同时发现多发甲状旁腺异常，则首先考虑甲状旁腺增生。钙化，包括球形“蛋壳样”钙化，多见于继发性甲状旁腺功能亢进导致的甲状旁腺增生（图8.7a）。甲状旁腺腺体增生越明显，形状越不规则（图8.7b）。不仅超声医生对鉴别甲状旁腺增生和甲状旁腺腺瘤存在困难。在大多数情况下，即使在

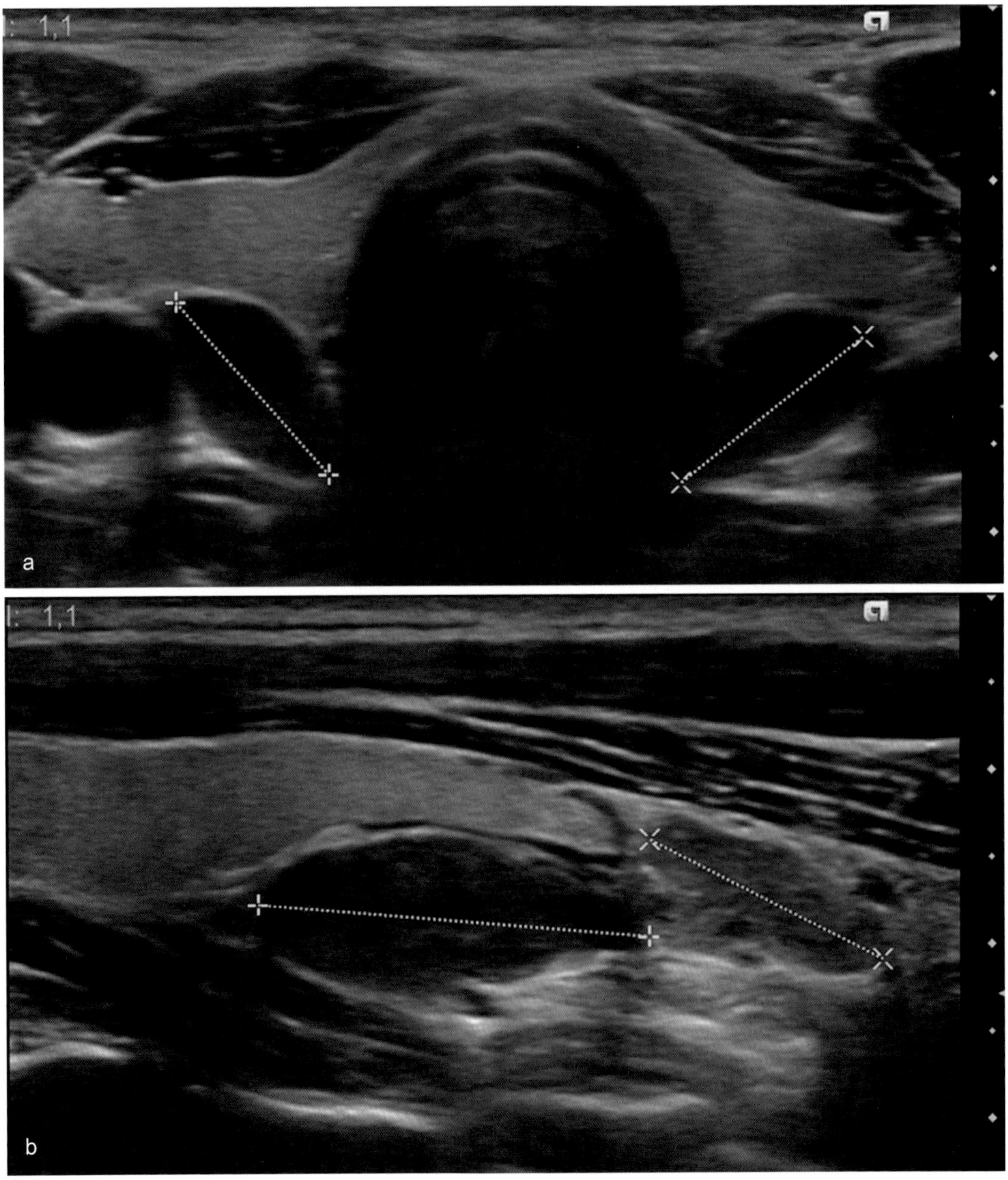

图 8.6　继发性 HPT 患者出现 4 枚甲状旁腺增生。（a）灰阶超声，横向扫查。（b）灰阶超声，甲状腺右叶纵向扫查。（c）灰阶超声，甲状腺左叶纵向扫查。（d）甲状腺右叶纵向扫查时压迫式弹性成像 。（c）（d）见下页

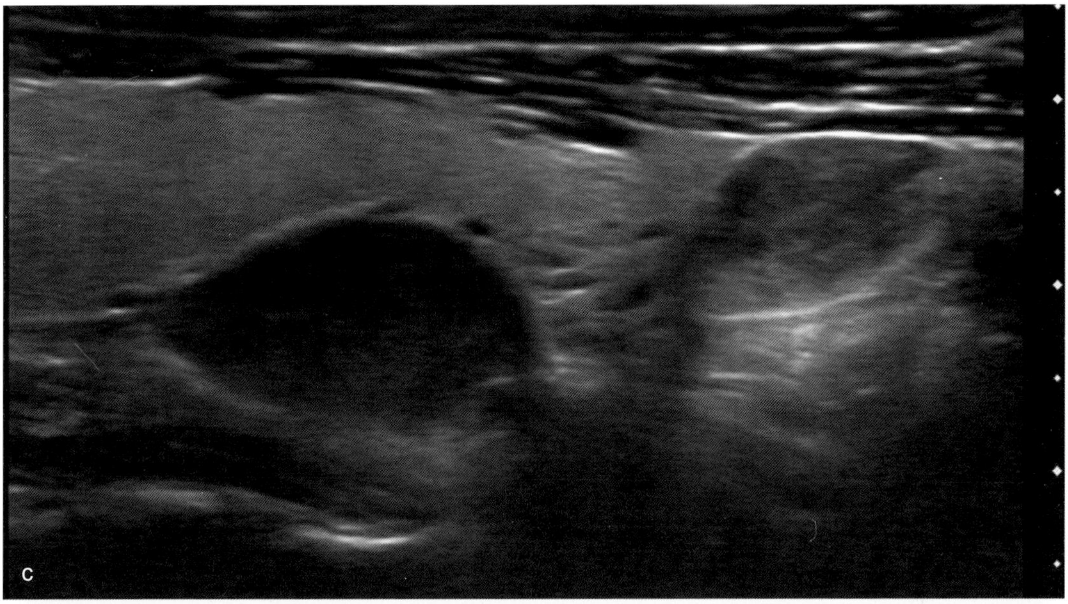

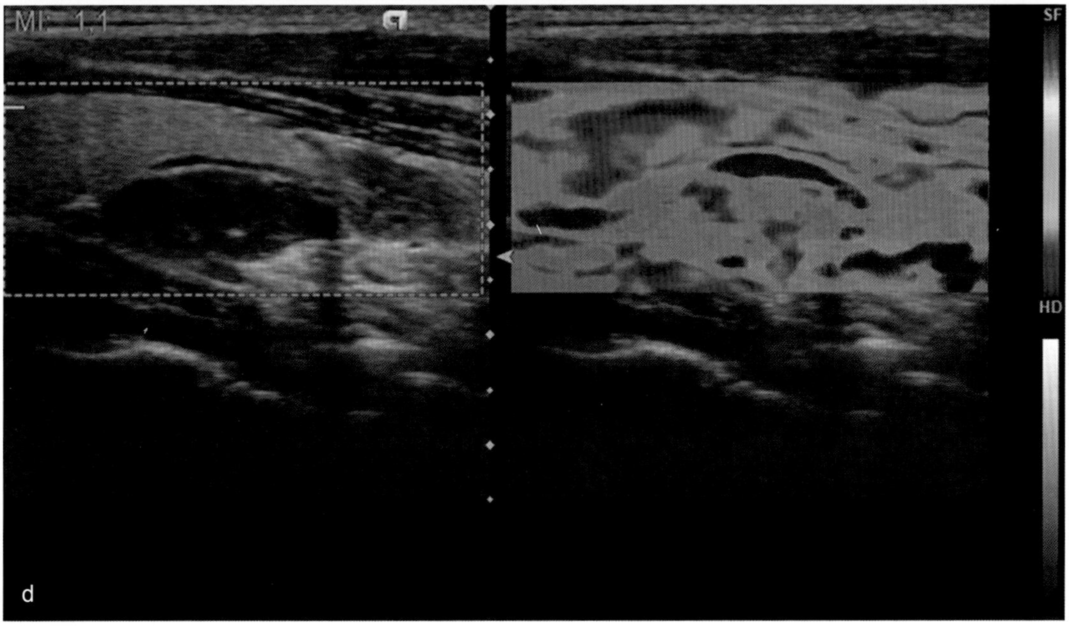

续图 8.6

手术中，仅仅依靠肉眼也无法分辨，最后的诊断还是依赖病理学。鉴别继发性甲状旁腺亢进患者的甲状旁腺是弥漫性增生还是结节样增生，对超声医生来说是一个挑战。在大多数情况下，甲状旁腺增生早期，结节样增生的区域很小，超声很难分辨，这时，甲状旁腺中间的增生区域呈低回声，周围的脂肪组织呈等回声，整个甲状旁腺呈双层结构，类似淋巴结回声，易导致误诊（图8.8）。

慢性肾功能衰竭患者，可导致不同数量的甲状旁腺弥漫性或结节性增生，严重者影响全部甲状旁腺。增生的甲状旁腺大小不等，大者可增至5cm（长10～50mm，重500～

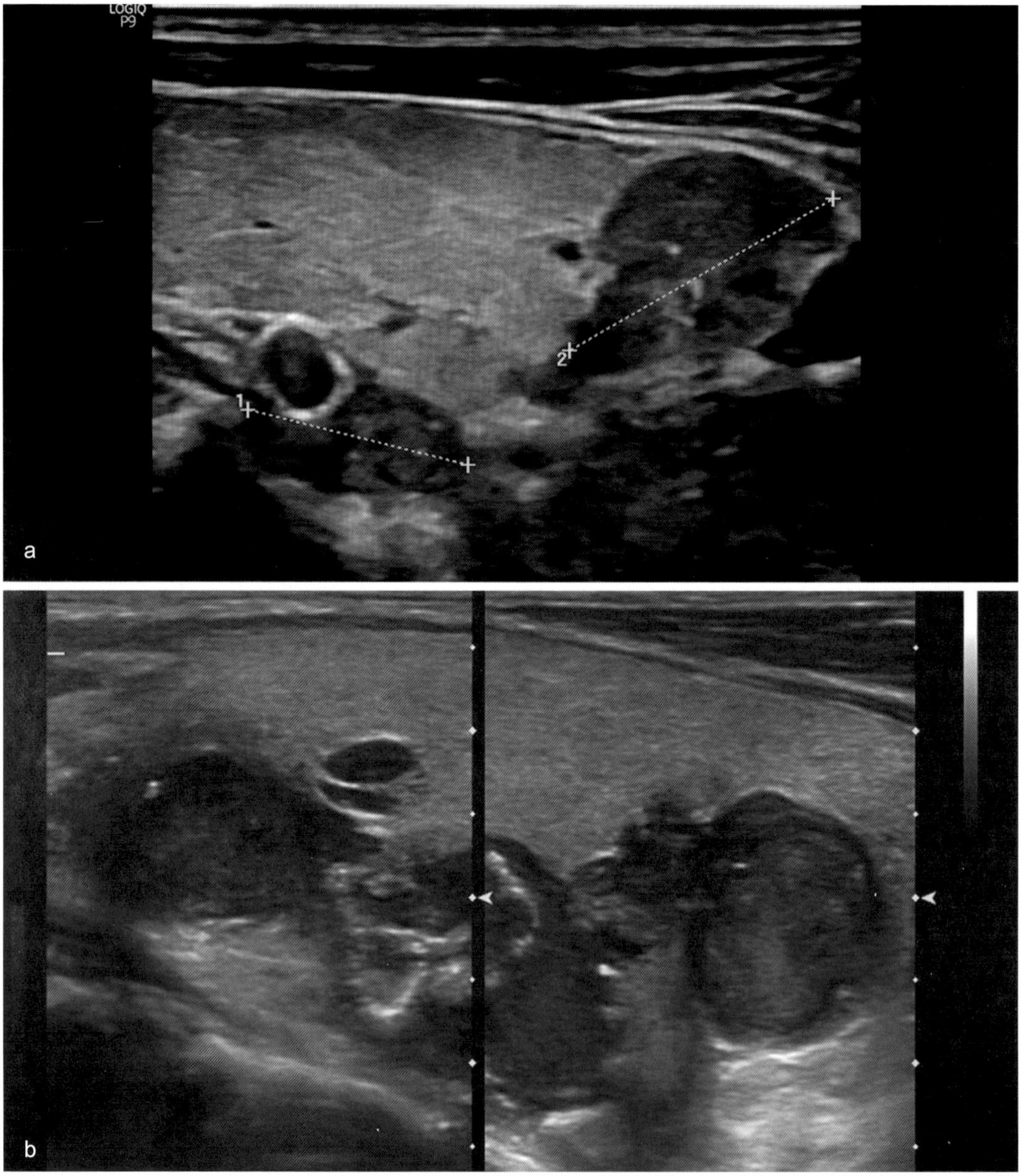

图 8.7 继发性 HPT 患者 4 枚甲状旁腺增生。（a）灰阶超声。甲状腺右叶纵切图。增生的上甲状旁腺伴蛋壳状钙化。下甲状旁腺无钙化。（b）灰阶超声。甲状腺右叶纵切图。患者为慢性肾功能衰竭晚期并血液透析超过 6 年，其甲状旁腺明显增大，伴钙化、形态不规则

6000mg）。对于继发性甲状旁腺功能亢进患者，为进一步治疗提供相应证据，超声检查时不仅要关注是否有甲状旁腺异常及数目异常，而且要仔细测量异常甲状旁腺的体积。

甲状旁腺囊肿较少见。大多数甲状旁腺囊肿呈无功能性，仅在颈部超声检查时偶然发现，被称为偶发瘤。功能性甲状旁腺囊肿极为罕见，可导致原发性甲状旁腺功能亢进[10]。无功能性囊肿多发于下甲状旁腺，而功能性囊肿的位置则多变，可分布于下颌骨

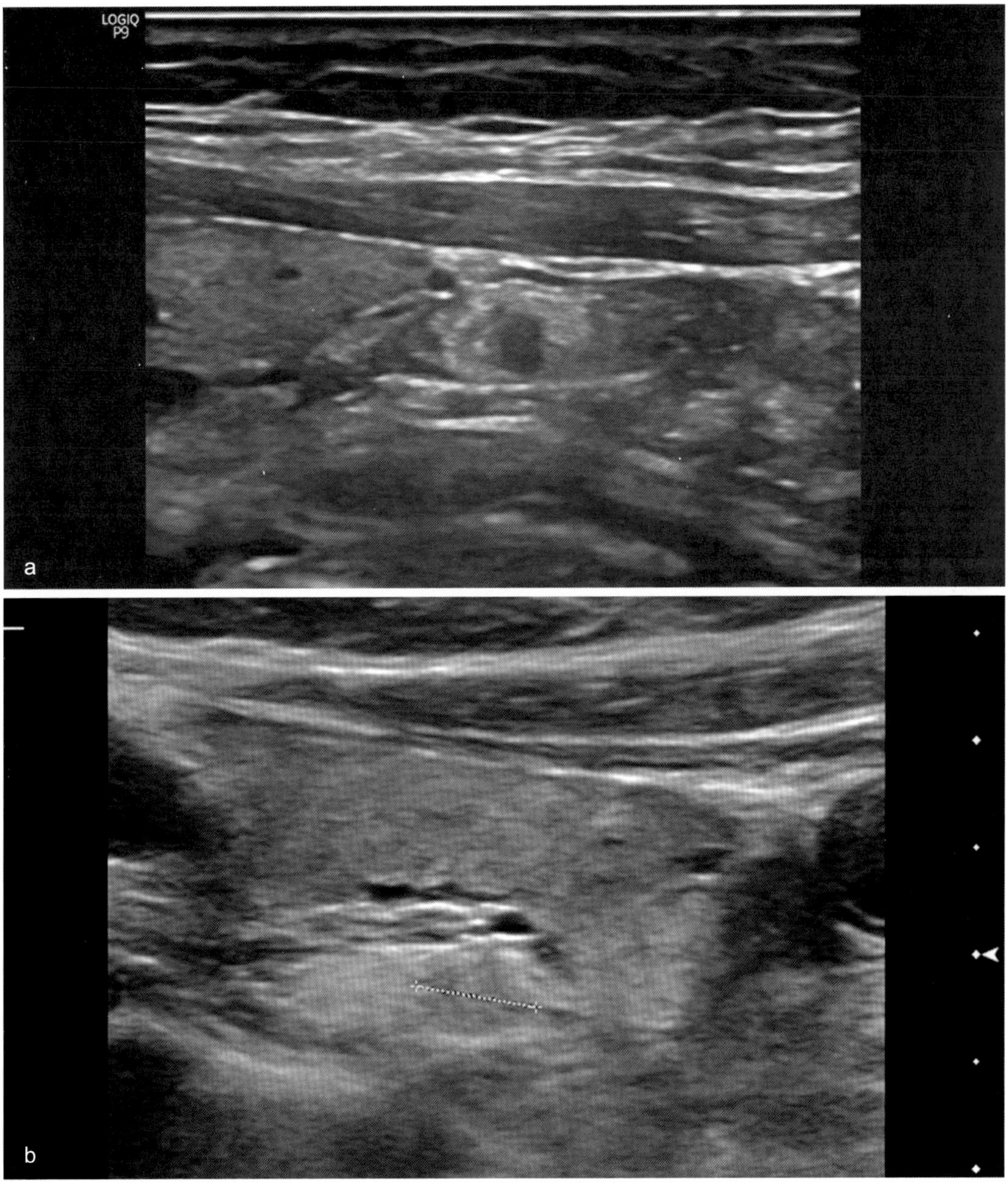

图 8.8　（a，b）　继发性 HPT 患者，其甲状旁腺早期结节样增生

至纵隔的任何部位[11]。

甲状旁腺囊肿的超声特征常表现如下（图8.9）：

- 甲状旁腺区探及无回声结节
- 圆形或卵圆形
- 形态规则、边界清晰
- 包膜薄而清晰，有时常规超声检查无法显示

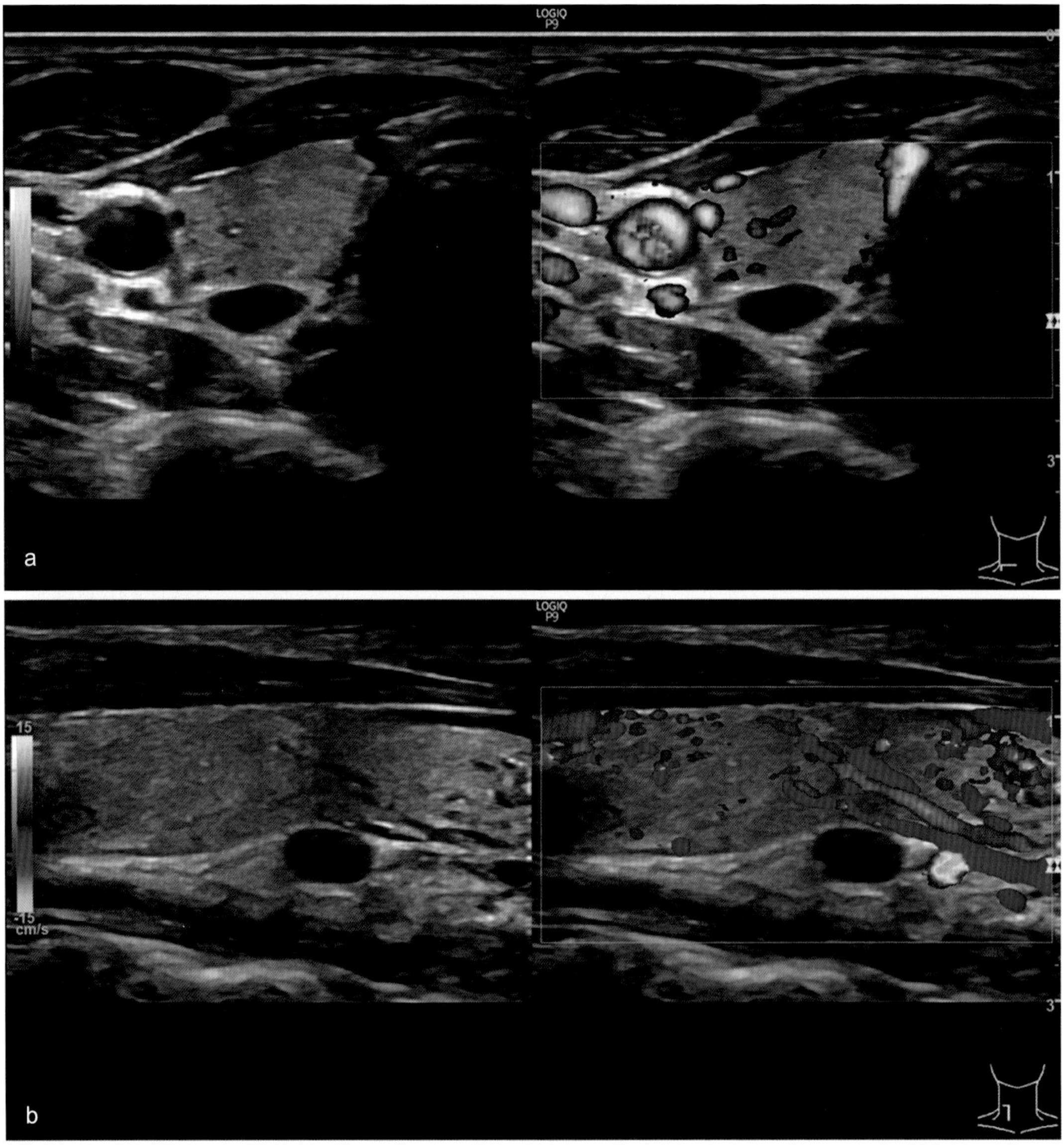

图 8.9 甲状旁腺囊肿。超声图。（a）横切图。灰阶超声与 PDI。（b）纵切图。灰阶超声与 CDI

- 囊肿内无血流，囊周可见血流或可能探及供血血管
- 压迫式弹性成像无特异性改变，或呈典型囊肿的三层色改变

甲状旁腺囊肿应与甲状腺囊性结节、甲状腺囊肿、颈中线和侧颈部囊肿、高分化甲状腺癌来源的颈部转移性淋巴结相鉴别。甲状旁腺囊肿无特定的超声特征，因此，为明确诊断，应行超声引导的细针穿刺，并检测穿刺液中的PTH浓度及甲状旁腺细胞[12]。典型的甲状旁腺囊肿内容物呈水样无色透明，而甲状腺囊肿和囊性甲状腺腺瘤的内容物则为深棕色、黑色、黄色或琥珀色，颈中线或侧颈部囊肿内容物为稠密（质地厚）、浑浊

的白色或黄色物。

甲状旁腺癌是一种罕见的疾病，仅占所有原发性HPT病例的1%～2%。Kinoshita等人[13]认为，甲状旁腺癌内由于大量结缔组织分隔，导致回声增高，类似于甲状腺胶质结节。甲状旁腺增生、甲状旁腺腺瘤有包膜，随着肿块的增大，往往呈细长形，但甲状旁腺癌则持续呈圆形或椭圆形，其超声特征包括形态不规则，边缘毛糙、模糊，无包膜（图8.10），CDI、PDI显示杂乱、不对称分布的血流也有助于诊断。压迫式超声弹性成

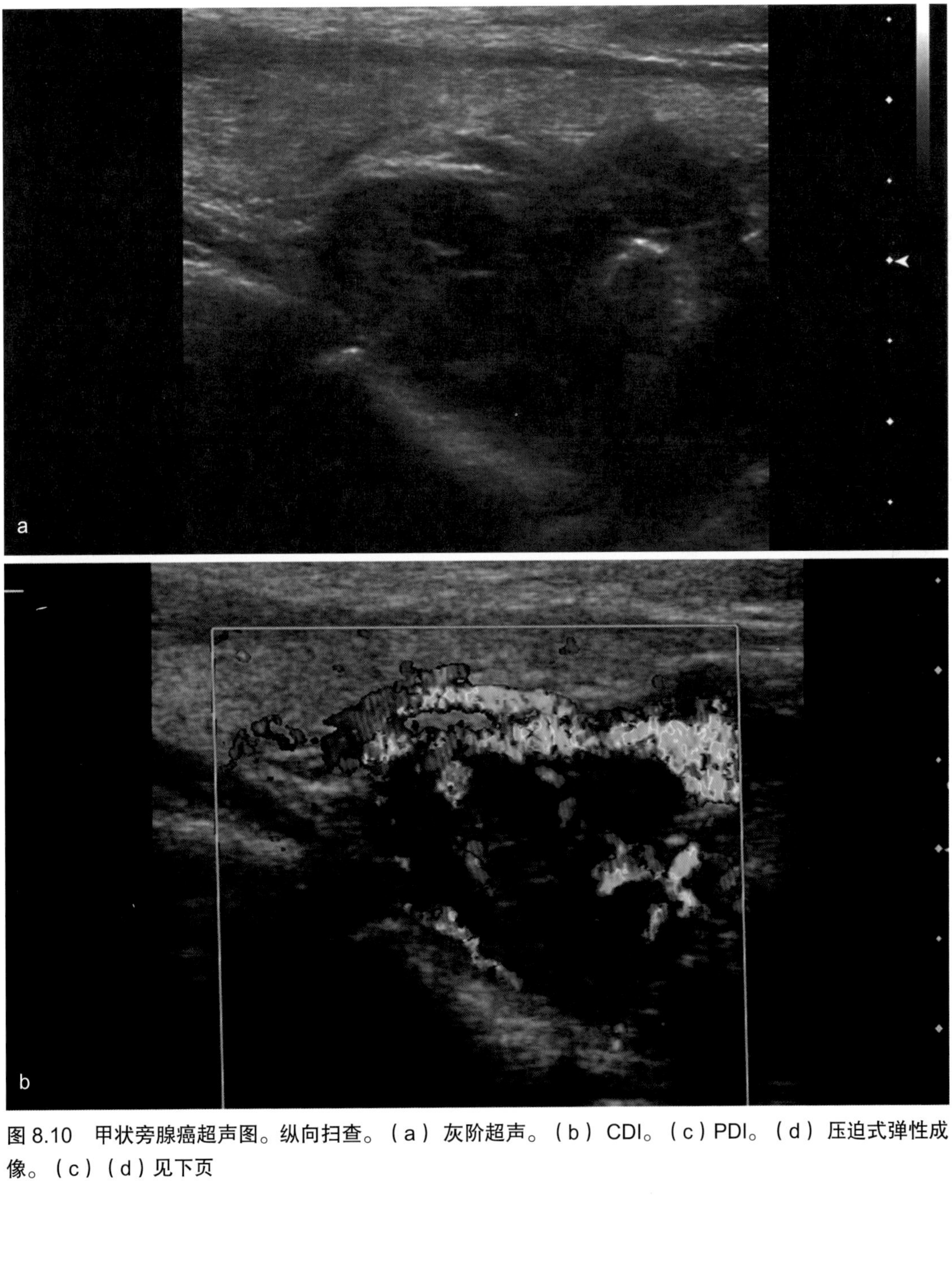

图 8.10　甲状旁腺癌超声图。纵向扫查。（a）灰阶超声。（b）CDI。（c）PDI。（d）压迫式弹性成像。（c）（d）见下页

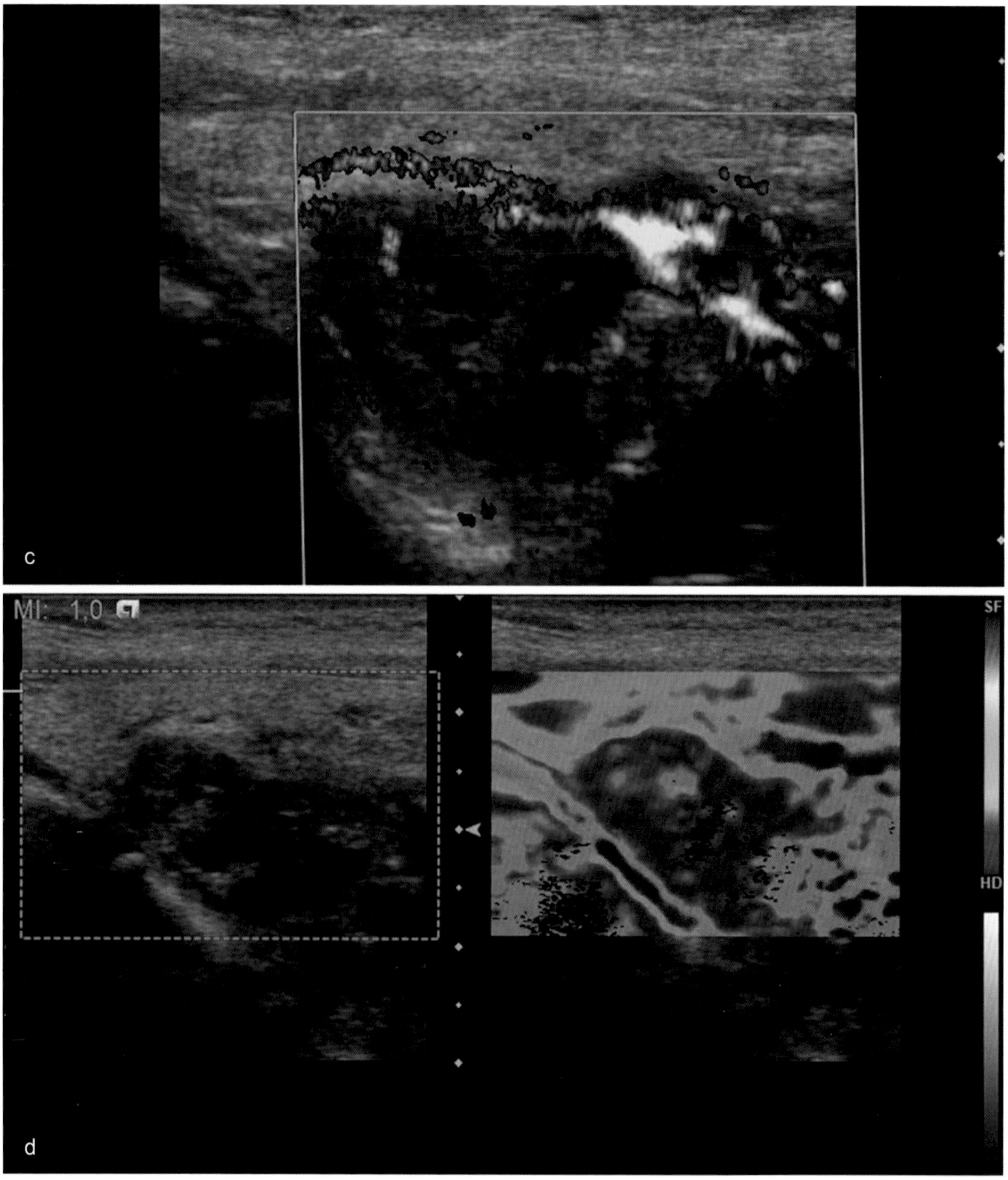

续图 8.10

像显示肿块质地硬，ARFI测得剪切波速度3.0m/s甚至更高。超声有时较难鉴别甲状旁腺腺瘤与甲状旁腺癌。若肿块体积大、质量大（高达15～200mg），则高度怀疑甲状旁腺癌。血PTH和Ca^{2+}显著升高也高度提示甲状旁腺癌。排除头颈部、纵隔等其他器官恶性肿瘤的情况下，超声探及颈部转移性淋巴结，可作为诊断甲状旁腺癌的另一标准，但同时，转移性淋巴结与异常的甲状旁腺回声类似，易导致漏诊。

超声检查甲状旁腺功能亢进患者，应注重测量甲状旁腺体积。超声很难发现体积小的肿瘤。当异常甲状旁腺位于气管后、食道后、纵隔及胸腺内时，超声难以明确诊断甚至完全发现不了，这类病例的超声的诊断率明显低于核素扫描（sestamibi scan）、CT以及MRI。超声检查的一个突出缺点是对操作者具有高度依赖性。Kairys等[14]研究表明，由经验丰富的专科医生进行甲状旁腺超声诊断的敏感性明显高于门诊全科医生（分别为79%和33%）。

尽管有大量文献报道超声在诊断甲状旁腺疾病中具有明显优势，但仍有一些研究认为并没必要常规对甲状旁腺进行超声检查。

8.2 颈部肿块的超声诊断

《WHO头颈部肿瘤分类》第4版按肿瘤发生部位及表型进行分类[15]，并按口咽、颈部区域分不同章节介绍。

器官外原发性肿瘤占所有人体肿瘤的1.25%。间质来源的颈部肿瘤占所有器官外原发肿瘤的52.4%，囊肿占34.9%，神经外胚层来源的肿瘤占12.7%。来自颈部软组织的器官外肿瘤是一种小但具有高度多形性的病变。

器官外颈部肿瘤可分为以下几类：

1. 间叶性肿瘤

- 脂肪细胞来源（脂肪瘤和脂肪肉瘤）
- 成纤维细胞来源（纤维瘤、硬纤维瘤和纤维肉瘤）
- 血管来源（淋巴管瘤、血管瘤和血管肉瘤）
- 肌肉来源（横纹肌肉瘤和平滑肌肉瘤）
- 罕见肿瘤（软骨肉瘤、滑膜瘤、间皮瘤等）

2.胚胎发育不良型肿瘤

- 鳃裂囊肿（或鳃裂癌）
- 甲状舌管囊肿（或囊肿癌）
- 罕见肿瘤（脊索瘤、畸胎瘤等）

3. 神经外胚层起源的肿瘤

- 副神经节瘤（颈动脉、迷走神经、非典型）
- 神经瘤和神经节神经瘤
- 脑膜瘤

4.淋巴结病变（转移性、炎性和血成纤维细胞）

颈部肿块疾病的诊断方法可以为：影像学（US、CT、放射性核素扫描、MRI、PET等）、形态学（细胞学和组织学检查）或其他辅助方法（血清学、实验室检查等）。在大多数情况下，超声检查能获得准确诊断结果，或至少能明确病变与其他颈部器官间的关系，以及肿块大小、结构、边缘和血供。若怀疑霍奇金淋巴瘤、颈部恶性肿瘤或砾岩团块样病变，则必须进行形态学确认。如果肿块巨大，延伸到超声检查无法探及的部位，则建议使用CT扫描。MRI则可清晰显示软组织和血管。如果是恶性肿瘤，应进行胸部X线检查、腹部超声检查、骨显像和其他检查，排除有无远处转移。

器官外颈部肿瘤按以下好发解剖位置的不同，各肿瘤的超声特征也不尽相同。

- 颏下三角
- 下颌下三角形
- 舌骨区域
- 颈动脉三角（颈总动脉分叉区域）
- 胸锁乳突肌区
- 侧颈部三角区
- 颈后部

颈部囊肿为内部含液体成分的占位性病变，分为中央区型和侧颈部型。

颈部中位囊肿（甲状舌管囊肿）是一种胚胎发育不良，由甲状舌管未能完全消退所致。它可以发生在从舌根到甲状腺的任何地方，但通常位于舌骨和甲状软骨上缘之间的颈深筋膜下，有时可发生在下颌三角。多位于颈部中线上，或位于中线旁，但必然与舌骨相连，表现为扁平或圆形的无痛囊性结构，吞咽时可上下移动（图8.11）。超声表现为包膜薄而规则、内部回声均匀的无回声液性结构，部分囊肿透声欠佳，可见细密光点漂浮。甲状舌管囊肿往往生长缓慢，一半以上的患者直至成年才被发现。如果甲状舌管未闭合，且与口腔相通，囊肿大小可发生周期性改变。如果囊肿合并感染，炎症可导致吞咽疼痛以及颈中线处放射痛，超声则表现为随着囊肿增大，细密光点漂浮增加，边缘模糊增厚（图8.12）。囊肿内可能会出现薄分隔。囊肿化脓可破坏包膜及覆盖其表面的软组织，形成瘘管。

侧颈部囊肿是由于鳃弓、鳃裂和囊袋的先天性发育缺陷导致。侧颈部囊肿可根据其来源分为淋巴性囊肿（炎症性囊肿和胚胎发育异常囊肿）和鳃裂囊肿。上颈部囊肿多位于下颌角水平，通常由炎症引起。下颈部囊肿位于锁骨上区，为胚胎发育不良所致。第二鳃裂囊肿最常见，多位于上颈部颈动脉分叉水平的胸锁乳突肌前缘，左侧常见。位于下颌角水平胸锁乳突肌前缘是鉴别诊断的要点。囊肿通常为单侧，仅2%的病例为双侧发病。他们可能发展为鳃裂癌，其病理为鳞状细胞癌或腺癌。这种疾病的发病率在50岁以上的人群中较高，男女发病率相同。除非合并感染，否则这些囊肿可以长期处于稳定状态，而感染的囊肿可导致瘘管。

侧颈部和颈部中位囊肿表现为肌间边缘清晰的占位，其超声表现为以下特征（图

8.13）：

- 圆形或卵圆形
- 形态规则、边界清晰
- 呈均质结构，内常可见细密光点漂浮或呈无回声；部分囊肿内可见其他杂乱回声或实质成分

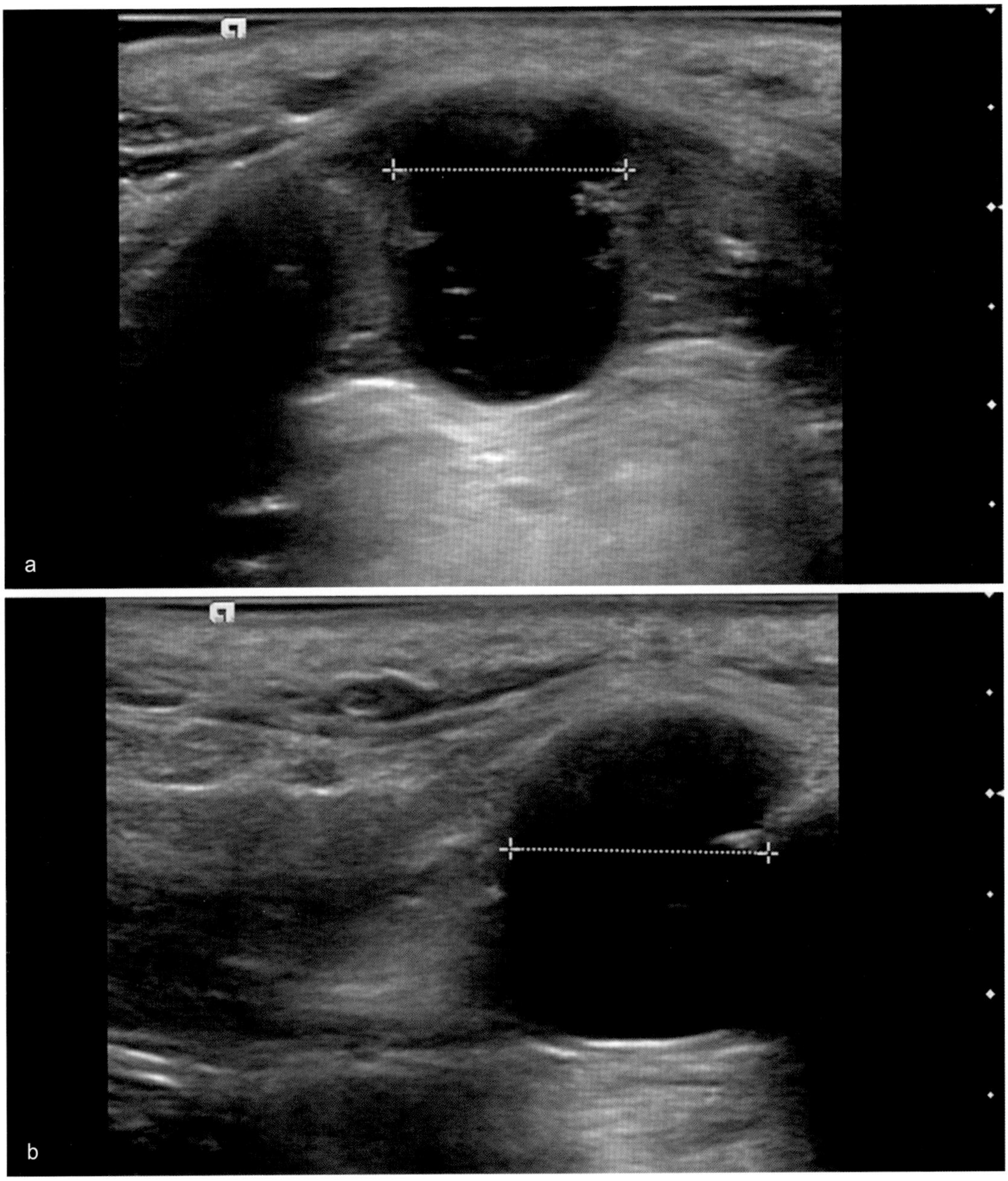

图8.11　颈部中位囊肿。灰阶超声。(a)横向扫查。(b)同一囊肿的纵向扫查。(c)另一囊肿，回声均质，内可见细密光点漂浮，横向扫查。(d)同一囊肿的纵向扫查。(c)(d)见下页

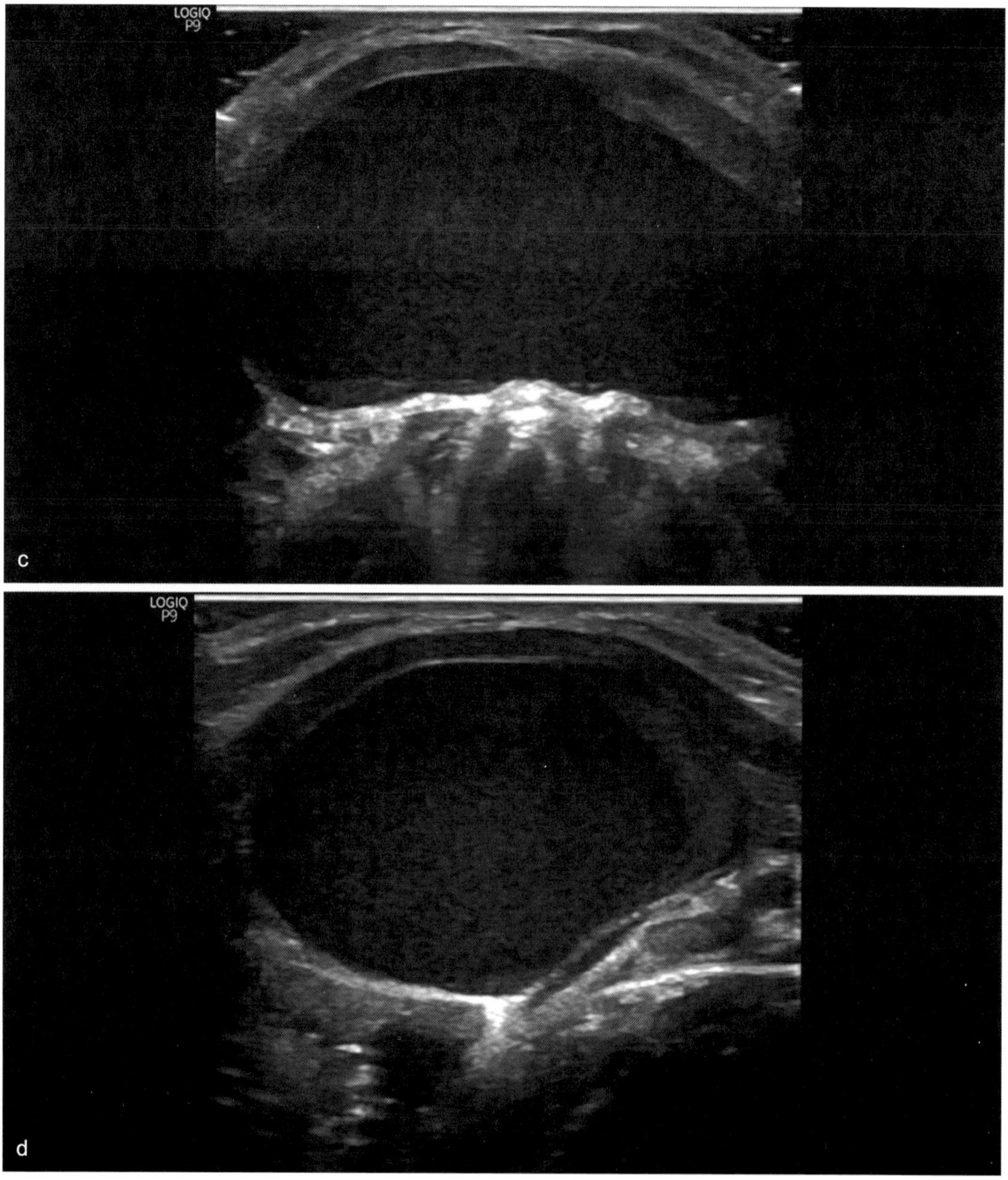

续图 8.11

- 后方回声增强
- CDI和PDI无血流
- 移动度较差
- 超声弹性成像无特异性改变，或呈典型囊肿的三层色改变
- 触诊有弹性感.

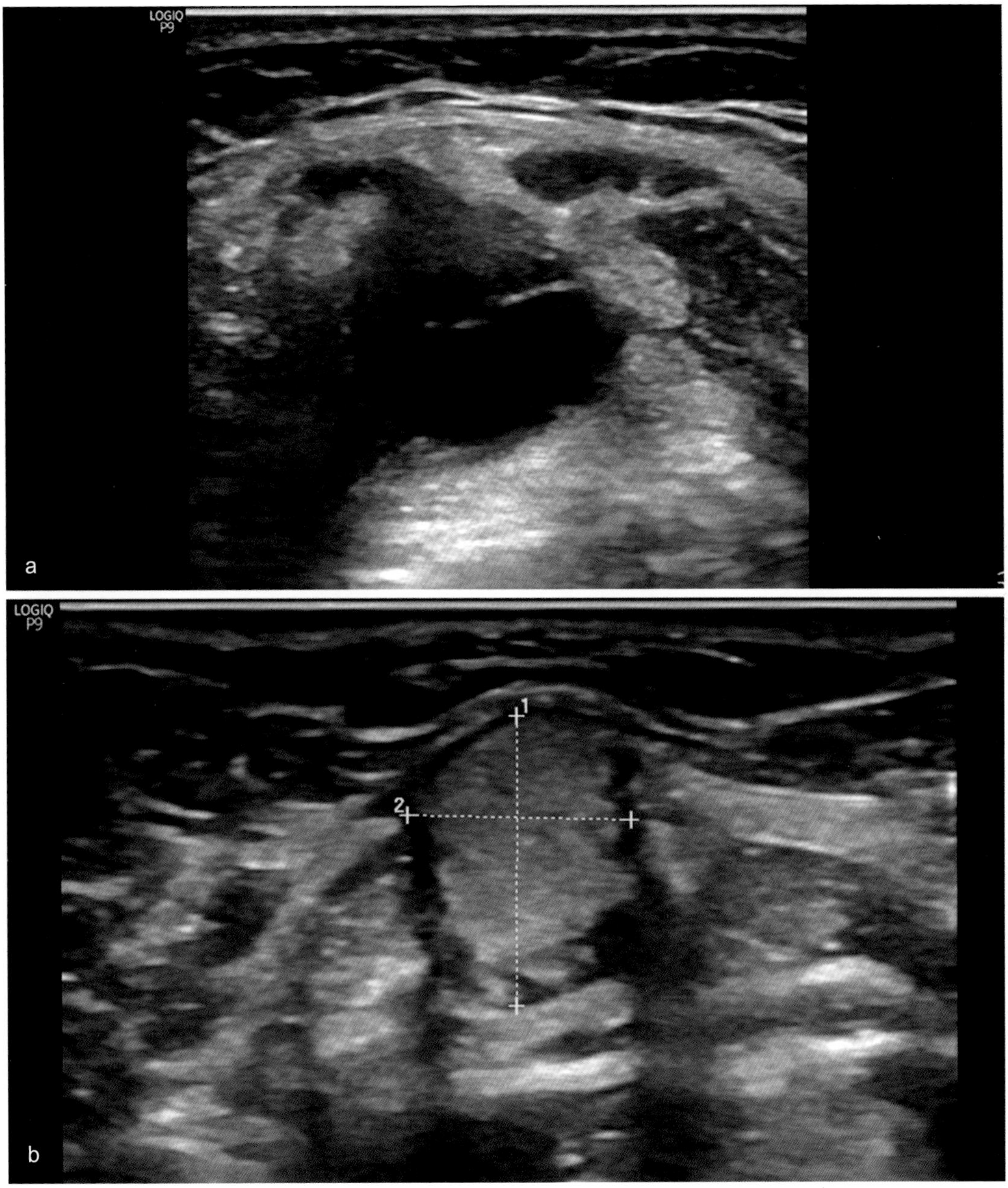

图 8.12　（a）颈部中位囊肿合并感染。灰阶超声，横断面扫描。（b）颈部中位囊肿合并感染经保守治疗后的致密结构

囊肿的包膜容易被识别，超声表现为厚度1～2mm的线性无血管性结构（取决于囊肿是否合并感染）。炎症导致囊肿增大，囊内含有大量角化物、血块，囊壁增厚或变薄（有时无法区分）。同时，可伴有周围组织的炎症浸润及水肿。超声表现为回声减低或增强，明显回声不均，结构不清。可伴有炎症性淋巴结肿大。

头颈部的神经外胚层肿瘤以副神经节瘤（化学感受器瘤、血管球瘤）为代表，这些是肾上腺外神经内分泌系统肿瘤。副神经节瘤多见于40～45岁的妇女。颈部副神经节瘤有两种主要的位置特异性类型：颈动脉和迷走神经副神经节瘤。颈动脉副神经节瘤是头颈部最常见的副神经节瘤，发生在颈动脉的分叉处，起源于正常颈动脉体的组织。而迷走神经副神经节瘤则最为少见。副神经节瘤多为单发，仅在3%～5%的病例中看到多个部位的多发病灶。绝大多数的血管球瘤是良性的，生长缓慢；极少数具有活性，可分泌

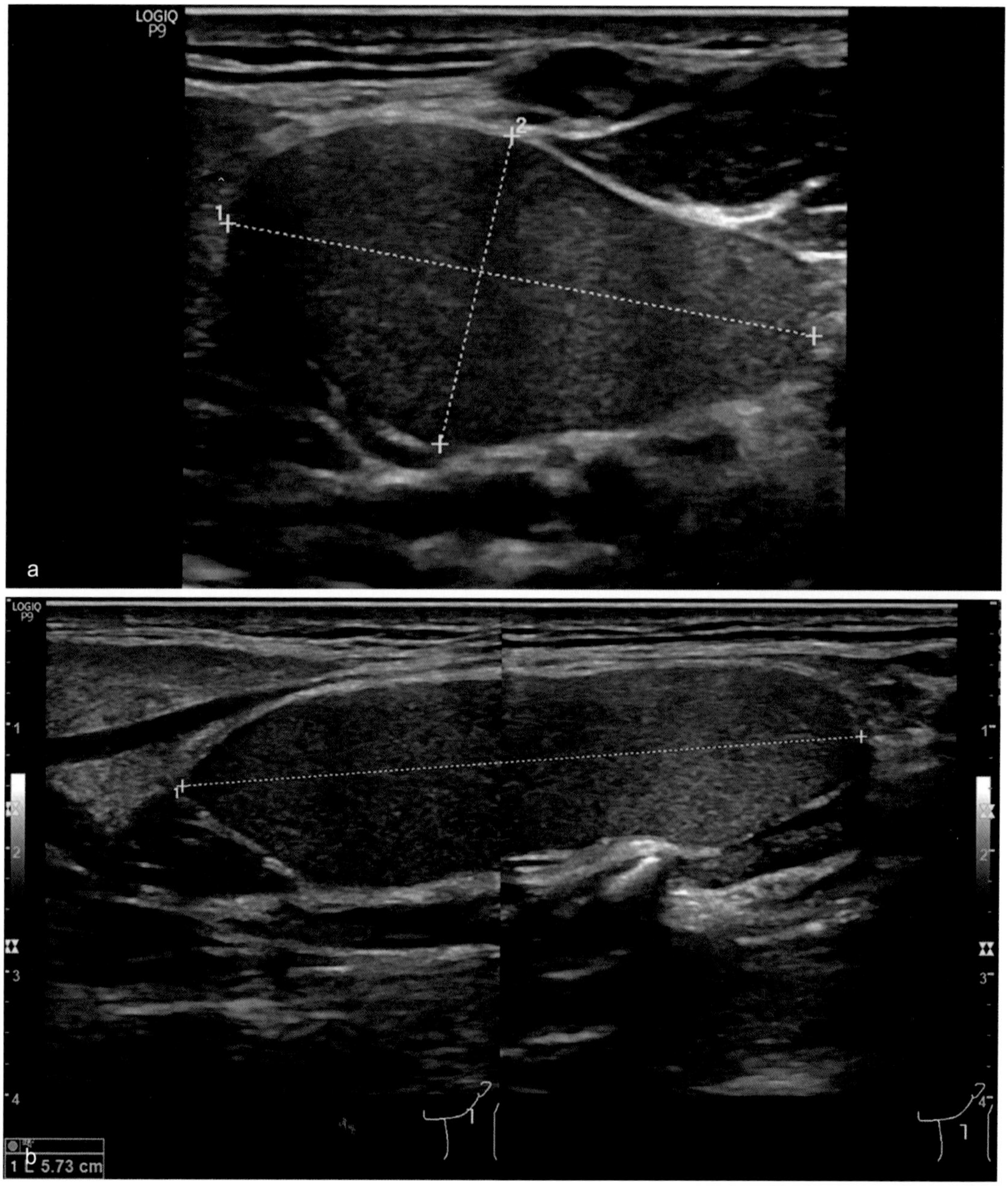

图 8.13 侧颈部囊肿。（a）灰阶超声。横向扫查。（b）灰阶超声。纵向扫查。（c）CDI。（d）PDI。（c）（d）见下页

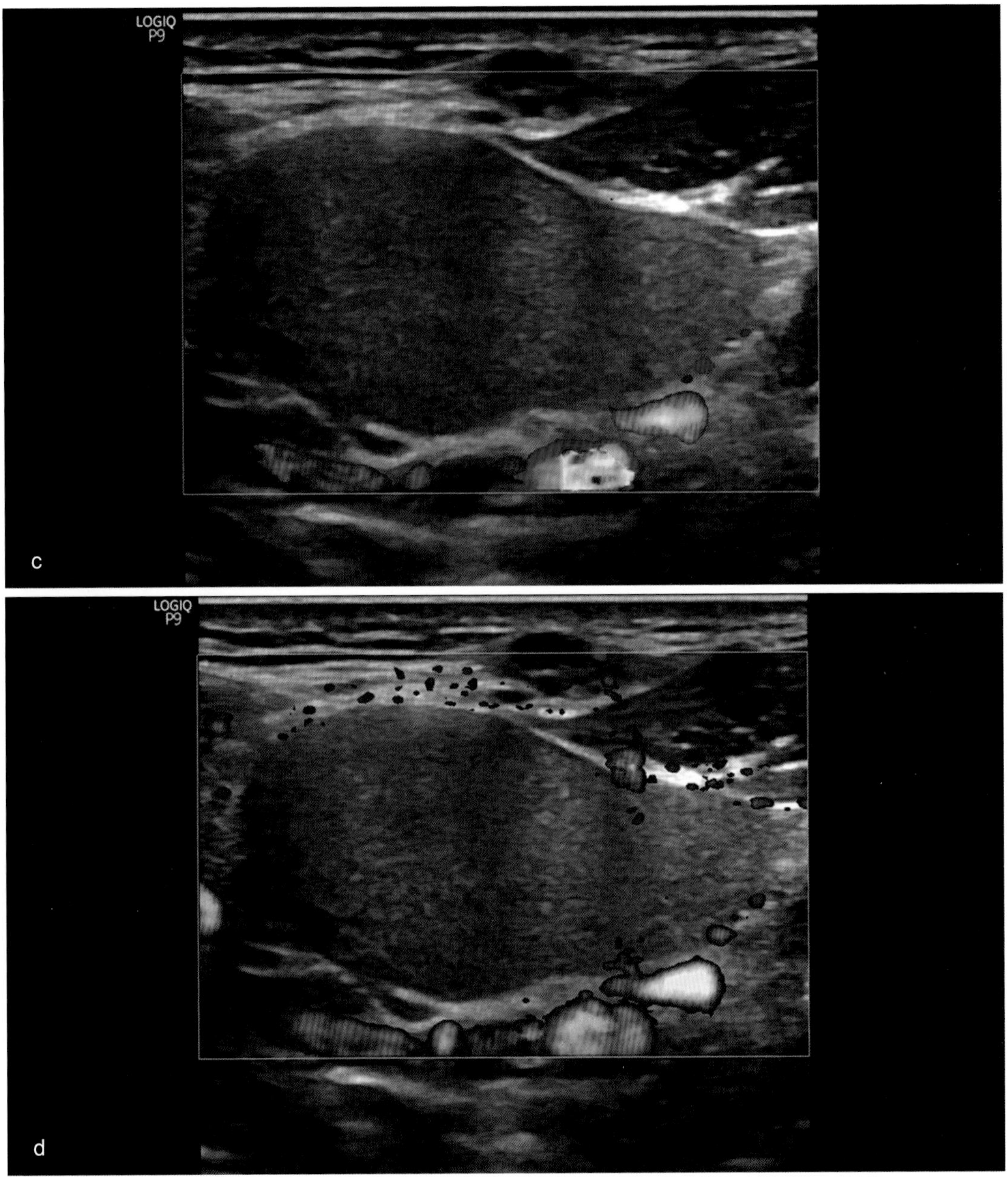

续图 8.13

儿茶酚胺，导致类似于嗜铬细胞瘤的临床表现。颈动脉副神经节位于颈动脉分叉处，与颈动脉血管紧密相连。肿瘤超声表现为椭圆形或圆形、呈均匀的等回声或低回声，形态规则，边界清晰（图8.14）。超声探头按压时，可及肿块质地较硬、活动度差。因为它是神经内分泌系统的一部分，所以肿瘤内血流丰富。大量的动脉和静脉血管是其特征性表现。彩色多普勒超声可用于评估病变的解剖位置及血流情况。若为恶性肿瘤患者，该结节不能排除为转移性淋巴结。

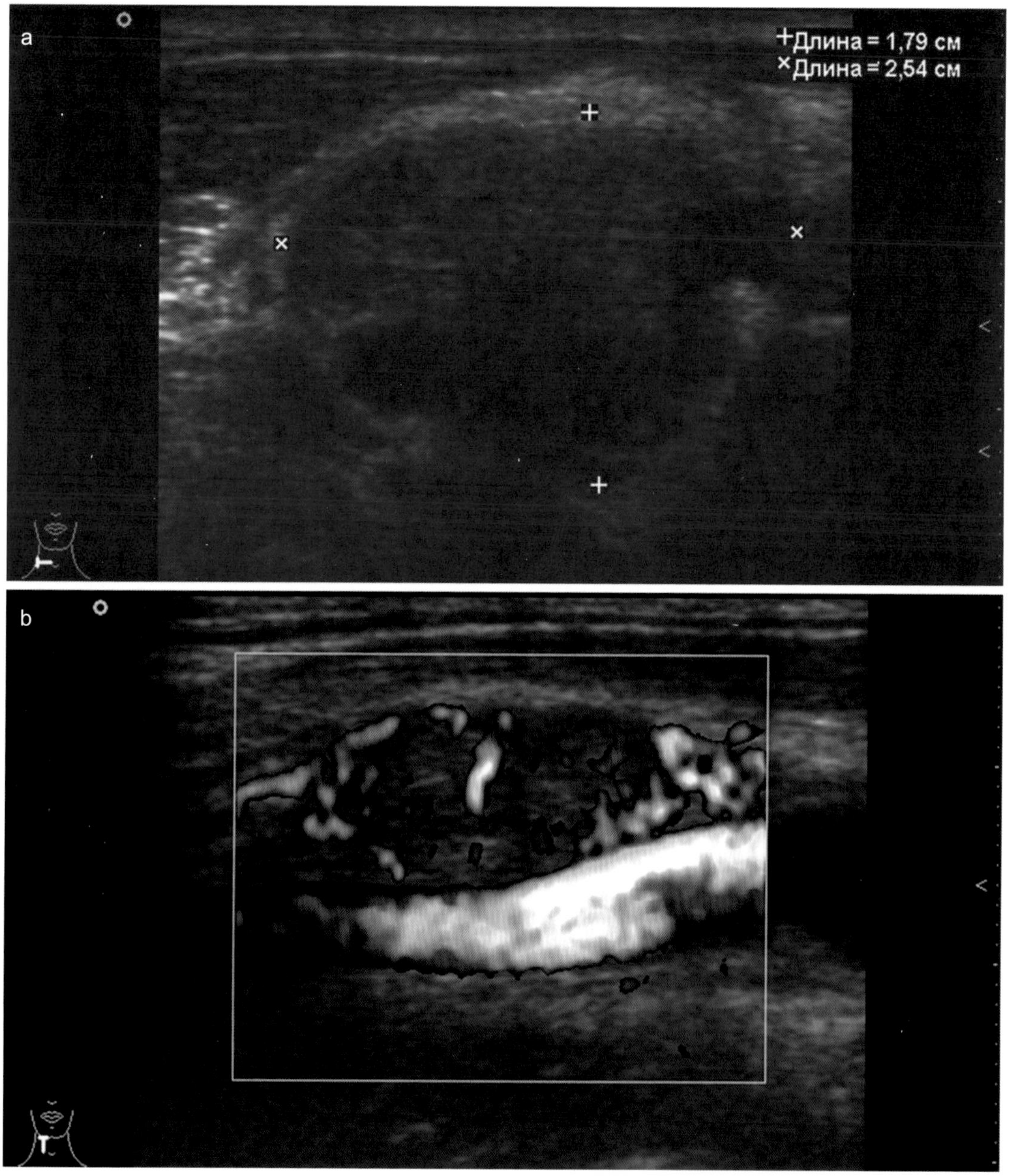

图 8.14　右颈动脉副神经节瘤。（a）灰阶超声，横向扫查。（b）PDI，纵向扫查

超声可用于不同病理类型的喉恶性肿瘤的鉴别诊断。喉癌是喉部最常见的恶性肿瘤（50%～60%），主要发生于40～70岁男性。喉肉瘤以横纹肌肉瘤、脂肪肉瘤、纤维肉瘤和血管肉瘤为主。癌肉瘤很罕见。喉部恶性肿瘤有不同的临床表现，鉴别诊断较为困难。它们表现为与其他颈部器官（如甲状腺或唾液腺）癌症类似的超声特征，病变表现为颈正中部位实体性突出，其声学特征如下（图8.15）：

- 回声减低

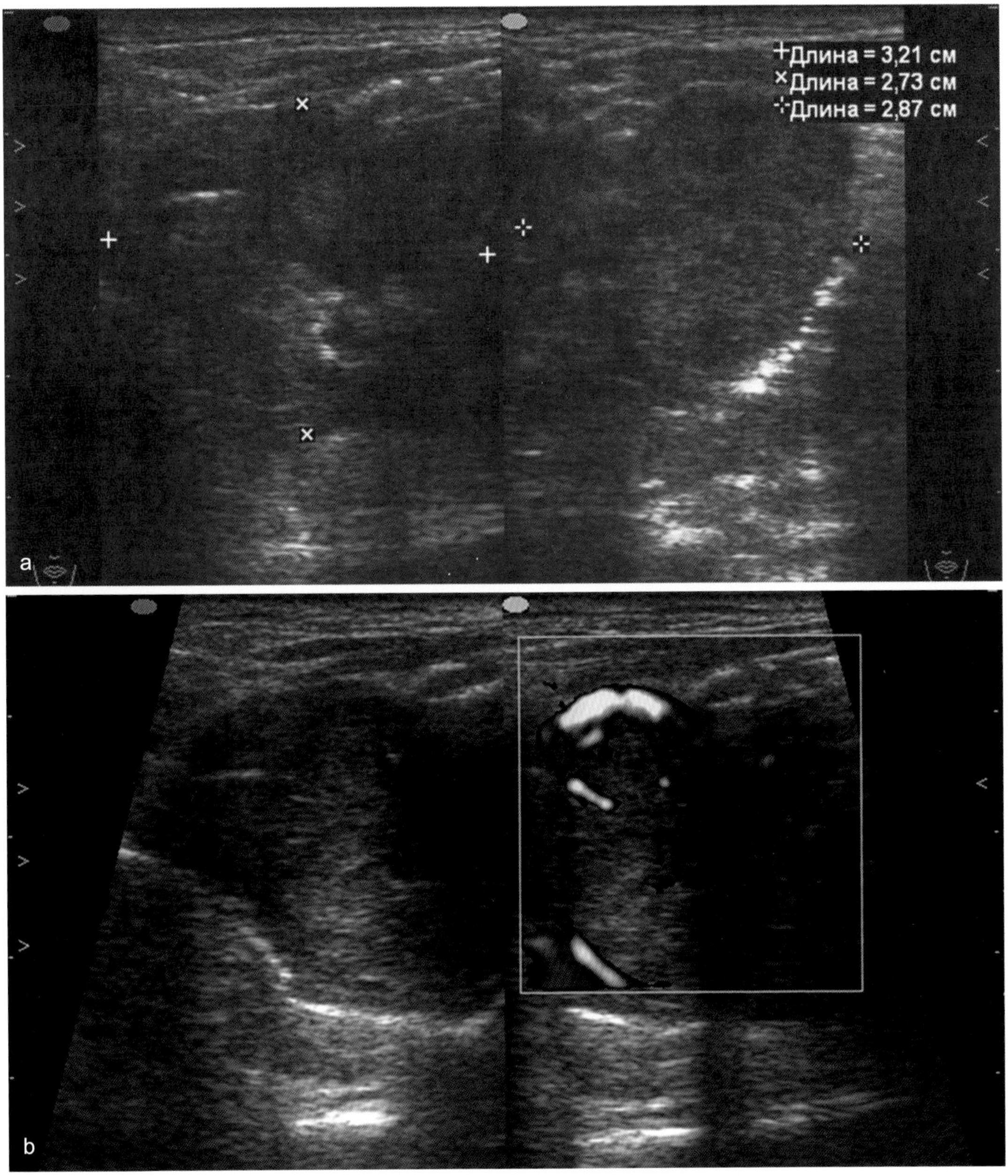

图 8.15　喉癌。（a）灰阶超声。（b）PDI

- 形状不规则
- 边界不清
- 回声杂乱
- 活动度差，按压不变形、无压痛
- 肿块较大时，CDI和PDI可显示肿块内杂乱分布的血流
- 区域淋巴结肿大

为了更准确地评估病变，喉CT检查必不可少。

霍奇金淋巴瘤是一种源自淋巴细胞的恶性肿瘤。60%～70%的病例中颈部淋巴结受侵，它通常与异常的腋窝、纵隔、腹股沟、腹膜后或其他淋巴结群一起出现。该病好发于20～30岁、60岁以上的男性，疾病初期，淋巴结常表现为以下超声特征（图8.16）：

- 淋巴结肿大，1～3cm
- 圆形、椭圆形或形状不规则
- 边缘规则或不规则，边界清晰
- 回声减低

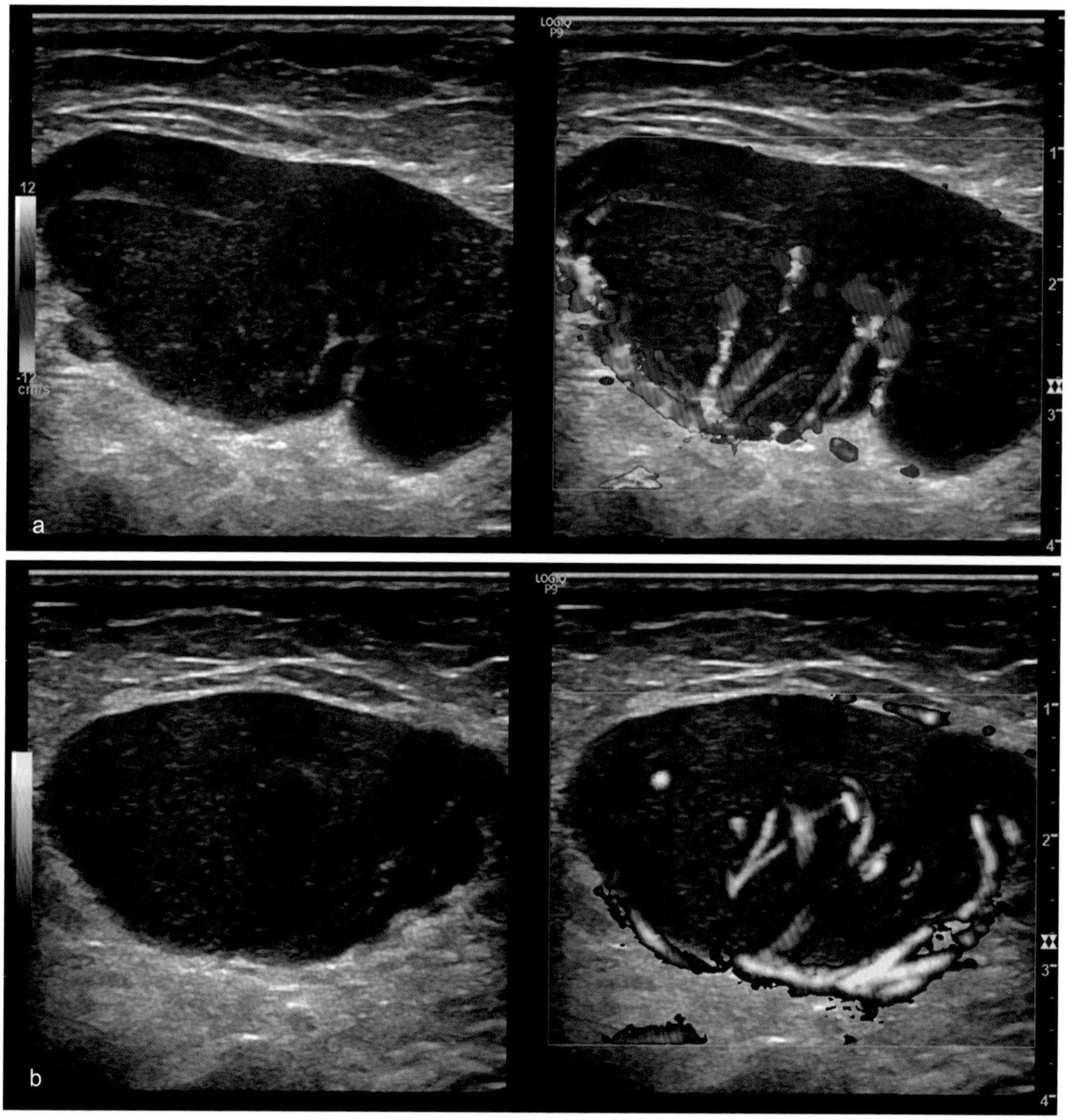

图 8.16　霍奇金病颈部淋巴结肿大。（a）灰阶超声和 CDI。（b）灰阶超声和 PDI。（c）压迫式弹性成像，应变率增高。（d）CEUS。（c）（d）见下页

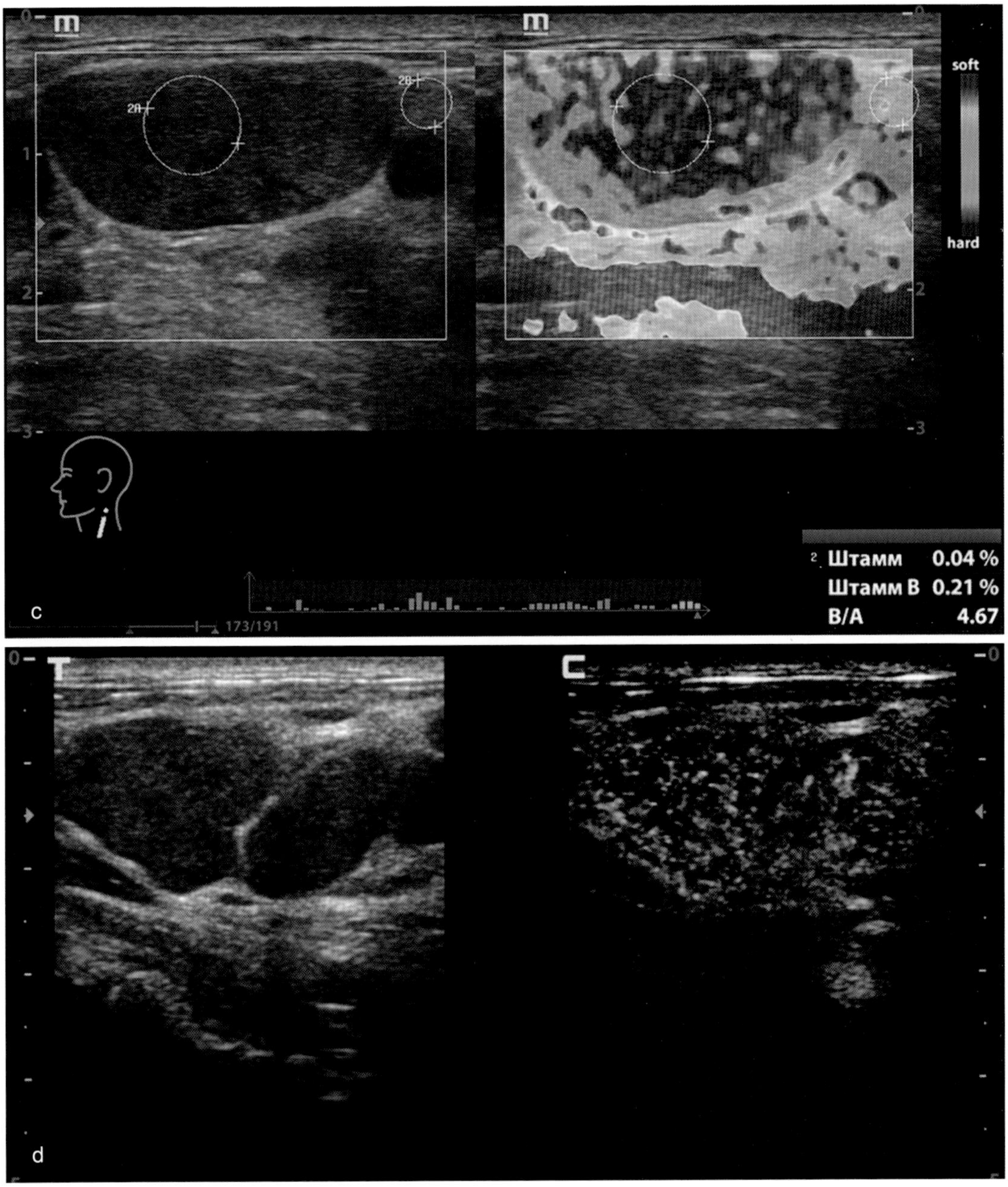

续图 8.16

- 多为回声不均
- CDI和PDI显示血流稀少，或淋巴门型血流丰富
- 活动度差，按压后不变形，无按压痛
- 超声弹性成像显示结构致密
- 超声造影显示皮、髓质快速点状增强

随着疾病的进展，淋巴结呈不同质地改变，并有不同程度的肿大、聚集。该病的自然病程以自发缓解和发作为特征。疾病进一步发展，新的淋巴结群受到影响，疾病范围扩大。霍奇金淋巴瘤的肿大淋巴结可与甲状腺癌或其他头颈部恶性肿瘤的转移性淋巴结相鉴别。

下颌下腺疾病可于上颈部探及。最常见的疾病为炎症性疾病（涎腺炎）、涎腺结石症、肿瘤（如腺瘤，图8.17）。

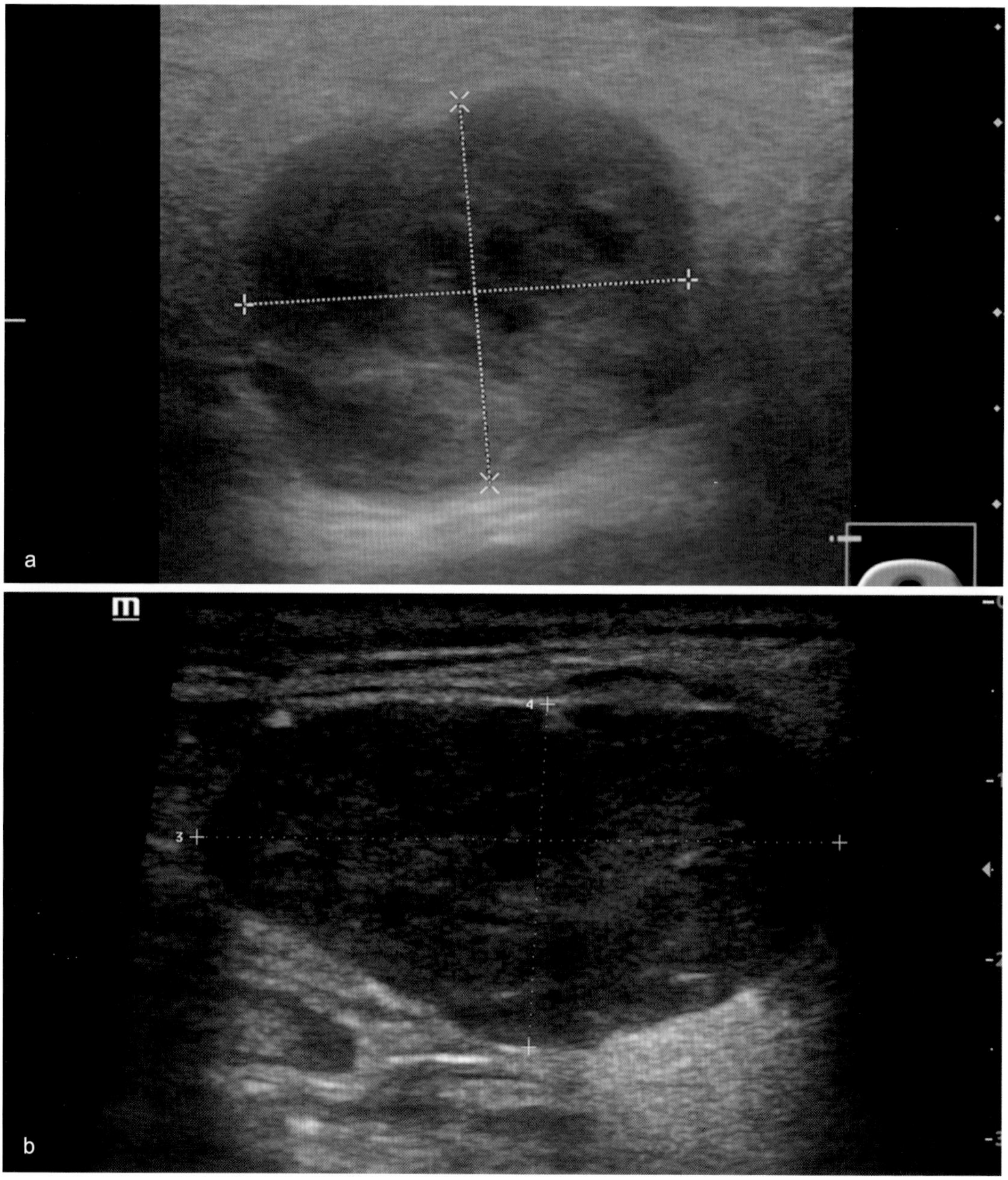

图 8.17　涎腺多形性腺瘤。（a，b）灰阶超声。（c）CDI。（d）PDI。（c）（d）见下页

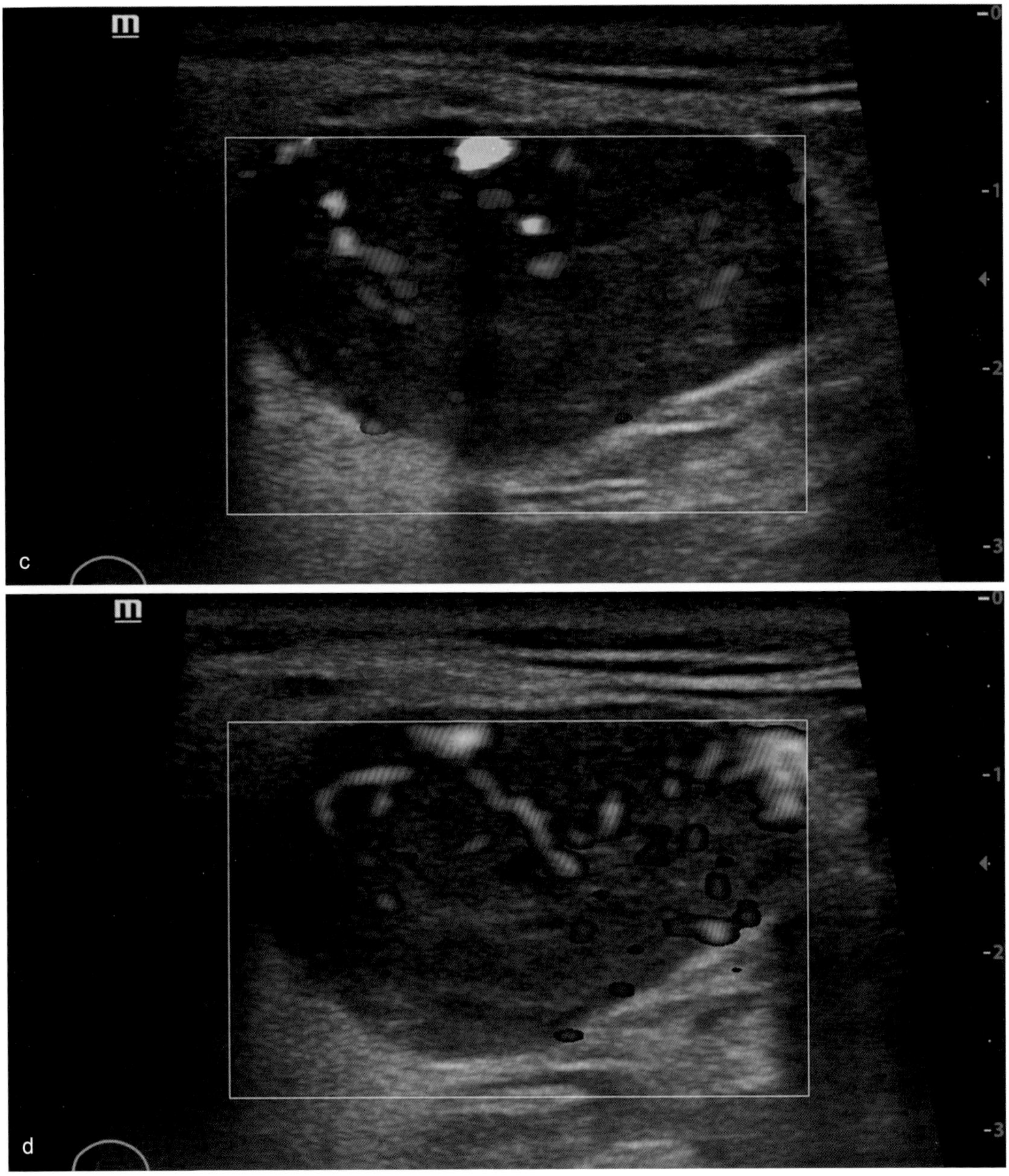

续图 8.17

颈部食管憩室极少由超声检查发现（图8.18）。食管憩室是由于食管壁局部向外突出，形成形态各异的囊袋状结构，其内腔与食管腔相连接。食管憩室可分为真性憩室和假性憩室。真性憩室的管壁包含正常食管壁的所有层；假性憩室壁仅由黏膜层构成，是食管黏膜通过缺损的肌层向外突出形成。食管憩室的形成可能是先天性的或后天获得性的。获得性食管憩室常与以下原因有关：挤压（由于食管运动障碍或远端狭窄引起的食管内压力增加）、牵拉（由于炎症导致的食道壁与周围组织粘连等）、挤压牵引（混合

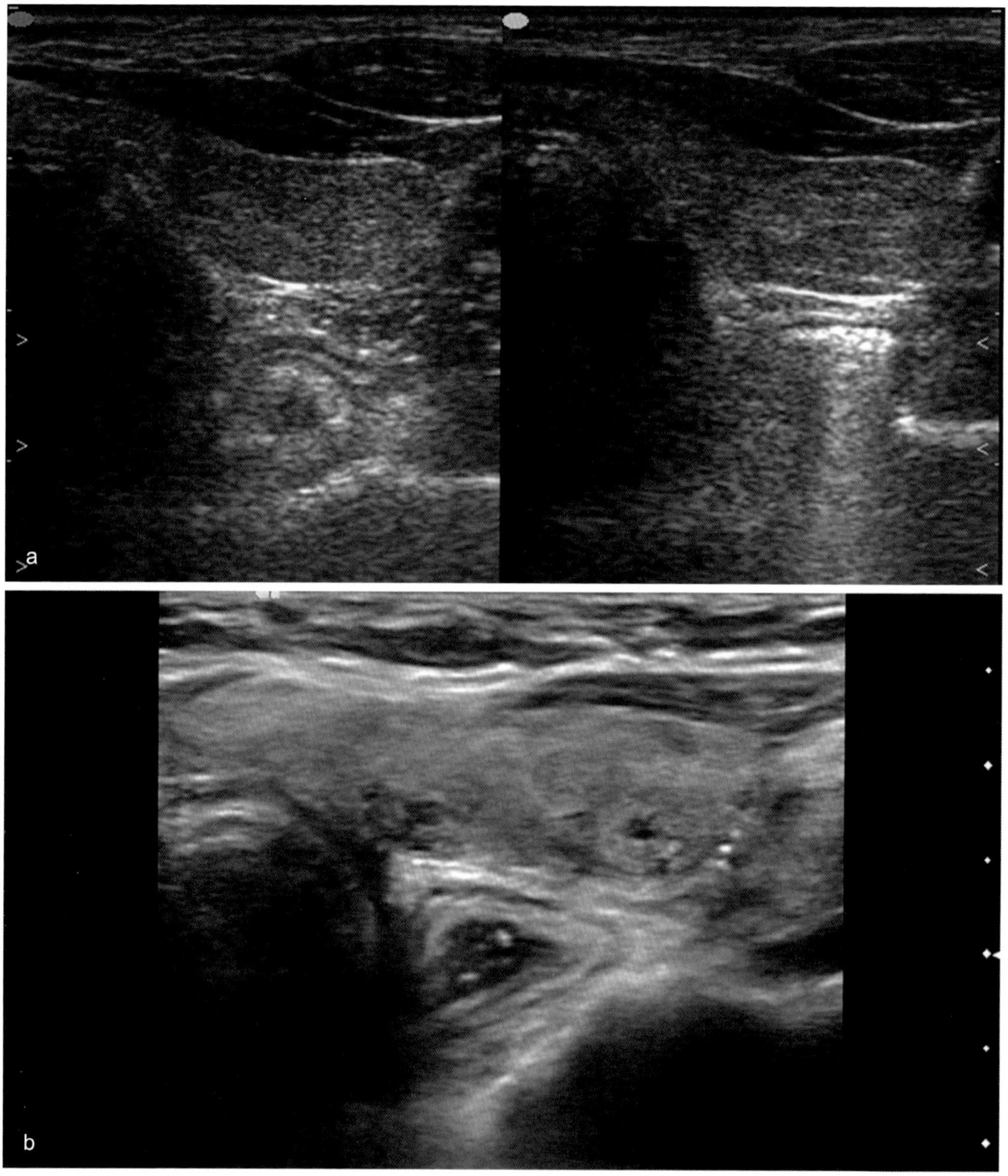

图 8.18　灰阶超声。（a）颈段食管憩室。（b）食管贲门失弛缓症

型）。憩室可能存在于食道的任何部位，可单发或多发。超声表现为圆形等回声或低回声，形态规则，边缘清晰，长度从0.5cm 到 2～3cm不等，CDI、PDI显示无血流信号，憩室中央呈高回声为主的混杂回声，高回声类似于微钙化或弧形钙化，但吞咽时可发生形态改变，并可见移动。患者头部位置或体位发生改变时，憩室的大小、内容物也可随之发生变化。包绕憩室的食管壁厚约2mm，呈低回声。可因憩室类型、形态不同，而导致憩室壁的超声特征不同，为均匀低回声或不均匀高回声。仔细检查可发现其与邻近食

管壁相连。食管憩室好发于甲状腺左叶后方，很容易被误诊为甲状腺结节。最大限度转动患者的头部，改变食管位置，当头部转向左侧时，食道向右侧移动，当憩室与周围组织无粘连时，也可随之移至与甲状腺右叶相邻。吞咽也有助于区分甲状腺结节与憩室。食管贲门失弛缓症者食管腔呈弥漫性均匀扩张，有时仅凭超声图像很难与憩室相鉴别（图8.18b）。

颈部脂肪组织被多个筋膜、肌肉、内部器官和其他结构分隔开，解剖结构复杂。颈部软组织炎症发生的部位、扩散范围取决于其发生的部位及该部位的解剖结构。随着炎症的发展，声像图可发生以下变化：软组织水肿、浸润、脓肿早期、低回声期、无回声期。图像的变化意味着浆液性炎症向化脓的转变，最终形成脓肿。颈部炎症可导致不同部位的蜂窝织炎和脓肿，并可向周围蔓延，导致纵隔炎症，进入血管可致败血症、脓毒血症，炎症可破坏血管导致出血、静脉血栓形成，向上蔓延可致血栓性鼻窦炎、脑脓肿。超声可用于鉴别炎症类型及判断炎症的发展阶段。治疗过程中应注意炎症发生部位、浸润范围、边缘、与周围血管和器官的关系。化脓性炎症可以被超声准确诊断，并精确定位脓腔，方便手术。

超声是对颈部病变有价值的一种影像学检查方法，具有许多优点，主要为实用性、无害性、较高的诊断价值、颈部结构定位的精确性、易于随访以及对微创手术进行实时引导。

参考文献

1. Kalinin AP, Pavlov AV, Alexandrov YK, et al. The parathyroid glands. imaging and surgery. Berlin: Springer; 2013.
2. Wang C. The anatomic basis of parathyroid surgery. Ann Surg. 1976;183(3):271–5.
3. Randel SB, Gooding GAW, Clark OH, et al. Parathyroid variants: US evaluation. Radiology. 1987;165:191–4.
4. Nazarenko GI, Krasnova TV, Zykova NA, et al. Technological aspects of diagnosis of parathyroid tumors by means of radiological methods. Ultrazvukovaya i funkcionalnaya diagnostika. 2004;4:15–22.. (Article in Russian)
5. Wakamatsu H, Noguchi SM, Yamashita H, et al. Parathyroid scintigraphy with 99mTc-MIBI and 123I subtraction: a comparison with magnetic resonance imaging and ultrasonography. Nucl Med Commun. 2003;24(7):755–62.
6. Lane MJ, Desser TS, Weigel RJ, Jeffrey RB. Use of color and power Doppler sonography to identify feeding arteries associated with parathyroid adenomas. Am J Roentgenol. 1998;171(3):819–23.
7. Wolf RJ, Cronan JJ, Monchik JM. Color Doppler sonography: an adjunctive technique in assessment of parathyroid adenomas. J Ultrasound Med. 1994;13(4):303–8.
8. Weymouth MD, Serpell JW, Chambers D. Palpable parathyroid adenomas presenting as clinical solitary thyroid nodules and cytologically as follicular thyroid neoplasms. ANZ J Surg. 2003;73(1–2):36–9.
9. Bindlish V, Freeman JL, Witterick IJ, Asa SL. Correlation of biochemical parameters with single parathyroid adenoma weight and volume. Head Neck. 2002;24(11):1000–3.
10. Sugimoto K, Umekawa T, Kurita T. A case of functioning parathyroid cyst. Hinyokika Kiyo. 1997;43(12):903–6.
11. Pinney SP, Daly PA. Parathyroid cyst: an uncommon cause of a palpable neck mass and hypercalcemia. West J Med. 1999;170(2):118–20.

12. Birnbaum J, Van Herle AJ. Immunoheterogeneity of parathyroid hormone in parathyroid cysts: diagnostic implications. J Endocrinol Investig. 1989;12:831–6.
13. Kinoshita Y, Fukase M, Uchihashi M, et al. Significance of preoperative use of ultrasonography in parathyroid neoplasms: comparison of sonographic textures with histologic findings. J Clin Ultrasound. 1985;13(7):457–60.
14. Kairys JC, Daskalakis C, Weigel RJ. Surgeon performed ultrasound for preoperative localization of abnormal parathyroid glands in patients with primary hyperparathyroidism. World J Surg. 2006;30:1658–63.
15. El-Naggar AK, JKC C, Grandis JR, et al., editors. WHO classification of head and neck tumours. 4th ed. Lyon: IARC; 2017.

第 9 章

甲状腺术后的颈部超声检查

Yuriy K. Aleksandrov，Yury N. Patrunov，
Alexander N. Sencha，Ella I. Peniaeva，Ekaterina A. Sencha，
and Munir G. Tukhbatullin

9.1 术后甲状腺和颈部的一般评估

甲状腺疾病的手术范围小至单侧叶部分切除，大至严重者行甲状腺全切合并根治性颈部淋巴结清扫，每种手术都有一定的优缺点，都可能会伴随特定的并发症和副作用。尽管有先进的现代外科技术，但喉返神经损伤、术后出血、甲状旁腺功能减低、喉气管水肿等并发症仍然很常见，发生率为2%~15%。患者的年龄和体质、甲状腺结节的大小和位置、术前甲状腺影像检查的图像质量、外科医生的经验以及其他因素都会影响并发症发生率。近年来，腔镜辅助甲状腺微创手术和机器人甲状腺手术得到了推广和应用。

由于患者可能不会告知超声医生之前的甲状腺手术病史，而现代外科手术所致的颈

Y. K.Aleksandrov (✉)
Department of Surgery, Federal State Budget Educational Institution of Higher Education Yaroslavl State Medical University of the Ministry of Healthcare of the Russian Federation, Yaroslavl, Russia

Y. N. Patrunov · E. I. Peniaeva
Department of Ultrasound Diagnostics of the Center for Radiological Diagnostics, Non-State Healthcare Institution Yaroslavl Railway Clinic of JSC "Russian Railways", Yaroslavl, Russia

A. N. Sencha
Department of Visual and Functional Diagnostics of National Research Center for Obstetrics, Gynecology and Perinatology, Ministry of Healthcare of the Russian Federation, Moscow, Russia

E. A. Sencha
Ultrasound Diagnostics Department, Medical Diagnostic Center, Moscow, Russia

M. G. Tukhbatullin
Department of Ultrasound Diagnostics, Kazan State Medical Academy – Branch Campus of the Federal State Budget Educational Institution of Further Professional Education, "Russian Medical Academy of Continuing Professional Education" of the Ministry of Healthcare of the Russian Federation, Kazan, Russia

部瘢痕微不可见，甚至完全没有手术痕迹，因此，正确的超声检查应从颈部视诊开始（图9.1），并获取相关病史资料。

甲状腺术后的颈部超声检查应考虑术后时间、手术范围以及术后病理结果。患者自己往往知道诊断，能向超声医生提供相关的必要信息。采用高频（7.5～15MHz）线性探头，按照标准技术对术后颈部进行多模态超声检查，并对术后甲状腺进行评估。

以下是对手术区域的超声检查指南：

1.检测甲状腺床区的甲状腺组织（残留腺体）

- 残留甲状腺的数量
- 每个残留腺体的位置以及与周围结构的关系
- 大小
- 边界
- 回声强度和回声结构
- 甲状腺残留腺体的血流
- 压迫式弹性成像测量和分析

2.检测残留甲状腺组织中的病变（位置、大小、形状、边界、轮廓、回声密度、回声结构、血流，以及与周围器官和组织的关系）

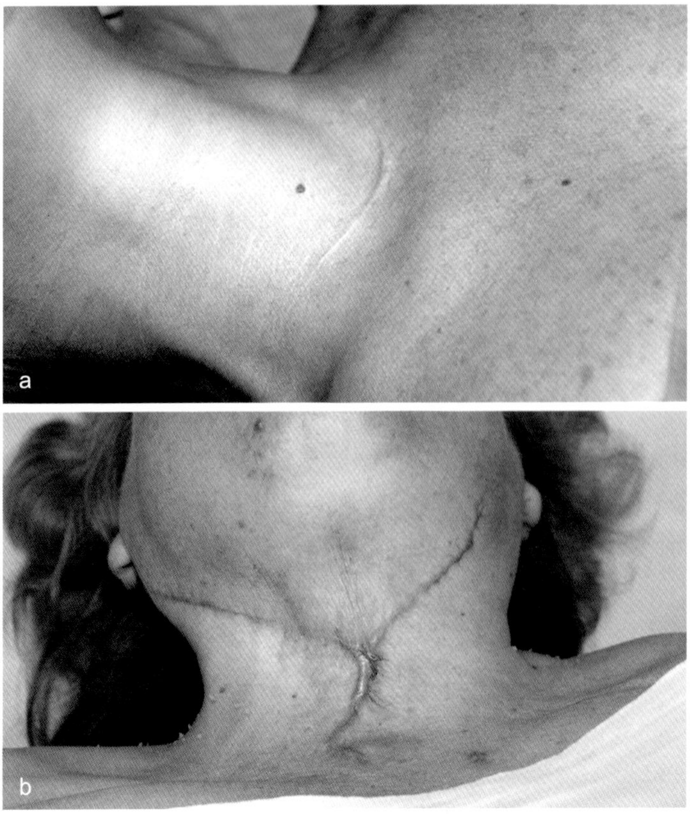

图 9.1　甲状腺术后，颈部外观

3.颈部各器官与其他组织结构的相互关系

4.颈部、锁骨上和锁骨下淋巴结情况

5. 术后瘢痕带情况

甲状腺床区的超声图像很大程度上取决于切除的甲状腺组织的体积、手术技术和手术后的时间。在甲状腺手术后的最初几天和几周内，通常没有必要对颈部进行超声检查。只有在疑似发生术后并发症（出血、缝合失败、化脓等）的情况下，才有必要进行早期的术后超声探查。术后第1周的超声探查可能会因颈部组织肿胀和疼痛导致超声检查困难。

甲状腺手术床区及皮下血肿或手术缝合材料可于术后即刻就被发现，而肉芽肿、钙化、囊性结构出现相对较晚，这可能导致超声对疾病复发的过度诊断。

在术后前2个月的超声中可正常显示以下特征：

- 由于水肿和炎症细胞浸润，导致脂肪组织增厚、回声减低不均匀，而被误认为是残留的甲状腺组织，或者因回声减低导致其后方的残留腺体显示不清（因残留腺体边缘与周围组织结构难以区分）。

- 出血可表现为甲状腺床区的低回声病变（图9.2）。常表现为具有低回声和高回声区的非均匀结构，合并形态不规则、大小不等的无回声区，超声图像特征变化快，表现为典型的血肿声像图，与其他地方的血肿图像一致。

- 缝合材料常表现为点状强回声，位于甲状腺叶床或附着在甲状腺残叶的包膜上，伴弱声影或无声影。

术后3个月，甲状腺床超声检查显示甲状腺组织完全或部分缺失。该部位显示弥漫性纤维化改变，血管束向内侧移位（图9.3）。血肿通常会被吸收，可在原血肿的位置检测到机化物征象，表现为回声增强、不均匀、轮廓模糊和不规则的结构。术后3个月，只有很少的病例中还能看到线结。一些患者在原缝线位置出现圆形、高回声、边缘规则的结节，直径可达5mm，考虑是缝线肉芽肿。在极少数情况下会看到无回声病变，如细小囊肿和形状规则的积液。

保留腺体（甲状腺大部切除术或甲状腺单侧腺叶切除术）手术后3个月，甲状腺床区可探及残留甲状腺回声，边缘规则，质地均匀，回声正常或稍增高、降低（图9.4）。手术侧的血管束向内侧移向气管。

经常在切除的腺叶床上看到纤维化改变。在极少数情况下，形态规则的血肿机化物可以表现为轮廓不清晰、钙化、缝线肉芽肿或单个囊肿的致密不均质混合回声团。

在切除的甲状腺床区经常可以看到纤维化改变。在极少数情况下，未被吸收的残余血肿可有不同表现，有的表现为轮廓模糊不清的致密的不均匀回声结节，有的表现为钙

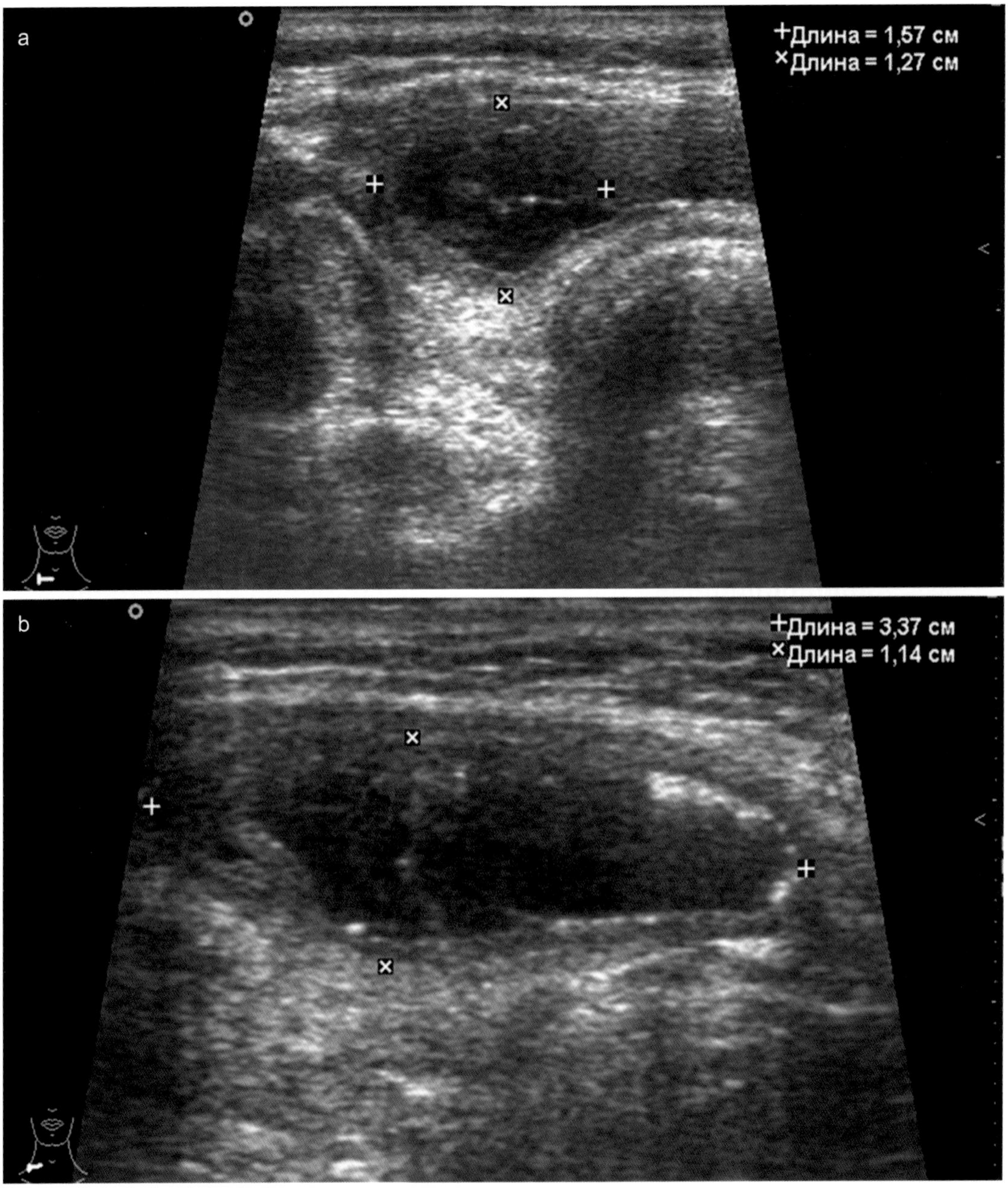

图 9.2 （a，b）甲状腺手术后 1 个月图像。术后血肿。灰阶超声

化灶，有的类似缝线性肉芽肿回声，甚至表现为孤立的囊性结节。

中央区颈部淋巴结清扫后超声图像会发生特征性改变，导致超声图的特定变化：气管轮廓显像模糊，血管束向气管移近，甲状腺床区附近组织的纤维化明显。

甲状腺癌和头颈部恶性肿瘤的手术需要切除不同的颈部结构。在某些情况下，会切除颈部和锁骨上淋巴结、下颌下腺、胸锁乳突肌、肩胛舌骨肌或颈内静脉，从而导致相应的超声图像改变。

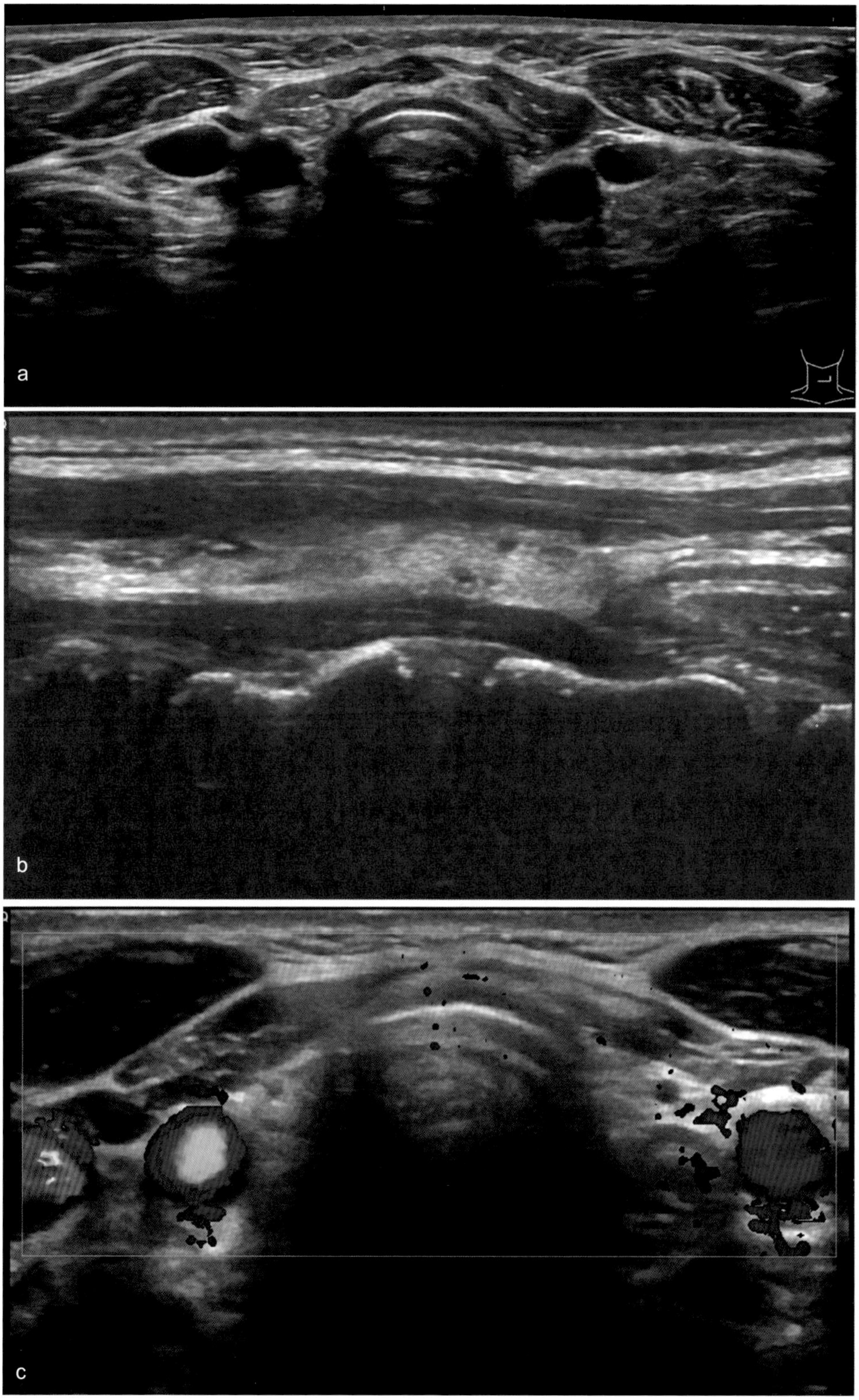

图 9.3　甲状腺手术后 3 个月的状态。甲状腺床图像。（a）横向扫查灰阶超声全景图像。（b）纵向扫查灰阶超声图像。（c，d）CDI。（d）见下页

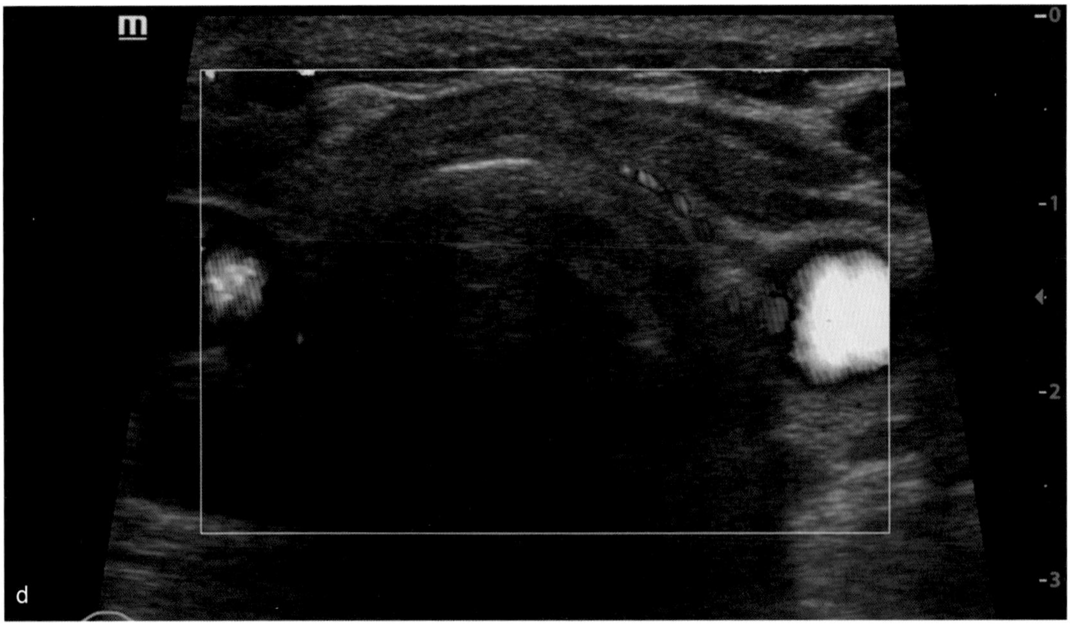

续图 9.3

切除一半以上的甲状腺组织5年或更长时间后，其体积通常保持不变（图9.5）。如果切除腺叶的1/3~1/2，甲状腺通常能恢复到正常大小。甲状腺残留腺体边界清晰，回声正常或略有增高，可能伴有回声不均匀，CDI和PDI可以观察到甲状腺实质内血流信号正常或减少。

甲状腺全切除术后的患者，超声检查和放射性核素扫描可能会发现各种大小、形状和血流信号的甲状腺残留腺体。根据Salvatori [1]、Sencha和Belyaev [2]报道，仅7%的患者在甲状腺全切除术和放射性碘治疗后未发现甲状腺床区有任何残留的甲状腺组织。

甲状腺切除术后的放射性碘（^{131}I）治疗和远程伽玛治疗也会导致某些特征性的超声图像改变。治疗后的甲状腺残留腺体（如果存在）形态不规则、边界模糊不清、回声不均匀、血流稀少；同时周围组织纤维化加剧，回声增强，残留腺体与周围组织很难区分[3]（图9.6）。

有时，并不能明确甲状腺床区是否真的存在甲状腺残留腺体，不同的超声医生的意见可能截然不同。在某些情况下，通过超声造影观察甲状腺实质血流，可用于鉴别甲状腺残留腺体与甲状腺床区弥漫性回声改变。通常，用放射性核素扫描和实验室检查（如甲状腺球蛋白）有助于确定甲状腺残留腺体的功能活性（图9.7）。

因甲状腺恶性肿瘤手术的患者应在以下间隔时间接受超声检查：

- 术后第1年，每3个月一次

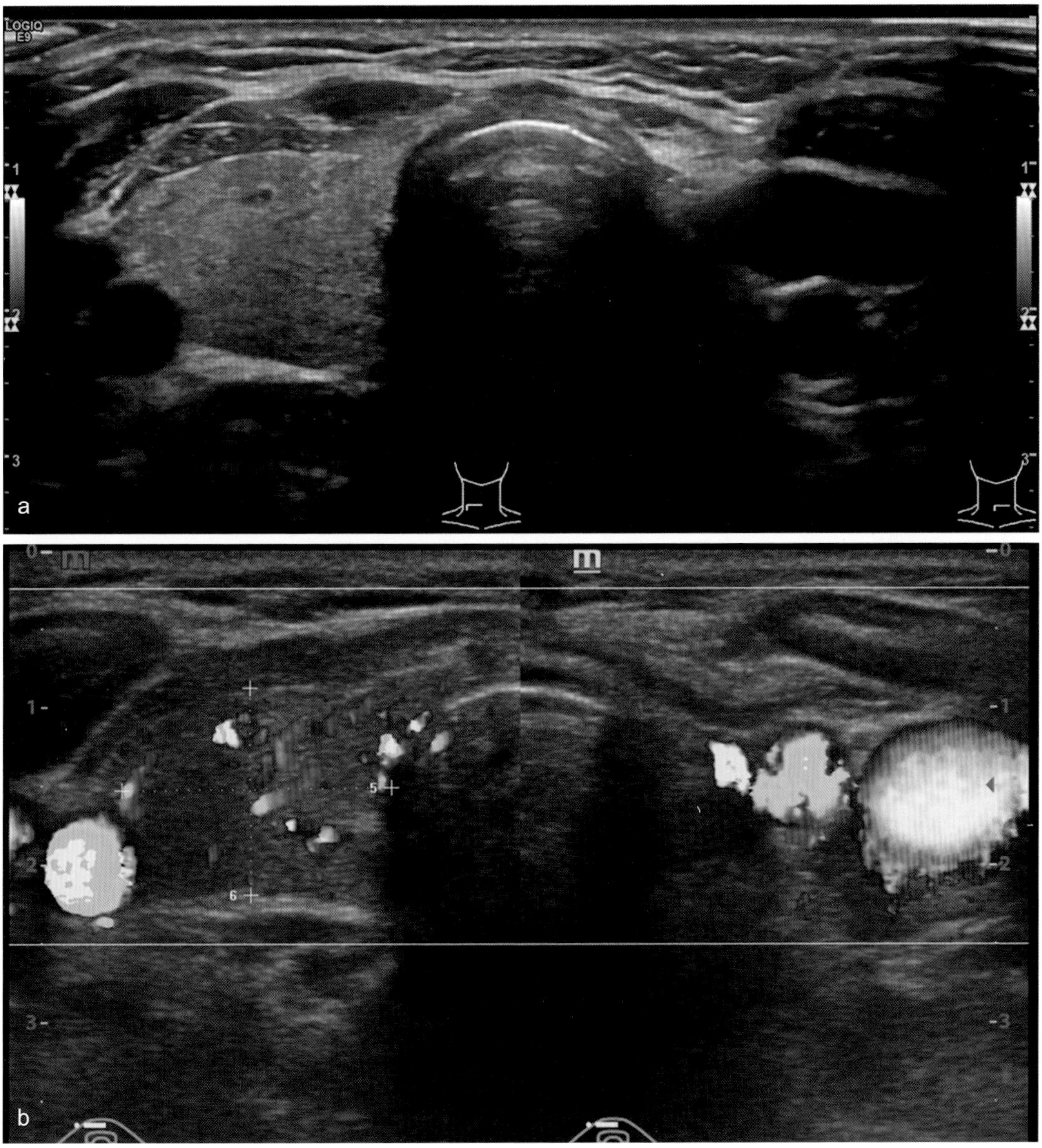

图 9.4　甲状腺单侧叶切除术后 3 个月的图像。甲状腺残余腺体超声图像。（a）横向扫查灰阶超声图像。（b）CDI。

- 术后第2～6年，每6个月一次
- 6年之后，每年一次

甲状腺良性疾病患者手术后，应在术后第1年的第3、第6、第12个月进行超声检查，之后每年一次。

每次超声定期随访都应仔细检查甲状腺床区和残留腺体，观察有无复发。

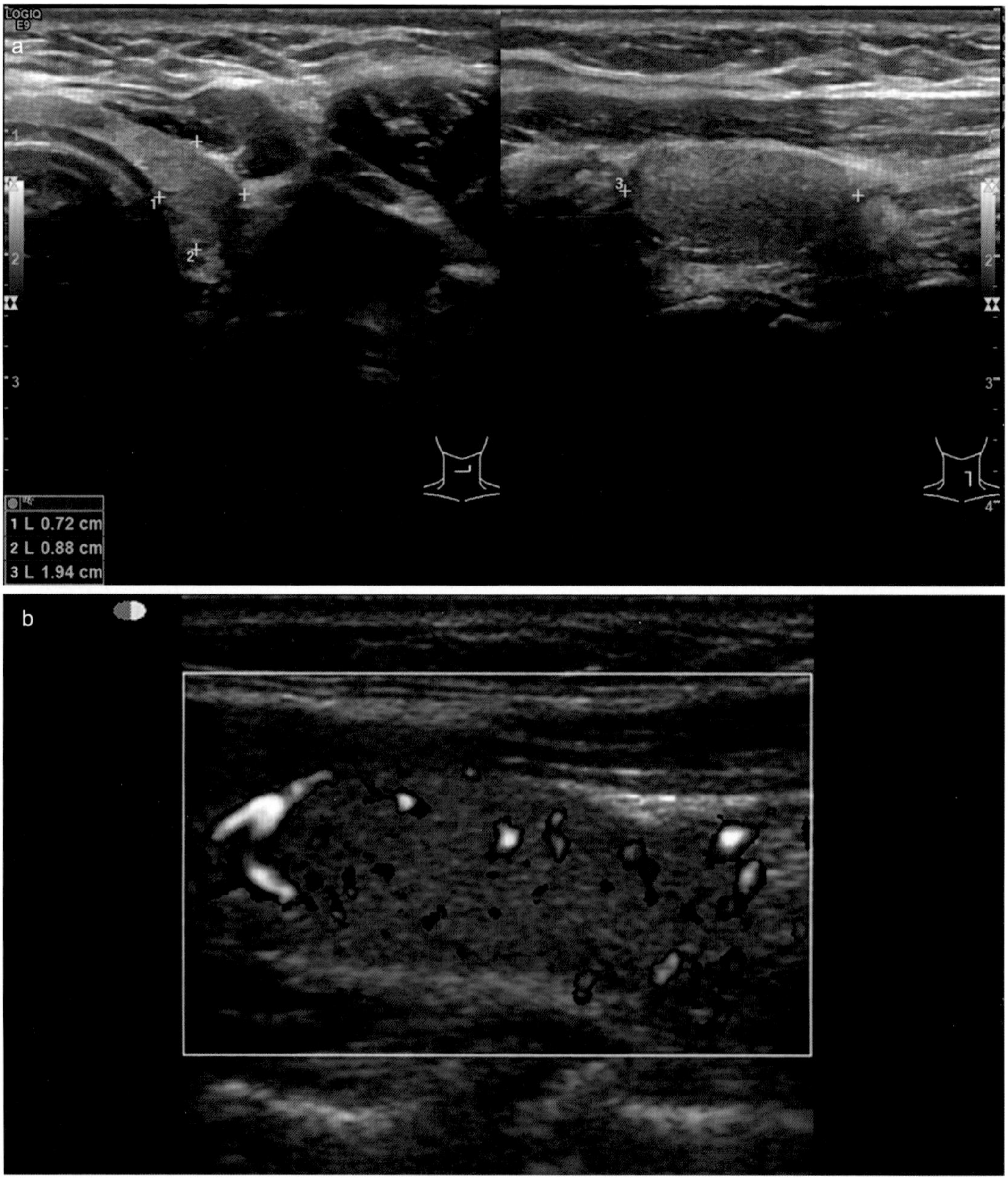

图 9.5　甲状腺手术 5 年后的图像。甲状腺有残留。（a）超声图像。二维横向扫查和纵向扫查。（b）PDI

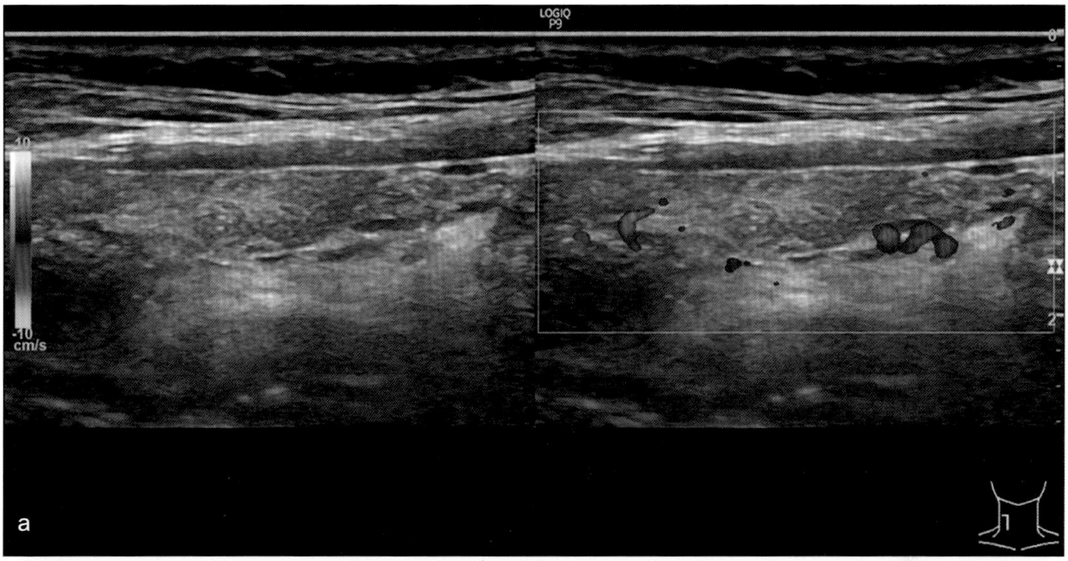

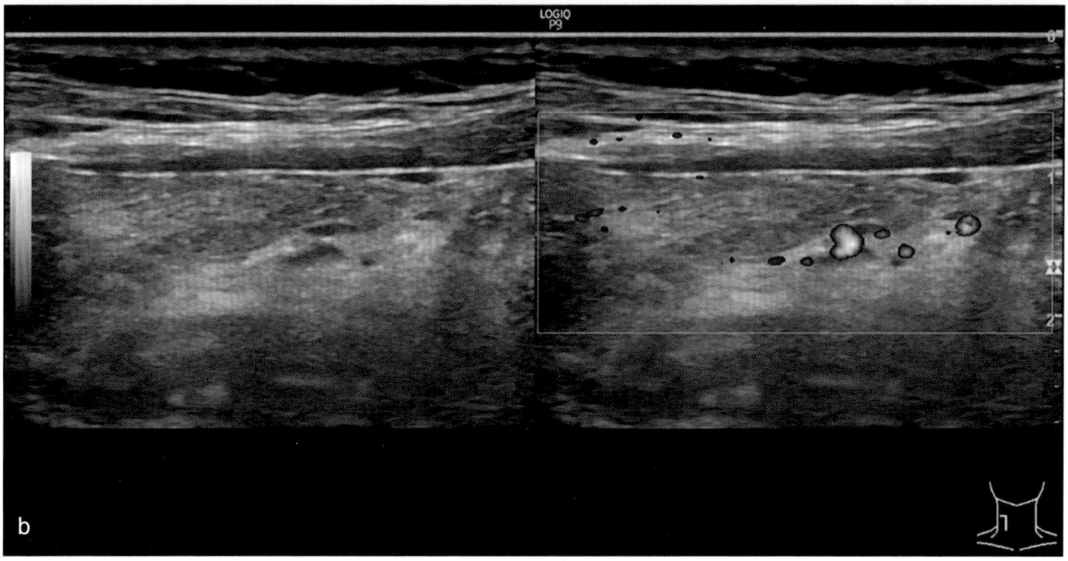

图 9.6　放射性碘（^{131}I）治疗 1 年后的图像。纵向扫查超声图像。（a）灰阶超声图像和 CDI。（b）灰阶超声图像和 PDI

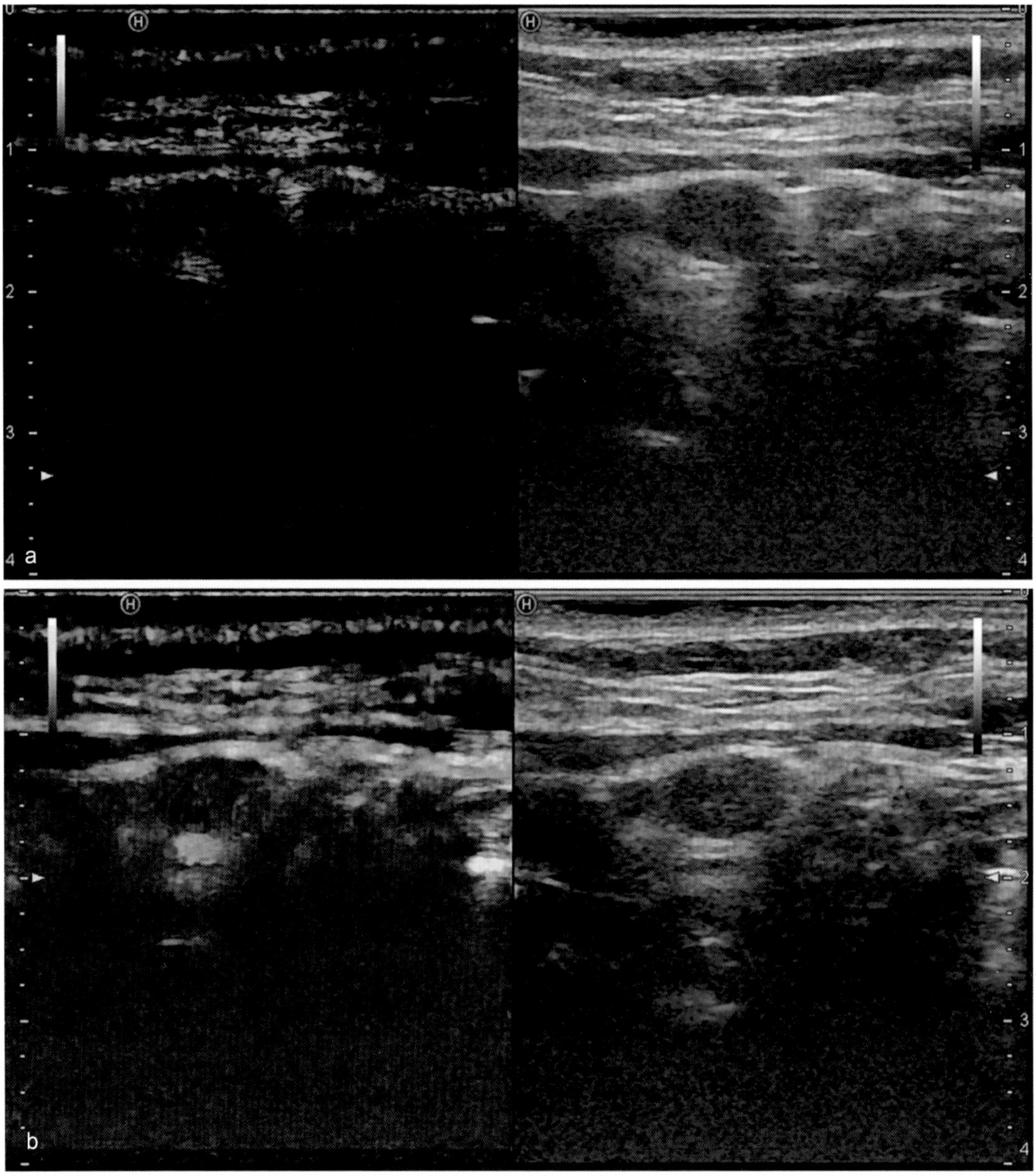

图 9.7 （a，b）检测甲状腺床中的甲状腺残余腺体。超声造影使用声诺维®2.4ml

颈部术后超声报告示例：

- 姓名：
- 年龄：
- 日期：
- 病案号：
- 超声仪器：

甲状腺术后（手术时间：2010年；病理：未知）。

峡部切除		
右叶		左叶
厚	20mm	已切除。在甲状腺切除区未检测到甲状腺组织、囊性和实性病变。血管束向内侧移位
宽	19mm	
长	42mm	
体积	$8.0cm^3$	

总体积$8.0cm^3$，未见明显增大。

甲状腺残叶的实质回声稍减低、不均匀，未探及明显异常肿块，CDI和PDI显示甲状腺残留腺体内血流略减少，CPD高达5%～10%。

颈部、锁骨上和锁骨下区的淋巴结未见明显肿大。

结论：甲状腺切除术后图像，未探及明显复发灶。

超声医生：

9.2　复发性甲状腺病变

术后复发性甲状腺结节的特点是原手术患者的甲状腺残留腺体内再次出现结节，而复发结节的性质与原来的术前结节性质相同，即导致上一次手术的原因。据Akinchev和Romanchishen [4]研究发现，89%的甲状腺残叶结节性质与原发甲状腺疾病相同。

然而，部分患者新发甲状腺残叶结节性质与原来的术前结节并不相同，这类病例应视为甲状腺残留腺体的新发疾病，并非复发。不同甲状腺疾病的复发率从高到低为：多结节性无毒甲状腺肿54.7%，Graves病14.5%，单结节性无毒甲状腺肿13.1%，多结节性毒性甲状腺肿6.8%，甲状腺癌1.3%，癌合并其他病理2.8%，AIT（自身免疫性甲状腺炎）2.3%，单结节性毒性甲状腺肿1.7%，未分化甲状腺癌0.8%[4]。

一些学者对真性复发和假性复发进行鉴别。术后短期内发现的结节为假性复发。假性复发实际上与手术切除不彻底，导致病变部分残留在甲状腺中有关。真性复发出现的时间要晚得多，往往在正常的甲状腺组织中新发，其病因与原发灶相同。

超声是早期诊断甲状腺结节复发的主要检查方法。复发性结节的最常见超声特征如下（图9.8）：

- 病变位于甲状腺切除区或甲状腺残留腺体内
- 病灶呈圆形或椭圆形
- 呈高回声和低回声
- 回声不均匀
- 边缘规则完整

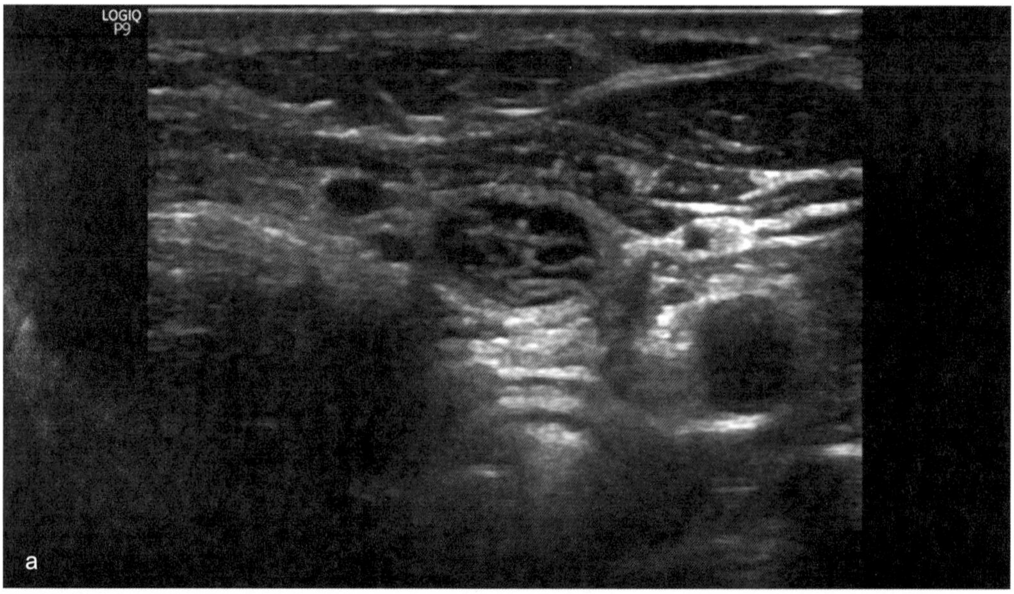

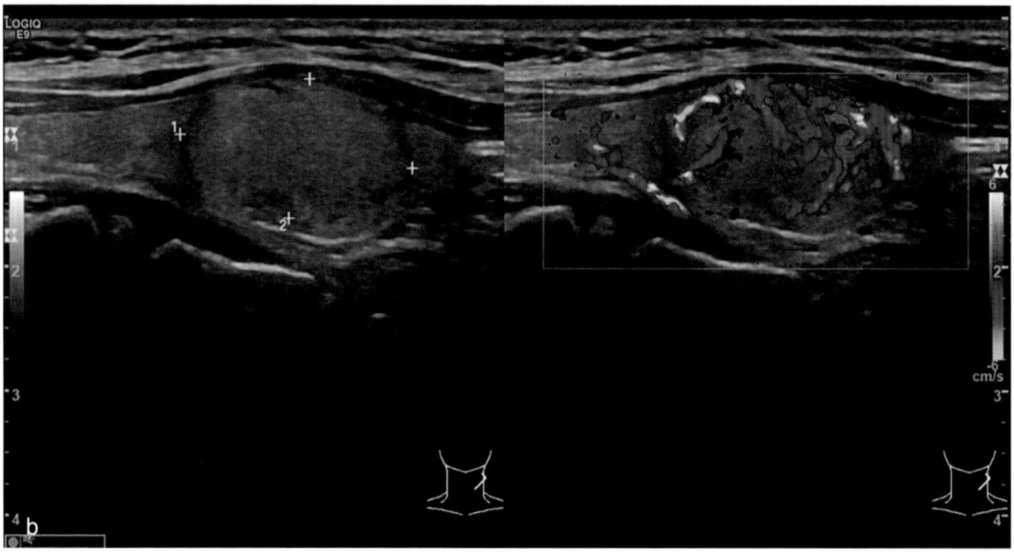

图 9.8 甲状腺手术后的状态。复发性结节性甲状腺肿。（a）灰阶超声。（b）灰阶超声和 CDI

- 颈部淋巴引流区域中新发结节（见于甲状腺癌复发和转移的患者）
- CDI和PDI显示与甲状腺正常组织不同的血流分布
- 不同结节弹性成像显示不同硬度

用“复发”一词来形容AITD是不正确的，因为自身免疫性疾病早期就会影响整个甲状腺，因此手术后剩下的部分腺体也肯定会受到影响，因为手术治疗并不会消除该疾病的发病因素（图9.9）。

根据美国癌症联合委员会[5]癌症分期手册，在术后3个月内发现的甲状腺残留腺体内癌灶、局部淋巴结转移以及术后6个月内发现远处转移均被视为癌症复发。

术后远期复发的结节性甲状腺肿（相对于所有手术患者）发生率为1.8%～88%。甲状腺癌在复发性甲状腺结节中的发生率为10%～31.7%，其中高分化癌为6.8%～30%，低

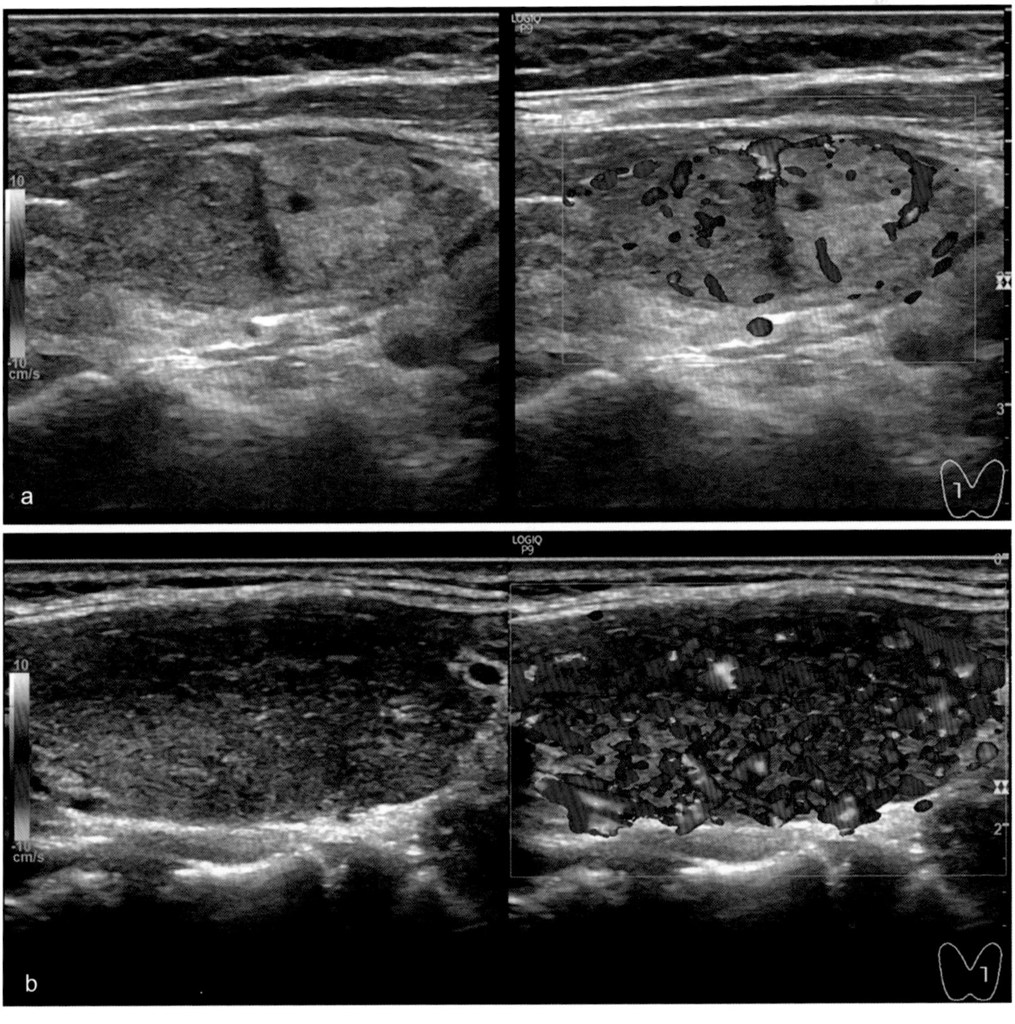

图 9.9　甲状腺手术后的图像。灰阶超声图像和 CDI。（a）AIT。（b）Graves 病

分化或未分化癌为30%～88%[3,6]。据Akinchev和Romanchishen [4]报道，在复发性甲状腺结节中，新发甲状腺癌的发生率占4.9%。

甲状腺癌通常在术后2～10年（达30%）内复发，男女比例为1：4，平均年龄31～60岁[7]。复发灶多位于原发病灶同侧（43.8%），也可在对侧（30.2%）或双侧复发（26%）。

复发的癌结节通常具有与原发肿瘤相似的超声特征。但较少出现钙化灶，血流信号较丰富，可累及周围器官（图9.10）。

复发性甲状腺癌的病理类型为：乳头状癌占50%～80%；滤泡状癌占15%～40%；

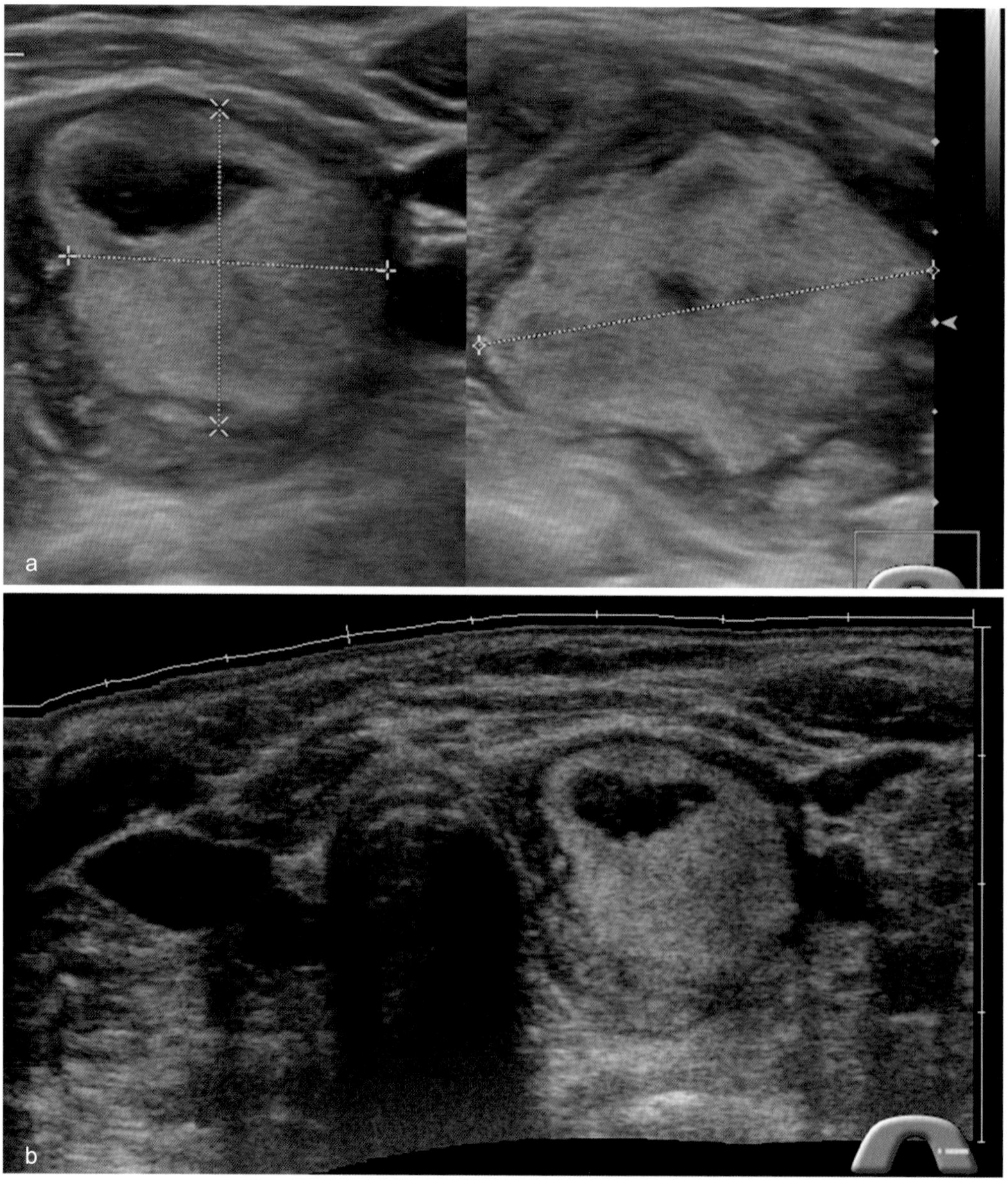

图 9.10 甲状腺手术后的图像。甲状腺癌复发。（a）灰阶超声图像。（b）全景扫描。（c）3D 能量多普勒重建。（d）用 ARFI 测量弹性。（c）（d）见下页

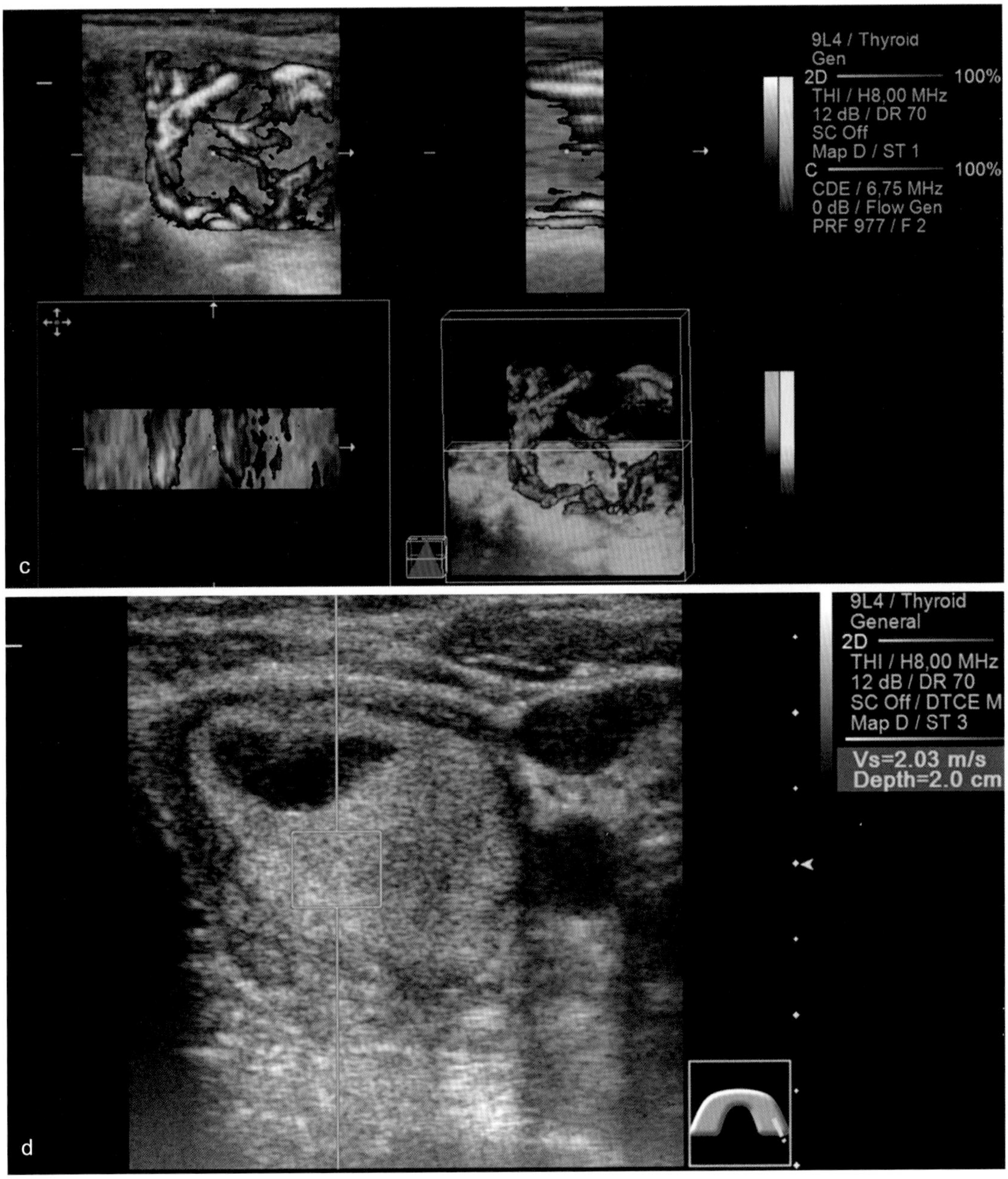
9L4 / Thyroid
Gen
2D 100%
THI / H8,00 MHz
12 dB / DR 70
SC Off
Map D / ST 1
C 100%
CDE / 6,75 MHz
0 dB / Flow Gen
PRF 977 / F 2
c
9L4 / Thyroid
General
2D
THI / H8,00 MHz
12 dB / DR 70
SC Off / DTCE M
Map D / ST 3
Vs=2.03 m/s
Depth=2.0 cm
d

续图 9.10

低分化或者未分化癌占2%～5%[8]。对复发性甲状腺癌的诊断较为困难，需要综合运用各种诊断方法和技术。超声诊断甲状腺癌局部复发的敏感性为83%～93.6%，特异性为90.2%～92%，诊断准确性为90%～91%[8]。与原发性甲状腺癌诊断有关的超声新方法，如超声弹性成像、3D图像重建、多切面扫描和CEUS，有望被用于甲状腺癌复发的诊断。怀疑复发性甲状腺癌是超声引导下FNAB的指征。

复发性结节的超声报告示例：

- 姓名：
- 年龄：
- 日期：
- 病案号：
- 超声仪器：

甲状腺术后（手术时间：2001年；病理：单纯胶质囊肿）。

峡部已切除		
右叶		左叶
厚	17mm	已切除。在甲状腺切除区未探及甲状腺组织、囊性和实性病变。血管束向内侧移位
宽	17mm	
长	38mm	
体积	$5.3cm^3$	

总体积$5.3cm^3$，未见明显增大。

腺叶中部探及 2 枚等回声区，大小分别为 0.6cm × 0.5cm × 1.0 cm 和 0.6cm × 0.9cm × 1.0 cm，形态规则，边界清，内回声不均，可见少许无回声区，结节内未见明显血流信号

甲状腺残留腺体结构和血管正常。CPD高达5%～10%。

颈部、锁骨上和锁骨下区的淋巴结未见肿大。

结论：甲状腺左叶切除术后，残留右叶结节，TIRADS分类 2类。

超声医生：

复发性甲状腺癌的超声报告示例

- 姓名：
- 年龄：
- 日期：
- 病案号：
- 超声仪器：

甲状腺已切除（手术时间：2012年；组织病理：乳头状癌）。

甲状腺右叶切除区低回声结节，大小为2.3cm × 2.2cm × 3.6cm，形态不规则，边缘不清晰，内回声不均，可见小片无回声区，CDI和PDI提示血流丰富。

甲状腺左叶及峡部切除区未见明显异常肿块。

左侧颈动脉鞘向内侧移位。

双侧颈内静脉旁淋巴结肿大：右侧较大的大小为0.6cm × 1.9cm，呈不均匀低回声，结节内血流信号不明显；左侧较大的大小为0.7cm × 2.4cm，呈不均匀低回声，形状不规则，有融合成团趋势，整个皮质区可及少许混杂血流信号。锁骨上和锁骨下区未见明显肿大的淋巴结。

结论：甲状腺切除术后图像。右侧切除区结节，提示甲状腺癌复发。双侧颈部淋巴结转移可能。

超声医生：

参考文献

1. Salvatori M, Raffaelli M, Castaldi P, et al. Evaluation of the surgical completeness after total thyroidectomy for differentiated thyroid carcinoma. Eur J Surg Oncol. 2007;33:648–54.
2. Sencha AN, Belyaev DV. Ultrasonic analysis of the thyroid gland after total thyroidectomy. Medicinskaya visualizaciya. Special issue. Materials 2 of the All-Russian National Congress of Radiation Diagnostics and Radiotherapists “Radiology-2009”. 2009;S363–S364 (Article in Russian).
3. Altunina VS. Ultrasound diagnosis of recurrence of thyroid cancer. PhD thesis. Obninsk (Book in Russian); 1996.
4. Akinchev AL, Romanchishen AF. Postoperative recurrent goiter. Vestn Khir Im II Grek. 2005;5:43–46 (Article in Russian).
5. Amin MB, Edge S, Greene F, editors. AJCC cancer staging manual. Basel: Springer; 2017.
6. Paches AI, Propp RM. Thyroid cancer. Moscow (Book in Russian); 1995.
7. Sencha AN. Diagnosis of thyroid cancer by ultrasound. PhD thesis. Moscow (Book in Russian); 2001.
8. Sencha AN. Ultrasonic visualization of malignant tumors of the thyroid gland. Ultrazvukovaya Funkc Diagn. 2008;2:20–29 (Article in Russian).

第10章

甲状腺疾病和女性生殖系统疾病：甲状腺功能和妊娠

Antonina A. Smetnik，Alexander N. Sencha，
and Stanislav V. Pavlovich

由于受共同的中枢系统调节，甲状腺的状态和功能与女性的生殖系统密切相关。相对于其他人群来说，甲状腺疾病在育龄期妇女中更为典型[1]。甲状腺功能影响女性生殖系统发育的所有阶段，包括月经周期调节、生育、妊娠和产后。

妊娠对甲状腺功能活性有重要影响。在怀孕期间，碘充足地区孕妇的甲状腺体积可增加10%，而缺碘地区则可增加20%～40%。正常妊娠伴有肾内碘排泄量增加、甲状腺素结合蛋白水平升高和甲状腺激素分泌增多。妊娠期间人绒毛膜促性腺激素（hCG）对甲状腺的刺激作用导致血清促甲状腺激素（TSH）降低。据Alexander等[2]报道，妊娠期甲状腺素分泌可增加40%～50%，以维持甲状腺功能正常。

关于女性生殖系统的所有甲状腺病理类型可分为以下两类：腺体功能障碍（甲状腺功能减退和甲状腺毒症）和甲状腺结构异常（体积增大和甲状腺病变）。

甲状腺功能障碍的影响最为重要，因为它直接影响月经周期、排卵、受孕和妊娠。

自身免疫性甲状腺疾病患者中，有10%为育龄妇女，是甲状腺功能异常的主要原因。目前，人们正在积极研究自身免疫过程是否会影响生殖系统，以及在不影响甲状腺

A.A. Smetnik（✉）
Department of Gynecological Endocrinology，National Medical Research Centre for Obstetrics，Gynecology and Perinatology，Ministry of Healthcare of the Russian Federation，Moscow，Russia

A. N. Sencha
Department of Visual and Functional Diagnostics，National Research Center for Obstetrics，Gynecology and Perinatology，Ministry of Healthcare of the Russian Federation，Moscow，Russia

S. V. Pavlovich
Academic Council of National Research Center for Obstetrics，Gynecology and Perinatology，Ministry of Healthcare of the Russian Federation，Moscow，Russia

功能的情况下怀孕的能力。Perminova[3]报道了AITD与特发性不孕症、子宫内膜异位症和内分泌不孕症的关系（图10.1）。据Alexander等 [2]报道，与甲状腺功能正常的相同年龄组的育龄女性相比，患有不育症的女性通常具有更高的抗TPO抗体水平。据Quintino-Moro等[4]报道，在18～50岁的自身免疫性甲状腺疾病女性中，47%患有不孕症。

Kachuei等[5]报道，在多囊卵巢综合征女性中，抗甲状腺素抗体水平升高的患者比例较高。AIT患者卵泡中也检测到抗甲状腺抗体，其水平与血清中抗体水平相关[6]。然而，它们对卵母细胞的作用仍不清楚。

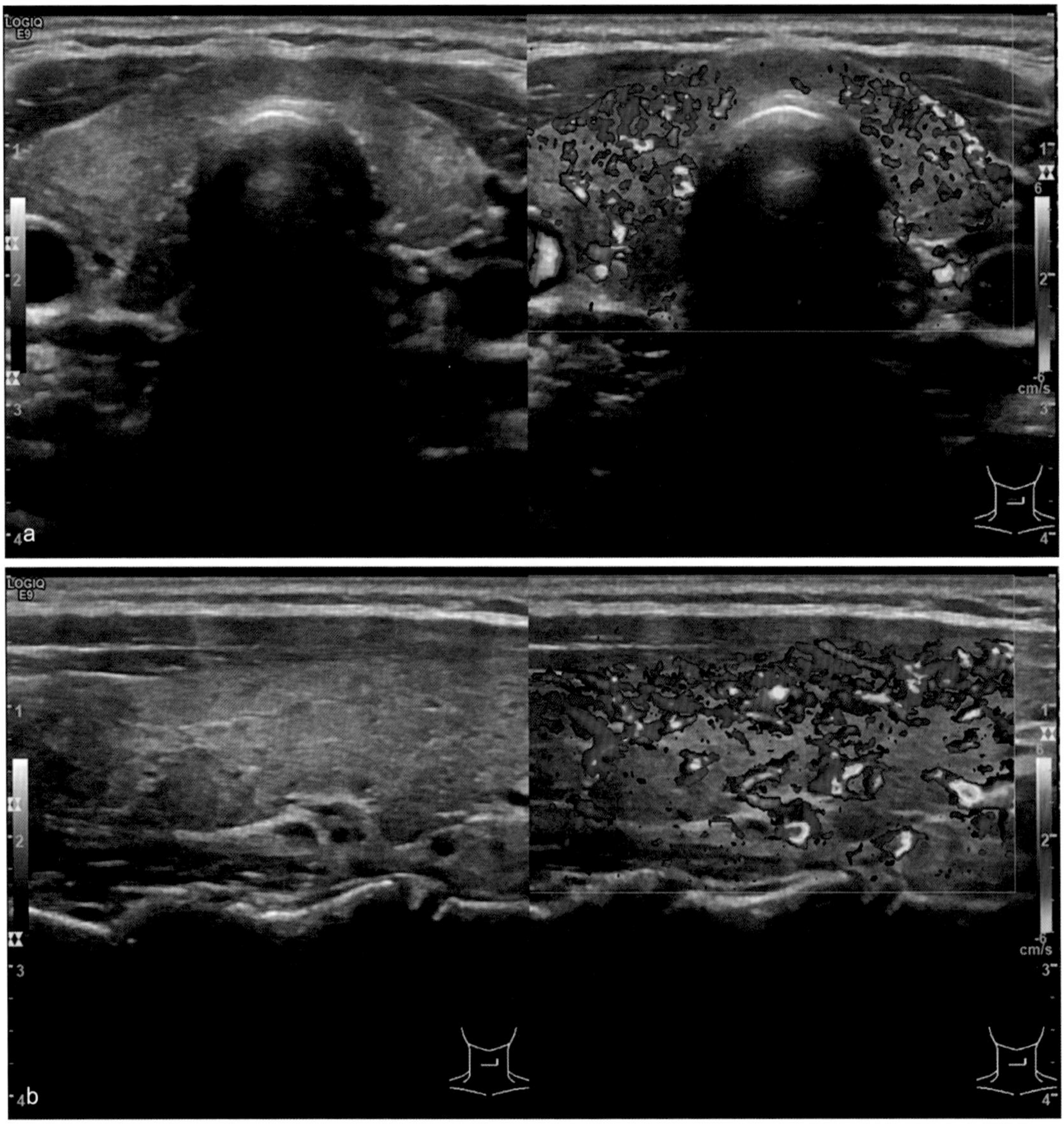

图 10.1　患有弥漫型慢性子宫腺肌病和继发性不育的患者的自身免疫性甲状腺炎超声图像。灰阶超声和CDI。（a）横向扫查图像。（b）纵向扫查图像

对抗甲状腺素抗体阳性的患者实行辅助生殖技术，其结果仍有争议。一些学者建议对甲状腺功能处于正常水平但TSH处于正常高值的女性使用甲状腺素治疗，以改善IVF的预后，但并非所有人都支持这一观点[7-12]。多项Meta分析研究表明，抗甲状腺素抗体水平升高的女性，其流产率（包括习惯性流产）增加[13,14]，同时AIT患者早产率也相应增加[15]。部分研究也认为抗甲状腺素抗体水平升高会增加围产期死亡率[16]。但是，并非所有研究都支持以上观点[17, 18]。在几组研究中发现没有临床症状的甲状腺功能减退的自身免疫性甲状腺炎妇女，胎盘早剥的风险增加[17, 19]。自身免疫性甲状腺炎还与产后抑郁[20]和新生儿呼吸窘迫综合征[18]有关。

甲状腺功能减退与AIT不同，其对女性的生殖系统会产生明显的影响，因此容易被发现，也可通过药物治疗得到很好的控制。明显的（TSH≥10mIU/L和/或游离甲状腺素降低）和亚临床的（TSH 4～10mIU/L和正常游离甲状腺素）甲状腺功能减退都是慢性无排卵和不孕症的危险因素。据Alexander等[2]报道，甲状腺功能减退的女性（TSH>15mIU/L）中有68%的患者月经周期紊乱，而对照组月经紊乱的比例只有12%。在一项回顾性研究中，Yoshioka等[21]报道84%的不孕症和亚临床甲状腺功能减退的妇女在接受短期左旋甲状腺素治疗后成功怀孕。

根据van den Boogaard等 [22]和Alexander等 [2]的报道，明显的甲状腺功能减退会增加现有妊娠并发症的风险，例如早产和流产，并对胎儿的神经认知发育产生负面影响（图10.2）。对此，此类患者应立即接受甲状腺素替代治疗。

亚临床甲状腺功能减退对妊娠的影响仍然是一个有争议的问题，因为TSH的参考值可能因人群、碘缺乏及相关危险因素特别是抗甲状腺抗体水平的不同而不同。美国甲状腺协会（ATA）在2011年和欧洲甲状腺协会（ETA）在2014年提出，无论抗TG和抗tpo抗体水平如何，均可根据妊娠中期TSH的参考值（表10.1）来治疗甲状腺功能减退症[23,24]。

与先前的建议相比，2017年ATA提出了一种新方法，针对TSH 2.5～4.0mIU/L和低水平抗甲状腺抗体的孕早期妇女，建议不要使用左旋甲状腺素。若TSH水平处于2.5～4.0mIU/L且抗体处于较高水平，或TSH水平升高至4.0～10mIU/L但抗体仍处于低水平，是否采用替代治疗应根据个体情况决定[2] 。目前关于这一问题的讨论仍很激烈，关于轻度亚临床甲状腺功能减退对妊娠的影响的研究结果尚不明确。

大量研究表明，亚临床甲状腺功能减退和AIT女性有早期流产的风险[25]。Chan、Boelaert[26]和Maraka等 [27]报道了亚临床甲状腺功能减退症与早产、妊娠糖尿病、妊娠高血压、子痫、胎儿发育迟缓和低出生体重之间存在相关性。但是，Bernardi等[28]的结果显示，在甲状腺功能正常者、经治疗和未经治疗的亚临床甲状腺功能减退患者之间的新生儿出生数量无显著性差异。

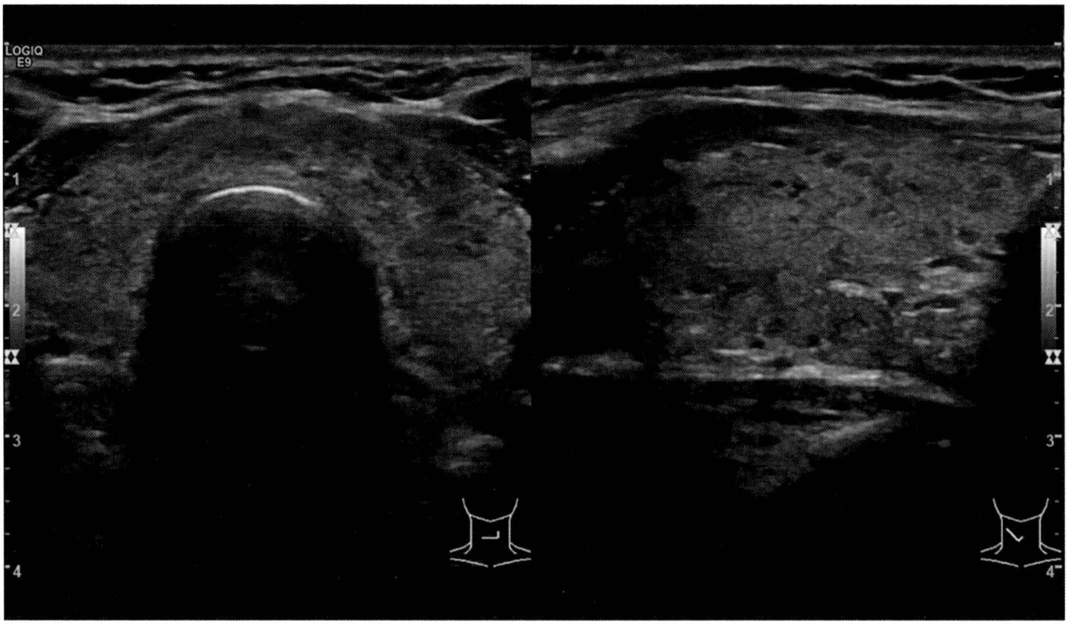

图 10.2 孕 36 周女性的原发性甲减伴自身免疫性甲状腺炎超声图像，灰阶超声

表 10.1 孕期 TSH 的特定参考值（mIU/L）

	美国甲状腺学会，2011 年	欧洲甲状腺学会，2014 年
妊娠早期	0.1 ～ 2.5	0.1 ～ 2.5
妊娠中期	0.2 ～ 3.0	0.2 ～ 3.0
妊娠晚期	0.3 ～ 3.0	0.3 ～ 3.5

对于儿童认知功能影响的预测也有类似矛盾的研究结果。根据Shan等[29]报道，母亲的亚临床甲状腺功能减退是25～30个月儿童智力和身体发育下降的重要预测指标。但Krassas等[30]关于母亲亚临床甲状腺功能减退对其9～10岁子女的智商得分影响的数据表明情况并非如此。

无论什么原因导致的甲状腺毒症均可导致月经周期紊乱。据Krassas等 [30]报道，甲状腺功能亢进症的妇女的月经周期紊乱率为22%，高于甲状腺功能正常的对照组（8%）。

但是，甲状腺毒症不是引起不孕的原因。据Alexander等[2]报道，不孕妇女组和正常生育的对照组甲状腺功能亢进的发生率（亚临床和显性）相近。甲状腺功能减退症的治疗方法与病因无关，但甲状腺毒症却不同，由于病因不同，其治疗措施可能会有很大不同，因此明确甲状腺毒症的病因至关重要。

甲状腺毒症的病因如下：

- 甲状腺激素生成过多（Graves病、功能性腺瘤、碘诱发的1型甲状腺炎）
- 甲状腺破坏（自身免疫性甲状腺炎的甲状腺毒性阶段、亚急性或产后甲状腺炎、

碘诱发的2型甲状腺炎）

- 其他特殊原因（例如垂体的促甲状腺激素分泌性肿瘤、一过性甲状腺功能亢进症、葡萄胎等）

针对不同的病因采取不同的治疗方案。甲状腺破坏导致的甲状腺毒症通常不需要特殊治疗，但应在破坏性过程完成并充分纠正甲状腺功能减退症后计划妊娠。

妊娠早期甲状腺功能亢进症实际上并不是一种疾病，它与hCG对TSH受体的过度作用有关。尽管它可以使孕妇的病情恶化，导致体重减轻、心动过速、中毒，甚至呕吐，但并不需要特殊的治疗。

育龄妇女中甲状腺功能亢进的最常见原因是Graves病。孕前妇女的发病率为0.4%～1.0%，孕期妇女的发病率为0.2%[31]。TSH受体的刺激性抗体在Graves病的发病机理中起关键作用。它们还能够穿透胎盘屏障，刺激胎儿的甲状腺，并引起一过性甲状腺毒症。

在怀孕期间，Graves病中甲状腺的图像与未怀孕的患者相同。主要特征如下：甲状腺实质回声减低，内回声不均，可见多发低回声区，血流增多（图10.3）。

与Graves病不同，由于孕妇体内不会产生针对TSH受体的抗体，所以在怀孕期间更容易发生因毒性腺瘤引起的甲状腺毒症。因此，胎儿的甲状腺不会像Graves病那样受到刺激。然而，未经治疗的Graves病和毒性腺瘤引起的甲状腺毒症以及相应的药物治疗对胎儿都存在可能风险，因此，在怀孕前治愈甲状腺毒症是最好的选择。在大多数情况下，毒性腺瘤需要进行手术治疗或放射性碘治疗。毒性腺瘤具有典型的超声表现，易于鉴别（图10.4）。

在甲状腺功能正常的情况下，甲状腺肿大并不会影响女性生殖系统。如果孕妇被诊断出甲状腺结节，则需要关注的是甲状腺功能以及病变的良恶性。小于1 cm的病变，超声显示无恶性征象，甲状腺功能正常，通常不需要临床处理，仅需超声和生化随访。不论是在怀孕之前还是怀孕期间检查发现的较大结节，具有可疑超声征象时均应进一步检查。实施TIRADS对甲状腺病变进行多参数超声检查可以对恶性肿瘤进行危险分层，并能更合理地指导细针穿刺抽吸活检。TIRADS的使用可以实现恶性肿瘤的危险分层，并为明确FNAB的适应证提供了一种更合理的方法。

孕妇甲状腺超声的检查技术与非孕妇相同，唯一的例外是在整个妊娠期间和之后的哺乳期禁止使用超声造影剂。

良性胶质结节不需要治疗。建议适当补充碘并进行包括超声检查在内的随访（图10.5）。妊娠期良性甲状腺结节的发病率不同，主要取决于人口、居住地区、遗传和其他个人因素。

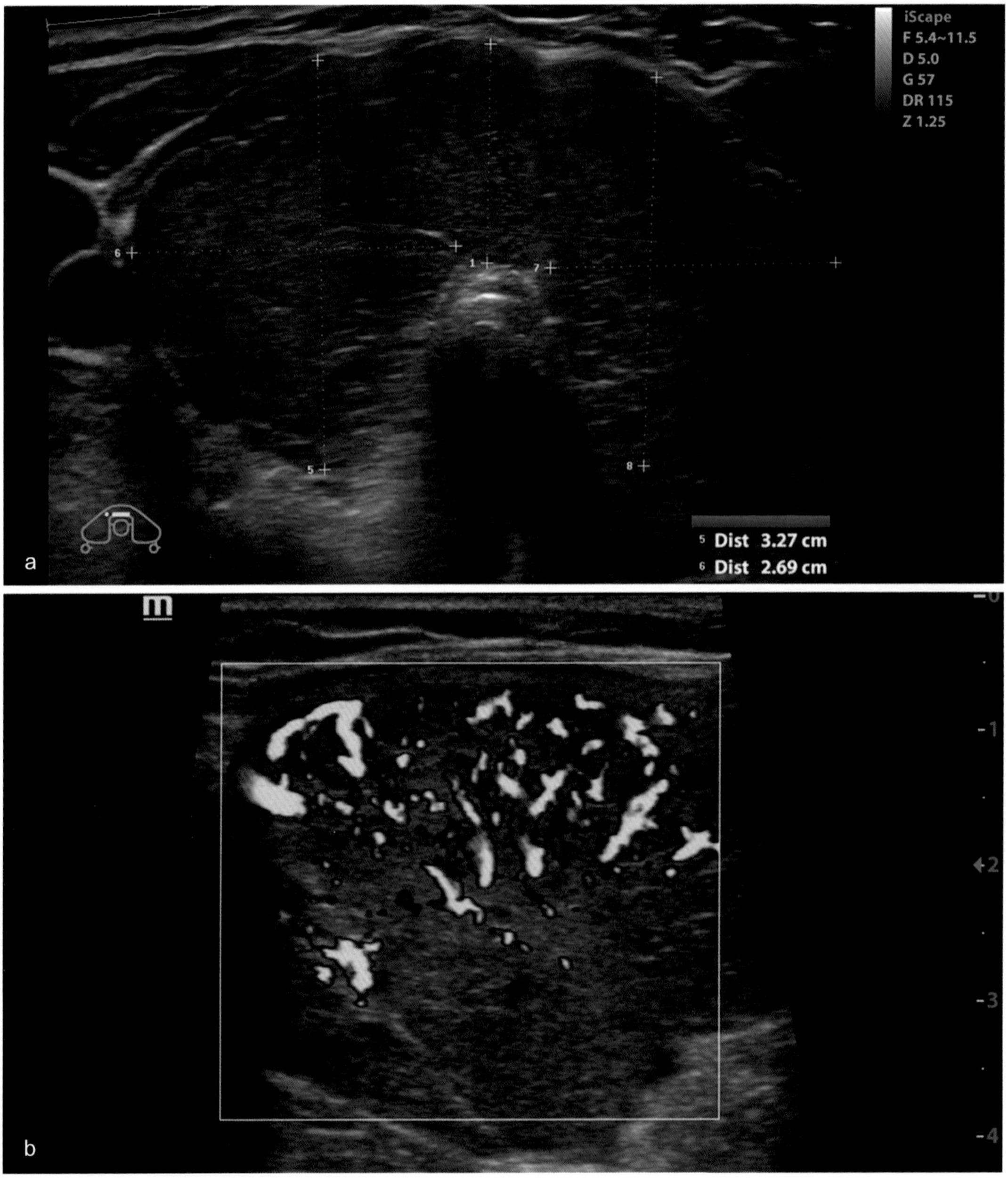

图 10.3 患有 Graves 病的孕 31 周女性的甲状腺功能亢进超声图像。(a)灰阶超声(全景横向扫查图像)。(b) PDI

经FNAB和细胞学诊断为恶性甲状腺结节的孕妇根据不同情况采取不同的处理方法。史密斯等 [32]一项基于人群的回顾性分析显示，怀孕期间甲状腺癌的发病率为14.4/100000。妊娠期间对高分化甲状腺癌的治疗取决于妊娠的不同时期。早孕时被诊断出甲状腺癌时，建议进行随访。如果结节增大明显、结构改变或血流增多，建议在中孕时进行手术治疗。如果在妊娠中后期检测到甲状腺癌，通常建议推迟至产后再行手术治

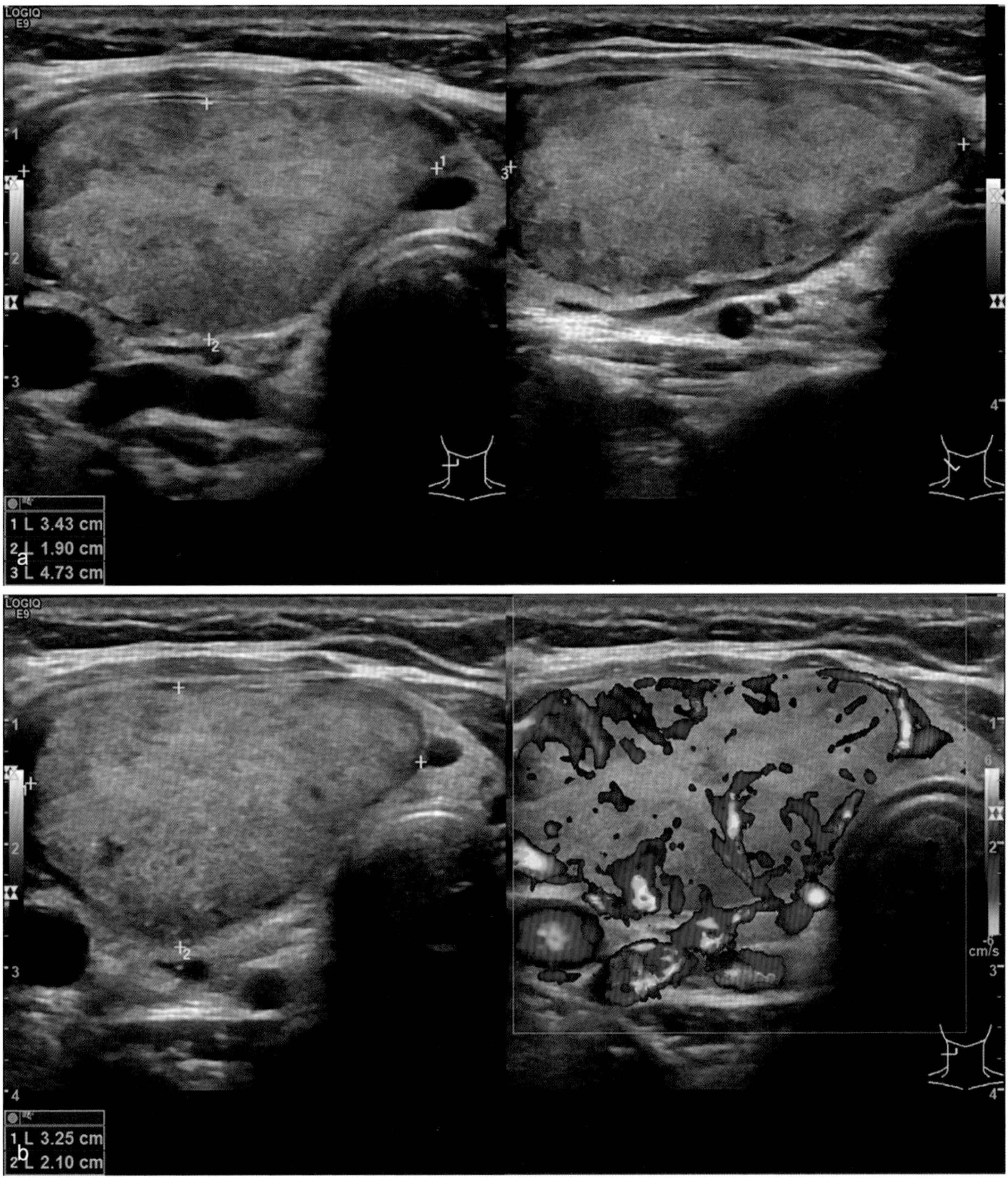

图 10.4 孕 37 周女性的甲状腺功能性腺瘤、甲状腺功能亢进症超声图像。（a）灰阶超声。（b）CDI，典型的富血管型的病变

疗。这是因为高分化甲状腺癌在怀孕期间往往进展较慢[1]（图10.6）。其他分化程度较低的甲状腺癌需要更积极的处理。

如果已患甲状腺癌，应在超声和生化检查确认癌症完全缓解后才可以计划怀孕。有甲状腺癌治愈史的女性，怀孕不会增加甲状腺癌复发的风险。除需要纠正术后甲状腺功能减退症外，这些妇女在怀孕期间不需要任何特殊监测[1]。

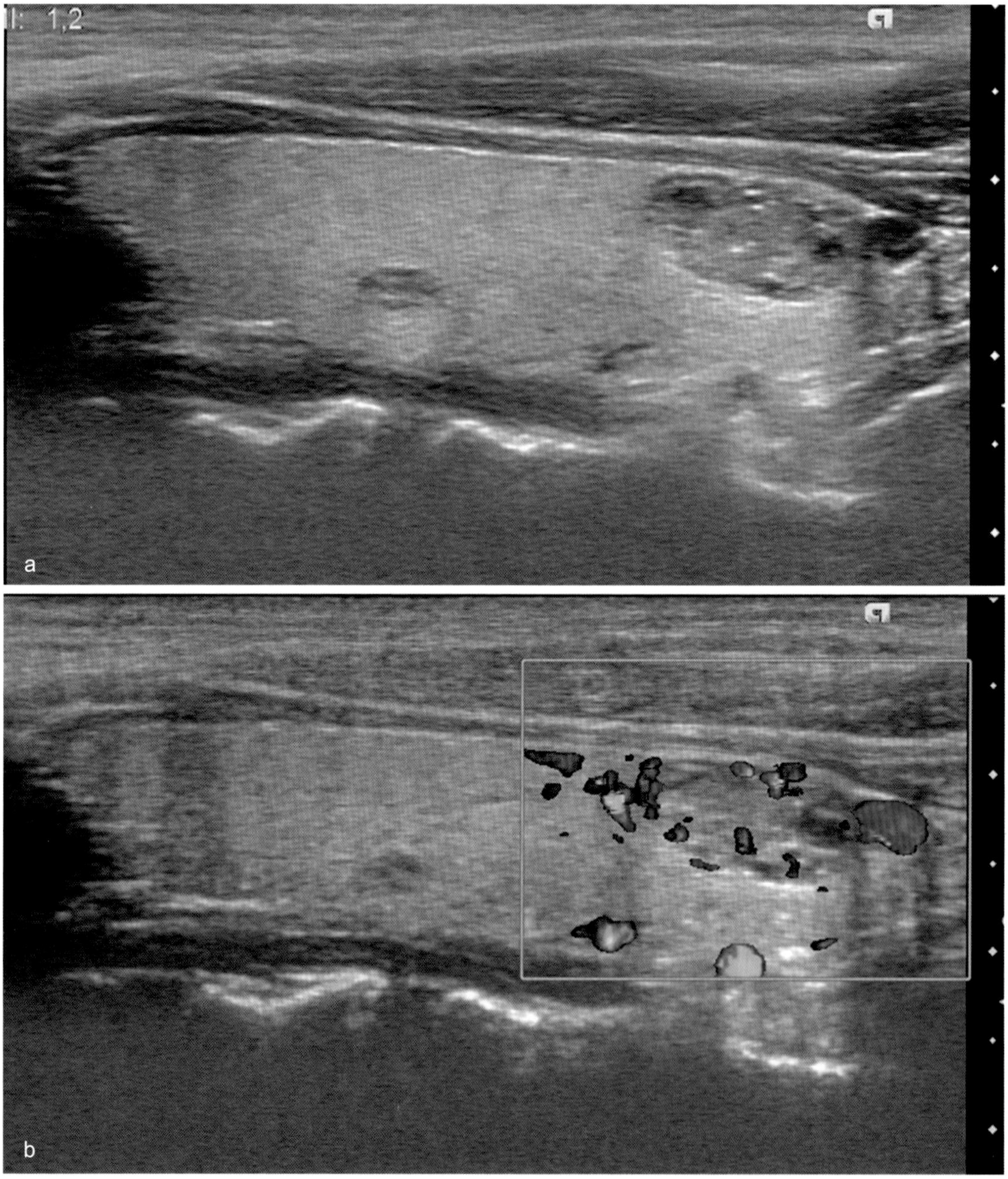

图 10.5　孕 34 周女性的甲状腺胶质结节。（a）灰阶超声。（b）CDI。随访 3 年结节无变化

了解甲状腺和女性生殖系统的相互影响，及时诊断和治疗，纠正甲状腺功能异常状态，是女性生殖功能得以正常维持的重要因素。

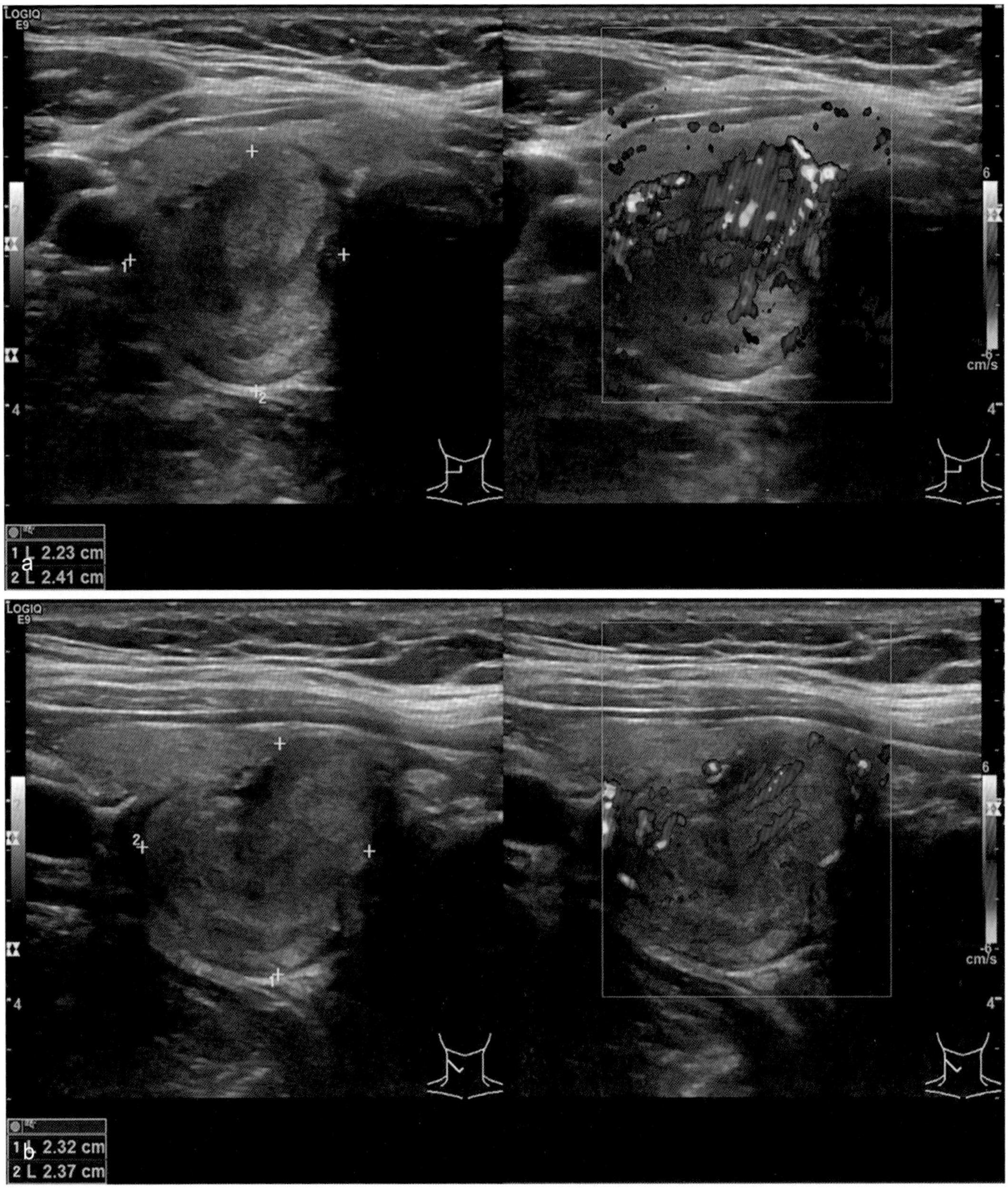

图 10.6　孕 38 周女性的甲状腺乳头状癌超声图像，灰阶超声和 CDI。（a）横向扫查图像。（b）纵向扫查图像。在妊娠 34 周时通过 FNAB 和细胞学检查证实为甲状腺癌。该妇女分娩后 45 天成功进行手术

参考文献

1. Haugen BR, Alexander EK, Bible KC, et al. 2015 American Thyroid Association management guidelines for adult patients with thyroid nodules and differentiated thyroid cancer: the American Thyroid Association guidelines task force on thyroid nodules and differentiate d thyroid cancer. Thyroid. 2016;26(1):1–133.

2. Alexander EK, Pearce EN, Brent GA, et al. Guidelines of the American Thyroid Association for the diagnosis and management of thyroid disease during pregnancy and the postpartum. Thyroid. 2017;27(3):315–89.
3. Perminova SG. Pathology of the thyroid gland in women with infertility. Clin Exp Thyroidol. 2011;7(4):44–50.
4. Quintino-Moro A, Zantut-Wittmann DE, Tambascia M, et al. High prevalence of infertility among women with Graves' disease and Hashimoto's thyroiditis. Int J Endocrinol. 2014:982705. https://doi.org/10.1155/2014/982705.
5. Kachuei M, Jafari F, Kachuei A, Keshteli AH. Prevalence of autoimmune thyroiditis in patients with polycystic ovary syndrome. Arch Gynecol Obstet. 2012;285(3):853–6.
6. Monteleone P, Parrini D, Faviana P, et al. Female infertility related to thyroid autoimmunity: the ovarian follicle hypothesis. Am J Reprod Immunol. 2011;66(2):108–14.
7. Chai J, Yeung WY, Lee CY, et al. Live birth rates following in vitro fertilization in women with thyroid autoimmunity and/or subclinical hypothyroidism. Clin Endocrinol. 2014;80(1):122–7.
8. Karacan M, Alwaeely F, Cebi Z, et al. Effect of antithyroid antibodies on ICSI outcome in antiphospholipid antibody-negative euthyroid women. Reprod Biomed Online. 2013;27(4):376–80.
9. Łukaszuk K, Kunicki M, Kulwikowska P. The impact of the presence of antithyroid antibodies on pregnancy outcome following intracytoplasmatic sperm injection-ICSI and embryo transfer in women with normal thyreotropine levels. J Endocrinol Investig. 2015;38(12):1335–43.
10. Tan S, Dieterle S, Pechlavanis S, et al. Thyroid autoantibodies per se do not impair intracytoplasmic sperm injection outcome in euthyroid healthy women. Eur J Endocrinol. 2014;170(4):495–500.
11. Toulis KA, Goulis DG, Venetis CA, et al. Risk of spontaneous miscarriage in euthyroid women with thyroid autoimmunity undergoing IVF: a meta-analysis. Eur J Endocrinol. 2010;162(4):643–52.
12. Zhong YP, Ying Y, Wu HT, et al. Relationship between antithyroid antibody and pregnancy outcome following in vitro fertilization and embryo transfer. Int J Med Sci. 2012;9(2):121–5.
13. Chen L, Hu R. Thyroid autoimmunity and miscarriage: a meta-analysis. Clin Endocrinol. 2011;74(4):513–9.
14. Thangaratinam S, Tan A, Knox E, et al. Association between thyroid autoantibodies and miscarriage and preterm birth: meta-analysis of evidence. BMJ. 2011;342:d2616.
15. Negro R. Thyroid autoimmunity and pre-term delivery: brief review and meta-analysis. J Endocrinol Investig. 2011;34(2):155–8.
16. Männistö T, Vääräsmäki M, Pouta A, et al. Perinatal outcome of children born to mothers with thyroid dysfunction or antibodies: a prospective population-based cohort study. J Clin Endocrinol Metab. 2009;94(3):772–9.
17. Abbassi-Ghanavati M, Casey BM, Spong CY, et al. Pregnancy outcomes in women with thyroid peroxidase antibodies. Obstet Gynecol. 2010;116(2 Pt 1):381–6.
18. Negro R, Schwartz A, Gismondi R. Thyroid antibody positivity in the first trimester of pregnancy is associated with negative pregnancy outcomes. J Clin Endocrinol Metab. 2011;96(6):E920–4.
19. Haddow JE, Cleary-Goldman J, McClain MR, First- and Second-Trimester Risk of Aneuploidy (FaSTER) Research Consortium, et al. Thyroperoxidase and thyroglobulin antibodies in early pregnancy and preterm delivery. Obstet Gynecol. 2010;116(1):58–62.
20. Groer MW, Vaughan JH. Positive thyroid peroxidase antibody titer is associated with dysphoric moods during pregnancy and postpartum. J Obstet Gynecol Neonatal Nurs. 2013;42(1):E26–32.
21. Yoshioka W, Amino N, Ide A, et al. Thyroxine treatment may be useful for subclinical hypothyroidism in patients with female infertility. Endocr J. 2015;62:87–92.
22. Van den Boogaard E, Vissenberg R, Land JA, et al. Significance of (sub)clinical thyroid dysfunction and thyroid autoimmunity before conception and in early pregnancy: a systematic review. Hum Reprod Update. 2011;17(5):605–19.
23. Lazarus J, Brown RS, Daumerie C, et al. European thyroid association guidelines for the management of subclinical

hypothyroidism in pregnancy and in children. Eur Thyroid J. 2014;3(2):76/94.

24. Stagnaro-Green A, Abalovich M, Alexander E, et al. Guidelines of the American thyroid association the diagnosis and management of thyroid disease during pregnancy and postpartum. Thyroid. 2011;21:1081–125.
25. Liu H, Shan Z, Li C, et al. Maternal subclinical hypothyroidism, thyroid autoimmunity, and the risk of miscarriage: a prospective cohort study. Thyroid. 2014;24(11):1642–9.
26. Chan S, Boelaert K. Optimal management of hypothyroidism, hypothyroxinaemia and euthyroid TPO antibody positivity preconception and in pregnancy. Clin Endocrinol. 2015;82(3):313–26.
27. Maraka S, Ospina NMS, Mastorakos G, O'Keeffe DT. Subclinical hypothyroidism in women planning conception and during pregnancy: who should be treated and how? J Endocr Soc. 2018;2(6):533–46.
28. Bernardi LA, Cohen RN, Stephenson MD. Impact of subclinical hypothyroidism in women with recurrent early pregnancy loss. Fertil Steril. 2013;100(5):1326–31.
29. Shan Z, Teng W, Yu X, et al. Abnormalities of maternal thyroid function during pregnancy affect neuropsychological development of their children at 25–30 months. Clin Endocrinol. 2010;72(6):825–9.
30. Krassas GE, Pontikides N, Kaltsas T. Menstrual disturbances in thyrotoxicosis. Clin Endocrinol. 1994;40(5):641–4.
31. Cooper DS, Laurberg P. Hyperthyroidism in pregnancy. Lancet Diabetes Endocrinol. 2013;1(3):238–49.
32. Smith LH, Danielsen B, Allen ME, Cress R. Cancer associated with obstetric delivery: results of linkage with the California cancer registry. Am J Obstet Gynecol. 2003;189:1128–35.

第11章
颈部淋巴结超声

Yury N. Patrunov，Alexander N. Sencha，
Munir G. Tukhbatullin，and Ekaterina A. Sencha

淋巴结（LN）是淋巴系统的外周器官，起着生物过滤器的作用，能够过滤身体各部位及器官的淋巴。

区域淋巴结可形成屏障，用以阻止来自邻近器官的感染和癌细胞的扩散。淋巴结沿淋巴管分布，并在其汇合处形成群（簇）。正常情况下，颈部最多可以发现近300枚淋巴结。每个区域的淋巴结数量可能会因个体差异而有所不同。

颈部淋巴结有多种分类方式。根据外科解剖学，颈部淋巴结可分为七个区（图11.1）。颈部淋巴结可以简单的分为以下三区[1]：

- 上颈区［位于颈部上三分之一，在CCA（颈总动脉）分叉上方］
- 中颈区 （CCA分叉处至其下方3cm处）
- 下颈区 （颈下三分之一区域）

Y. N. Patrunov（✉）
Department of Ultrasound Diagnostics，Center for Radiological Diagnostics of Non-State Healthcare Institution Yaroslavl Railway Clinic of JSC "Russian Railways"，Yaroslavl，Russia

A. N. Sencha
Department of Visual and Functional Diagnostics，National Research Center for Obstetrics，Gynecology and Perinatology，Ministry of Healthcare of the Russian Federation，Moscow，Russia

M. G. Tukhbatullin
Department of Ultrasound Diagnostics，Kazan State Medical Academy – Branch Campus of the Federal State Budget Educational Institution of Further Professional Education，Russian Medical Academy of Continuing Professional Education of the Ministry of Healthcare of the Russian Federation，Kazan，Russia

E. A. Sencha
Ultrasound Diagnostics Department，Medical Diagnostic Center，Moscow，Russia

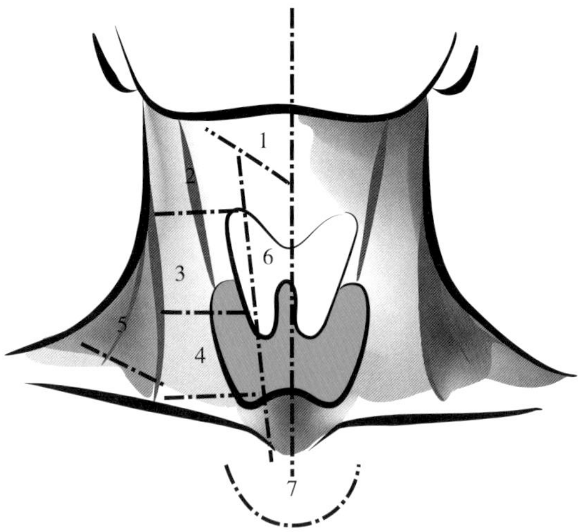

图 11.1　颈部淋巴结的分区

（1）颏下和下颌下区淋巴结群
（2）颈静脉上组淋巴结群
（3）颈静脉中组淋巴结群
（4）颈静脉下组淋巴结群
（5）颈后三角、锁骨上区淋巴结群
（6）中央区淋巴结群
（7）上纵隔淋巴结群

颈部淋巴结的检查是甲状腺超声的重要组成部分。在某些病例中，转移性淋巴结的出现是甲状腺癌的首发临床症状。有多种疾病可引起颈部淋巴结肿大，鉴别肿大的淋巴结性质及来源会比较困难。在30岁以下的患者中，良性病因导致的淋巴结肿大占80%，而在50岁以上的患者中只占40%[2]。

超声检查颈部淋巴结时，患者体位与检查甲状腺时相同：仰卧位、垫肩、头部后仰（图11.2）。扫查右颈部时，可使患者头向左转，反之亦然。使用线阵超声探头，频率为7.5～15MHz。

颈部淋巴结的超声评估包括以下方面：

- 位置，根据解剖分区
- 数量
- 大小（三条径线）
- 横向扫查面的短/长轴
- 变换切面后类似方法测量
- 形状（扁平、椭圆、球形或不规则形状）
- 淋巴结的回声（增强、中等或减低）
- 淋巴结结构（存在/不存在）
- 淋巴门结构（存在/不存在）
- 淋巴结（中心）回声强度（高、低或等回声）
- 淋巴结皮质状态（窄/宽）
- 血流情况
- 探头加压后的移动度
- 超声弹性成像

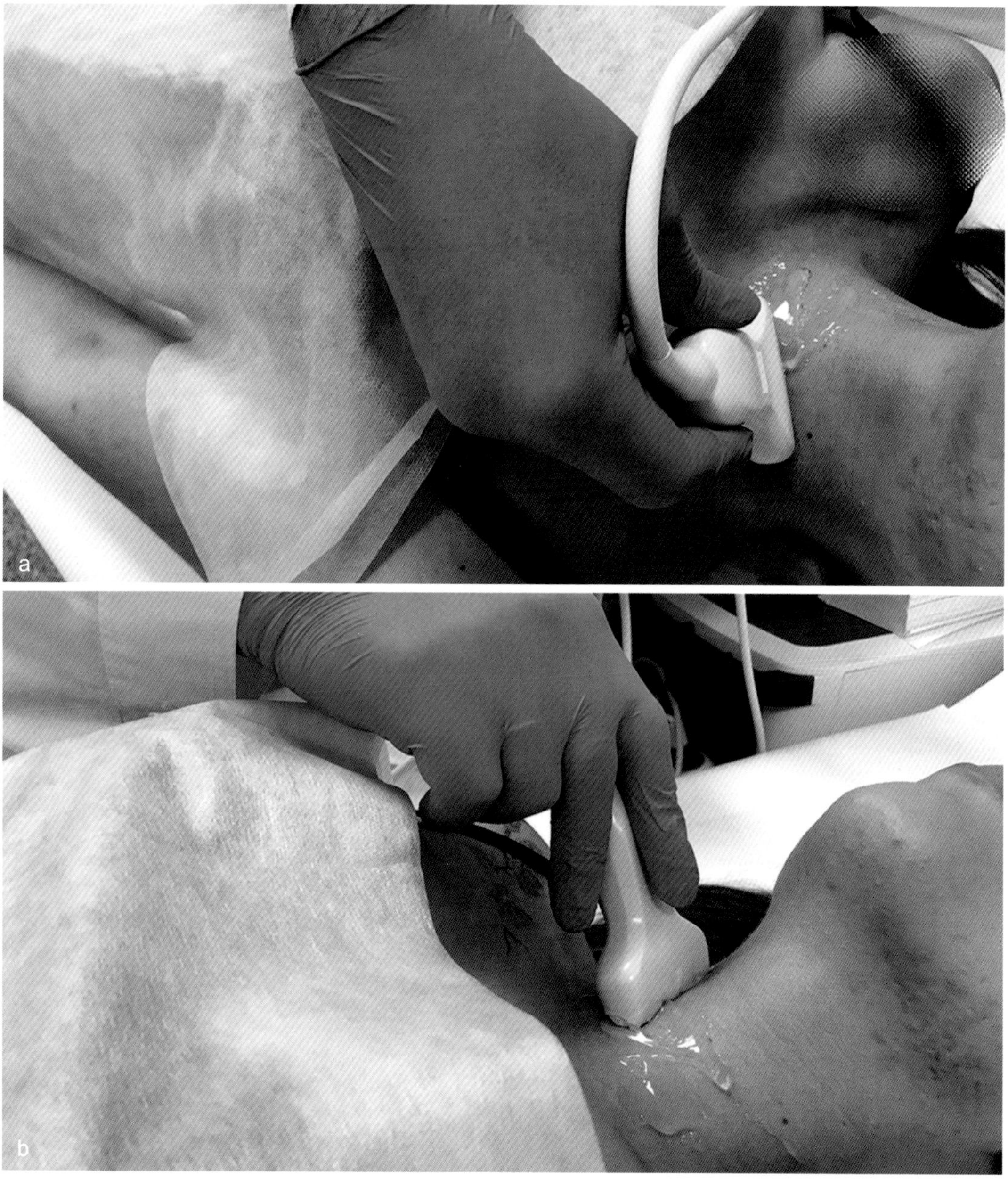

图 11.2 （a，b）检查颈部淋巴结时患者的体位

用于鉴别淋巴结性质的超声征象主要是大小、形状、结构和血流。

正常的颈部淋巴结的超声特征（图11.3）：

- 椭圆形（或豆状、梭形），靠近颈部血管，通常靠近大静脉
- 长度＜10mm
- 短轴/长轴比＜0.5

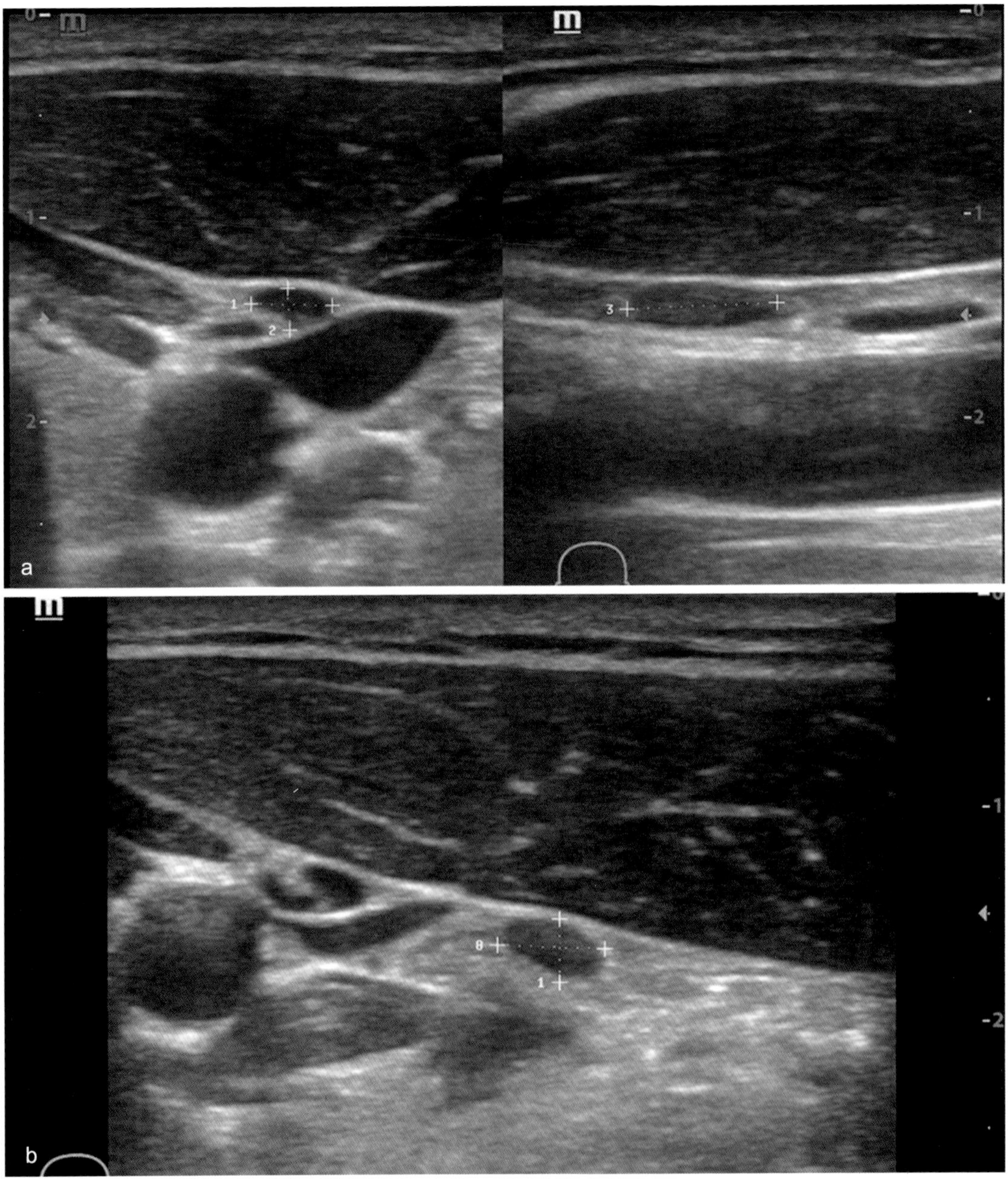

图 11.3　（a，b）颈部正常淋巴结超声图像

- 形态规则、轮廓清晰
- 周边部分呈低或等回声，中央部分呈高回声
- 可见正常淋巴结门
- 无痛，超声探头加压后可适度移动
- CDI和PDI显示为少许门型血流
- 超声弹性成像未见明显异常表现

Zabolotskaya [2]认为，正常淋巴结的长轴不超过10mm，然而其他作者认为正常淋巴结的大小差异很大，比如正常的颈内静脉二腹肌淋巴结就可超过10mm。淋巴结的两个主要组成部分（皮质和髓质）通常很好辨别。皮髓质比例和回声取决于许多因素，例如年龄、淋巴结位置等。Solbiati指数是淋巴结最大径与最小径比值，在成人中通常为2.9 ± 0.13，在儿童中为2.4 ± 0.05或以上[3]。

CDI和PDI对血管分布的评估为肿大淋巴结的鉴别诊断提供了更多信息（图11.4）。

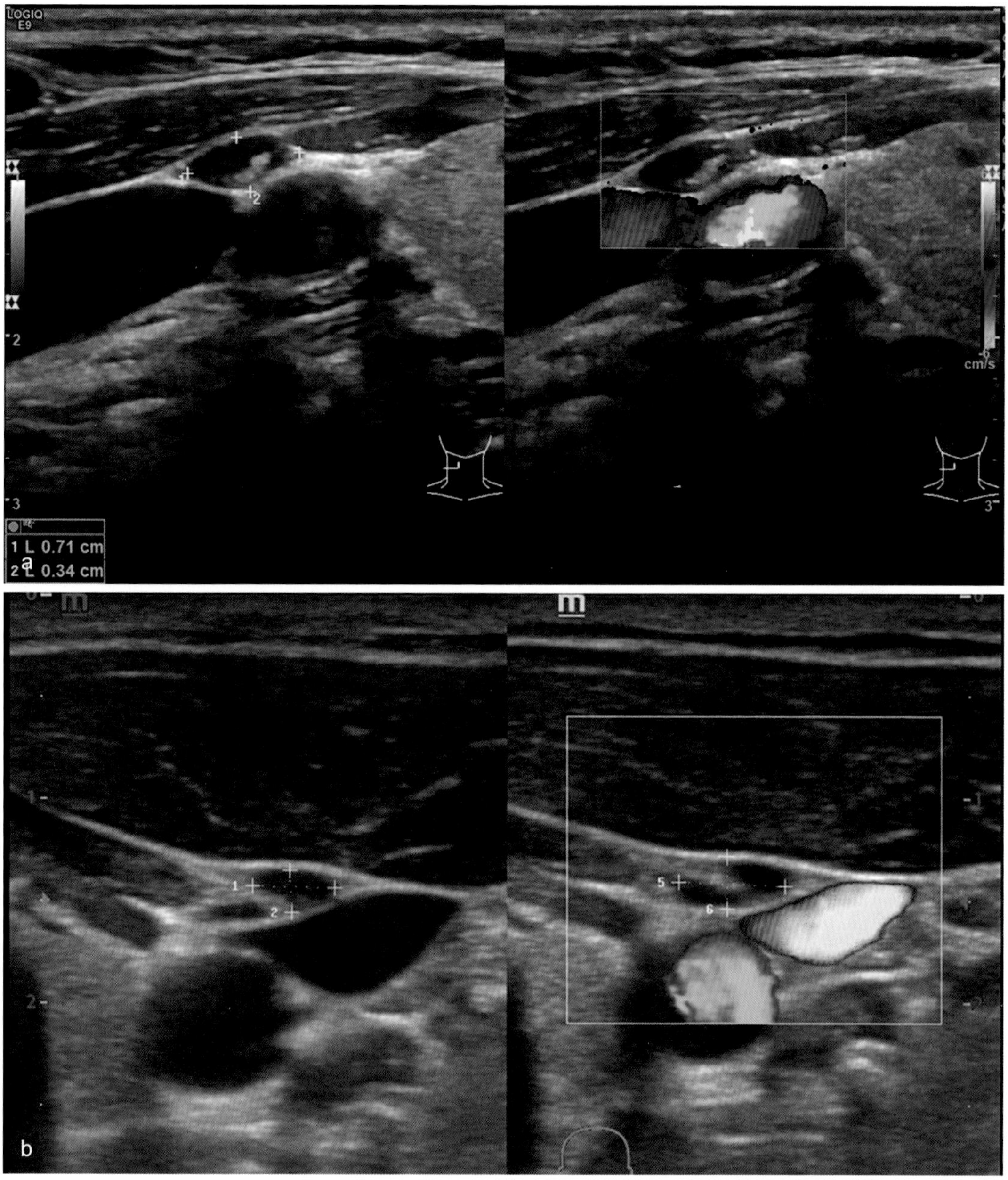

图 11.4　（a，b）正常颈部淋巴结。灰阶超声和 CDI

通常血管位于淋巴结门部的为正常或反应性淋巴结。良性增生性淋巴结即使肿大明显，血管走形也保持规则，通常沿被膜从门部向周围呈放射状分布[4]。

Abbasova等[5]将淋巴结的血管类型分为以下四类：

1.门型：单个动脉和/或静脉血流信号，无扩散至淋巴结实质，无分支

2.丰富门型血流（中央型）：静脉和动脉血流信号在淋巴结门和髓质内呈放射状分支

3.外周型：沿淋巴结周边的血流信号，无由淋巴结门血管发出的包膜下分支

4.混合型：存在淋巴结门部和周围血流信号

a.门部的一条大动脉，周围有点状血流信号

b.淋巴结实性成分内的有动脉和混合血流信号

Abbasova等[5]认为，脉冲多普勒的数据不影响肿大淋巴结的鉴别诊断。

颈部淋巴结肿大可作为多种疾病的表现，如头部和颈部器官的特异性或非特异性炎症、转移和造血系统疾病（例如霍奇金病）。

非特异性淋巴结炎可分为以下几类[4]：

1.根据疾病急慢性程度

- 急性
- 亚急性
- 慢性

2.根据累及范围

- 孤立
- 局限（成组）
- 延伸
- 弥漫性

还可以描述为单个、多个淋巴结以及成簇淋巴结。

淋巴结的反应性增生可由不同的病理过程（炎症过程、疫苗接种、注射等）引起。靠近肿瘤的淋巴结也可能出现非特异性的炎症反应。Abbasova等[5]认为，下列超声图像属于淋巴结炎症反应（图11.5）：

- 淋巴结反应性增生（超声图像与正常淋巴结类似，形态规则，边缘光整，淋巴结门显示清晰以及门型血流丰富）
- 亚急性淋巴结炎（多发性淋巴结肿大，回声减低、不均匀，探头加压后变扁平，门型血流丰富，常伴分支）
- 急性淋巴结炎（淋巴结肿大，呈圆形，回声明显降低，受压时变扁平，皮质髓质

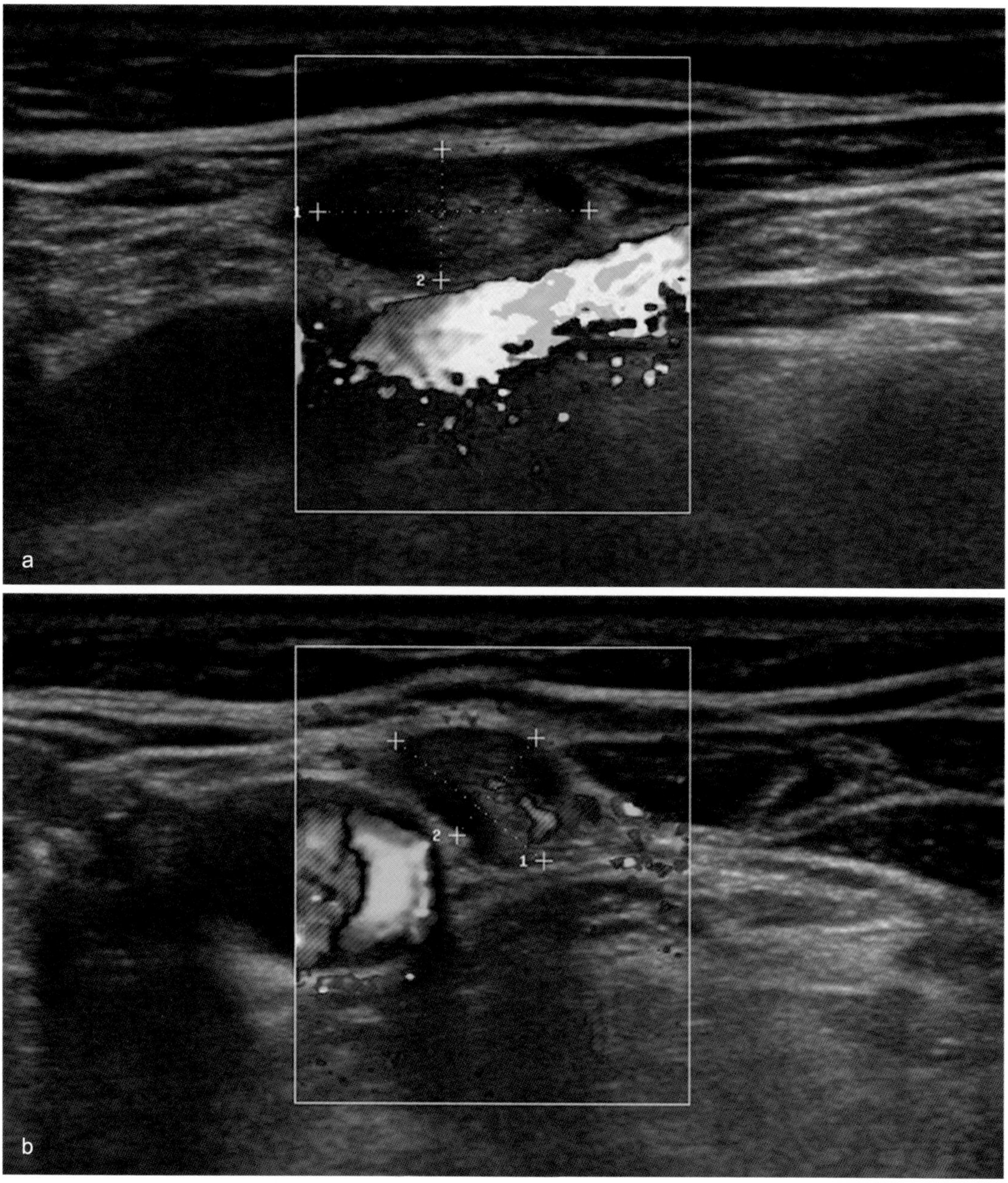

图 11.5　(a，b) 反应性颈部淋巴结。CDI

分界不清，门型血流丰富)

- 慢性淋巴结炎 (淋巴结肿大，呈圆形，回声降低，髓质和淋巴结门组织增厚，门型血流)

用声诺维®做颈部淋巴结的超声造影需要静脉注射2.4～4.8ml。深部淋巴结造影则需注射更大的剂量。不同类型的淋巴结病变通常有不同的增强特征。辨别淋巴结门、评估淋巴结内血管分布是否规则、增强是否均匀等有助于鉴别诊断。通常在注射造影剂10～15秒后，正常或反应性淋巴结可观察到淋巴门增强，随后皮质均匀增强。廓清通常从40～45秒开始，60～90秒结束。若可清晰观察到淋巴结门型血流，则可排除恶性或其他特殊疾病（图11.6）。另外，淋巴结门部强化的模式改变通常是转移性病变的特征。

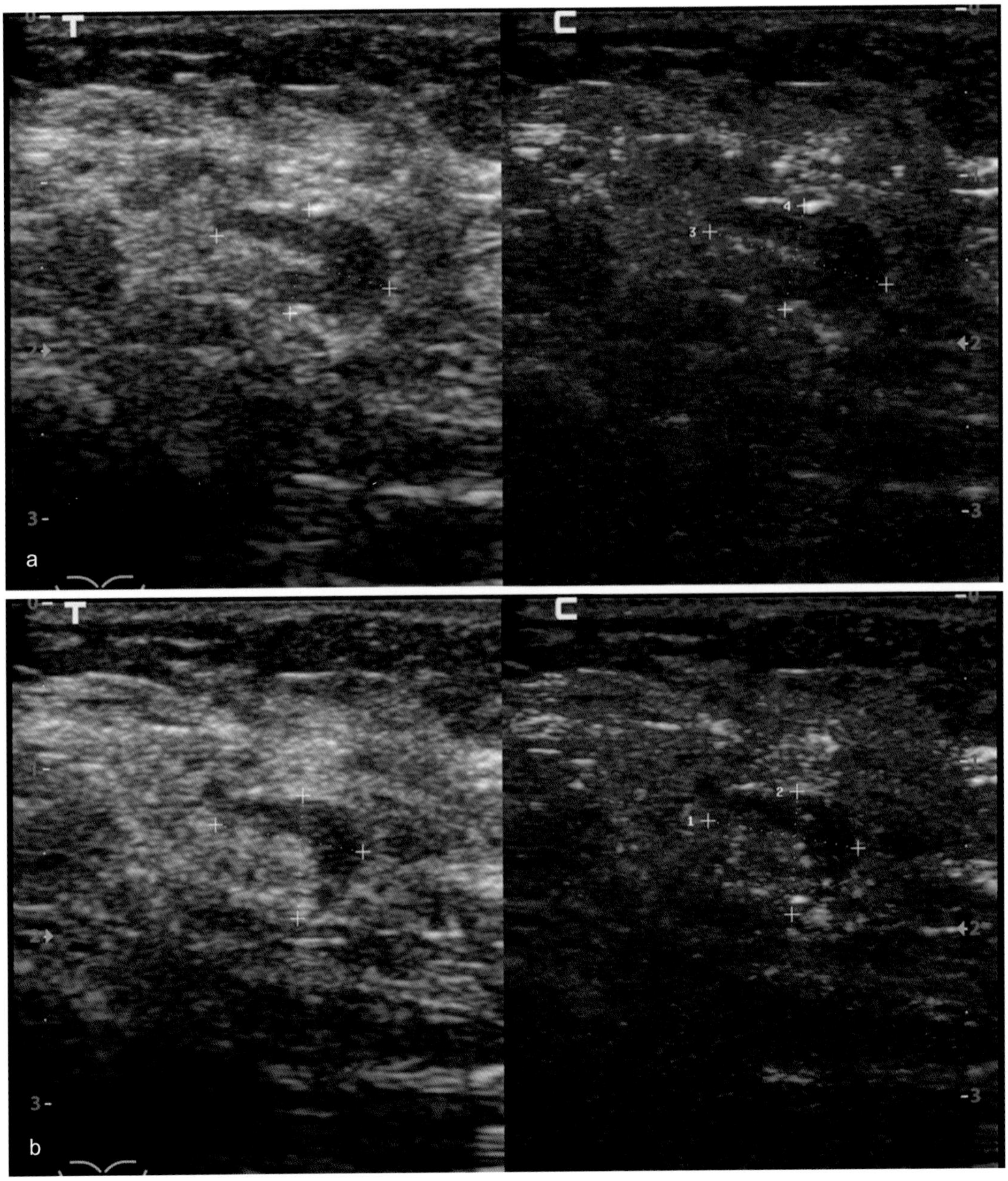

图 11.6　（a，b）反应性颈部淋巴结。使用 2.4ml 声诺维®增强后的超声对比图

超声是监测淋巴结变化的有效手段。炎性淋巴结的图像动态变化较快。即使不接受治疗，声像图异常通常在5～7天后消失。治疗干预可以加速淋巴结恢复，形态趋向椭圆形，边缘恢复光整，回声逐渐增强，皮髓质分界逾加清晰，血流减少。

3%～8%的颈部淋巴结转移患者原发灶不明[6]。

甲状腺癌区域淋巴结转移的发生率为9%～90%[7]。单侧淋巴结转移占85%，双侧颈部淋巴结转移占15%。区域淋巴结转移发生率最高的是未分化癌（32%），乳头状癌和髓样癌的局部转移率为18%～36%，而滤泡状癌的转移率为7%～17%。

颈部淋巴结恶性病变的可疑超声特征如下（图11.7）：

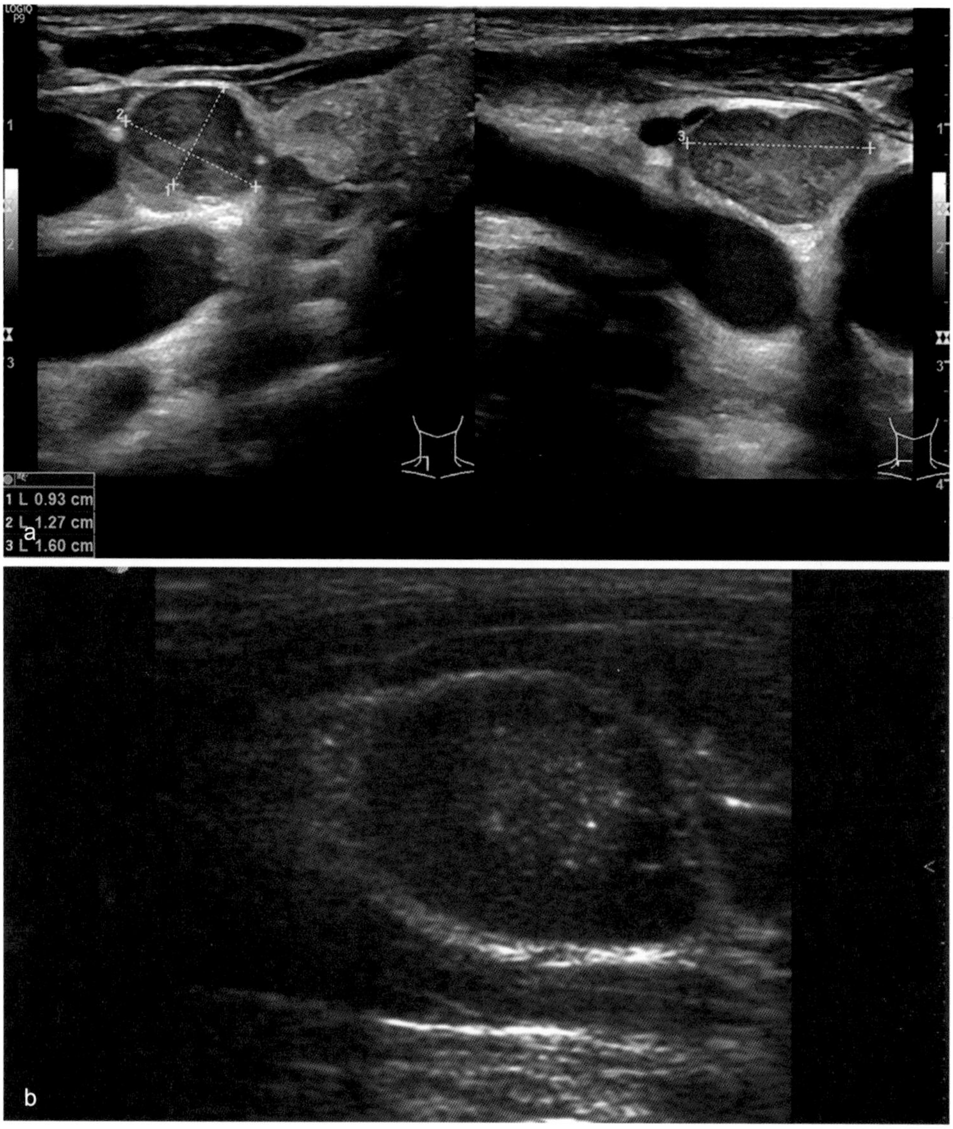

图 11.7　（a～d）颈部淋巴结转移。灰阶超声。（c）（d）见下页

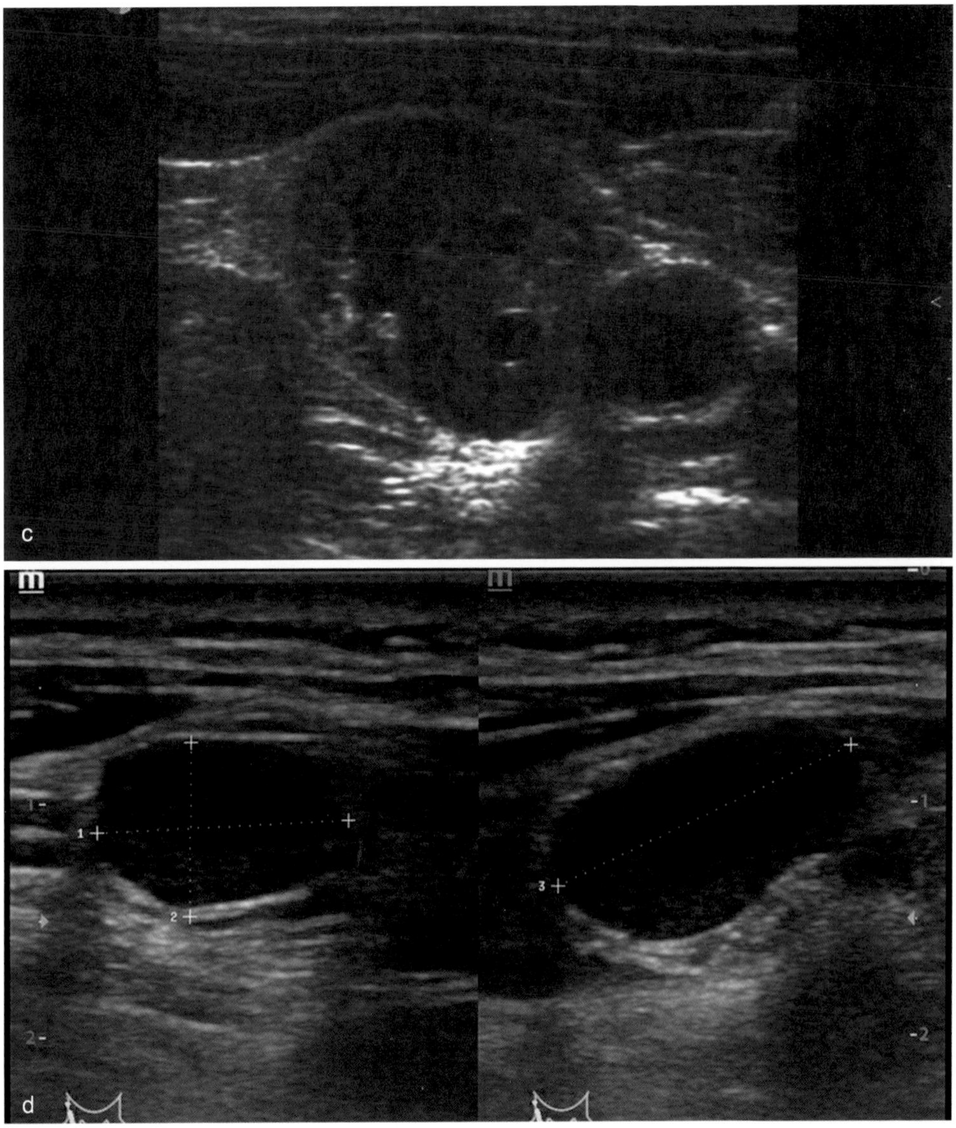

续图 11.7

- 长径> 10mm
- 短轴/长轴比> 0.5
- 形态饱满，呈圆形
- 边界不清、形态不规则
- 回声减低
- 回声不均匀
- 出现异常回声
- 出现无回声区

- 淋巴门移位或变形，甚至完全消失
- 淋巴结皮质局部增厚并伴有门部血管杂乱
- 融合成团
- 移动度下降或活动受限
- CDI和PDI显示病理性血管模式（图11.8）

如果存在上述两种或两种以上特征，则恶性的概率会增加。Kotlyarov等[8]认为，如

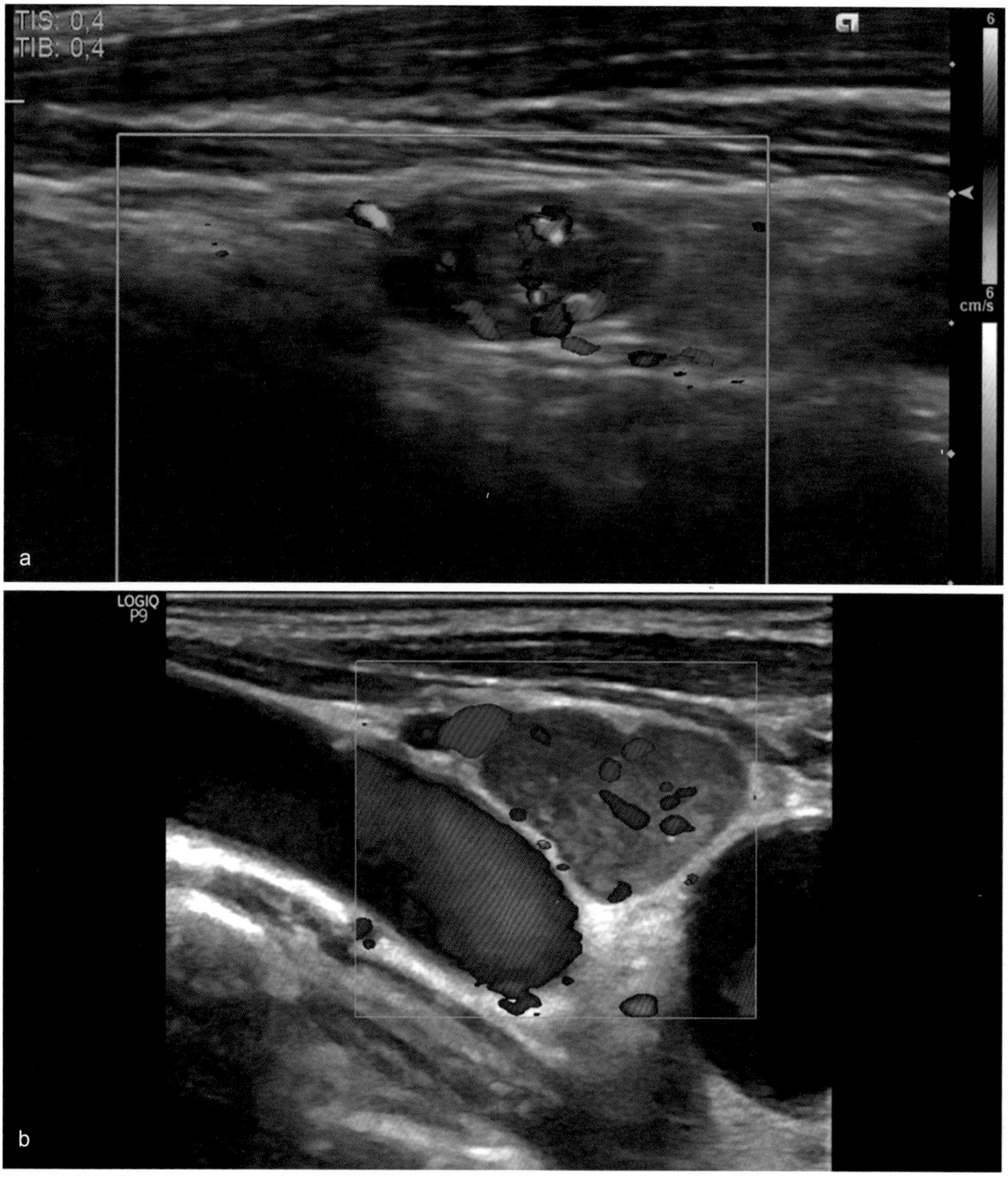

图 11.8 （a ～ d）颈部淋巴结转移。灰阶超声 。（c）（d）见下图

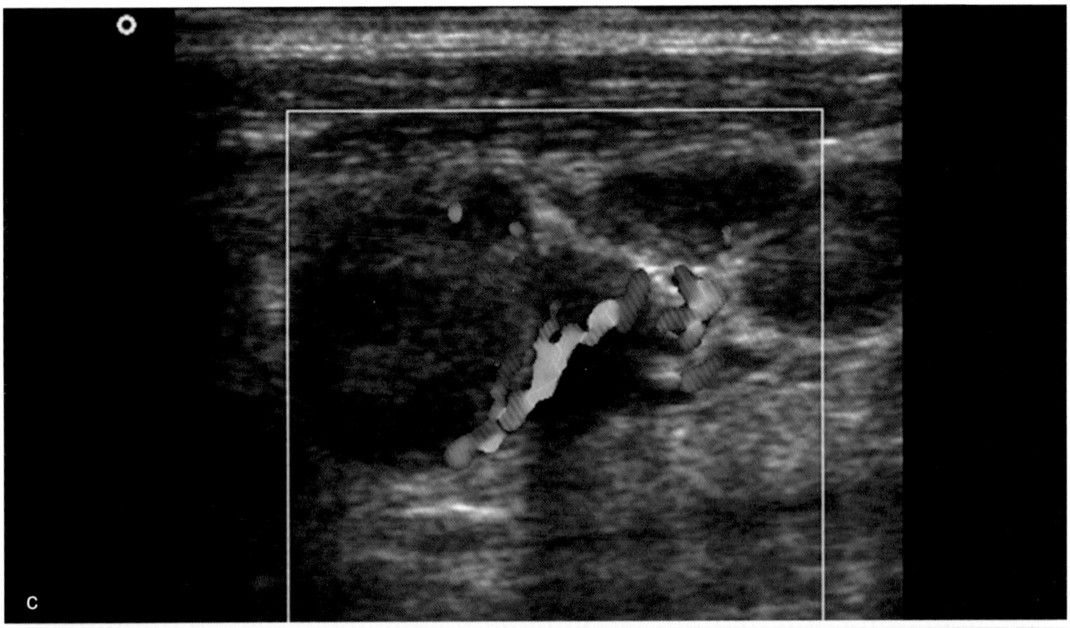

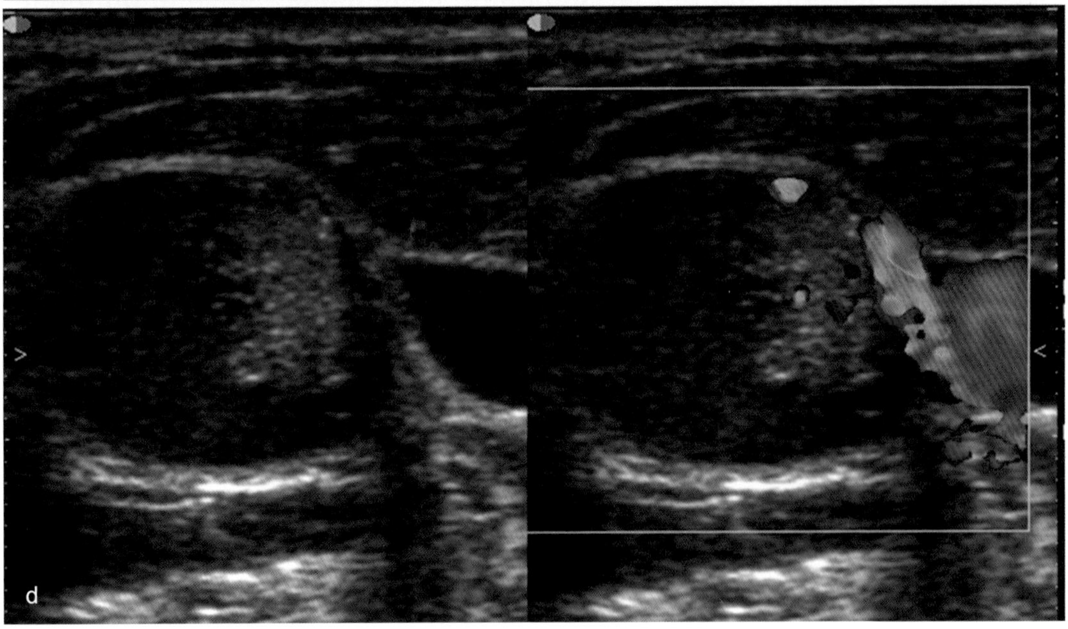

续图 11.8

果在甲状腺癌确诊病例中，发现局部肿大的淋巴结，提示转移的准确率达95%～100%。

转移灶的部位与原发灶的位置并不直接对应。转移灶通常与原发肿瘤发生在同侧颈部。双侧转移较少见。Sencha等[9]报道，在甲状腺癌患者中，76%的颈部淋巴结转移仅累及颈静脉组，24%合并其他区域淋巴结组转移，具体来说，合并下颌下或颏下淋巴结转移的占12%，合并后颈部淋巴结转移的占8%，合并锁骨上或上纵隔淋巴结转移的占4%。

Allahverdieva等[10]的报告指出，甲状腺乳头状癌的转移淋巴结的特征是血管弥散分布（像一个“发光”淋巴结）。Ahuja [11]则认为 CDI和PDI不能对颈部肿大淋巴结的鉴别诊断提供任何有意义的信息。因颈部周围组织的影响，压迫式弹性成像和弹性测量对淋巴结的弹性改变并不敏感，但硬度增加往往提示为恶性（图11.9）。

淋巴结向包膜外侵犯通常会导致多个淋巴结融合成形态不规则的团块，这些团块与周围组织粘连。淋巴结形态不清是淋巴结受侵的基本特征 [4]。

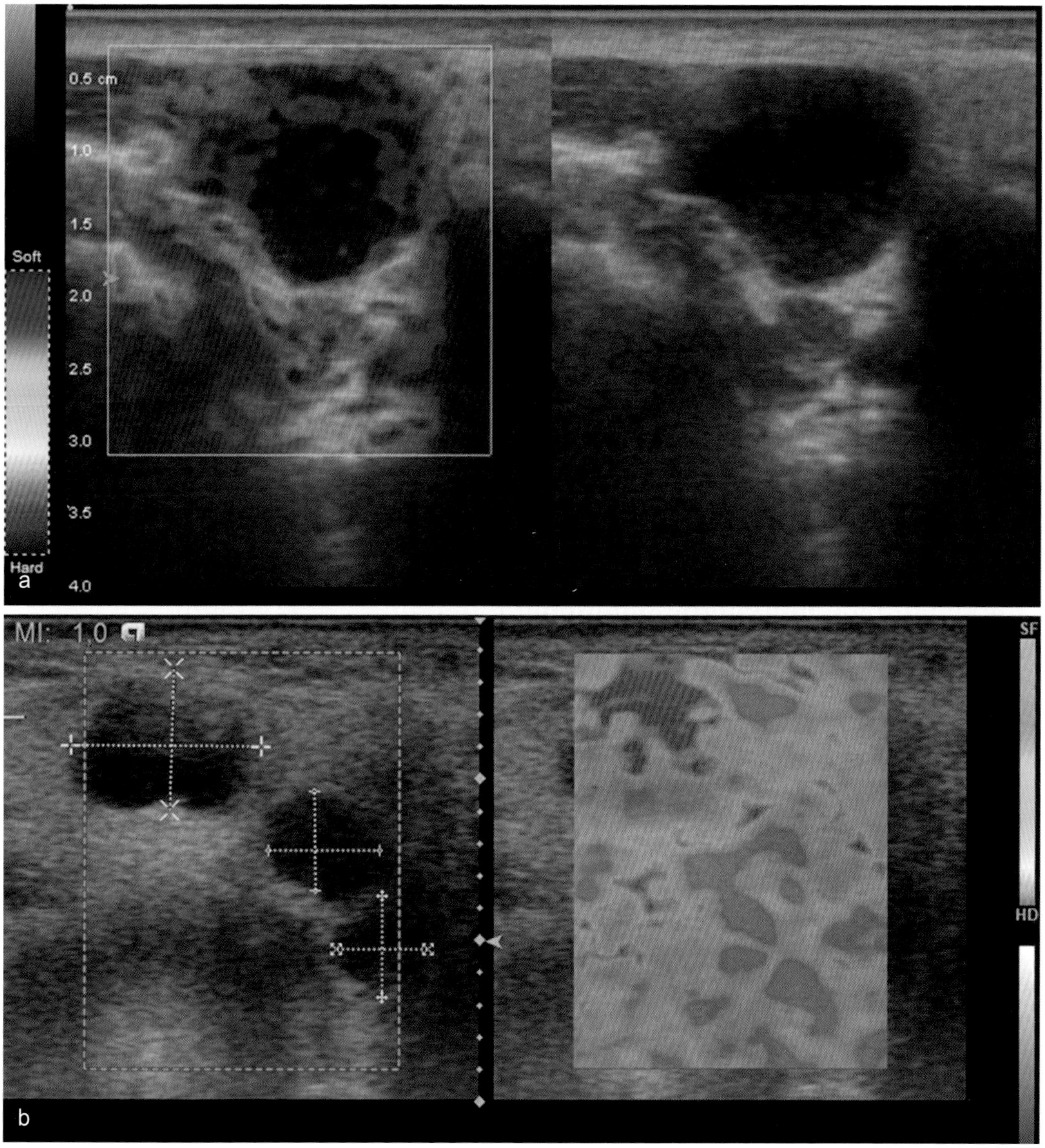

图 11.9　颈部淋巴结转移。（a ～ c）压迫式弹性成像。硬度模式。（d）使用 ARFI 的弹性测定。高剪切波速度。（c）（d）见下页

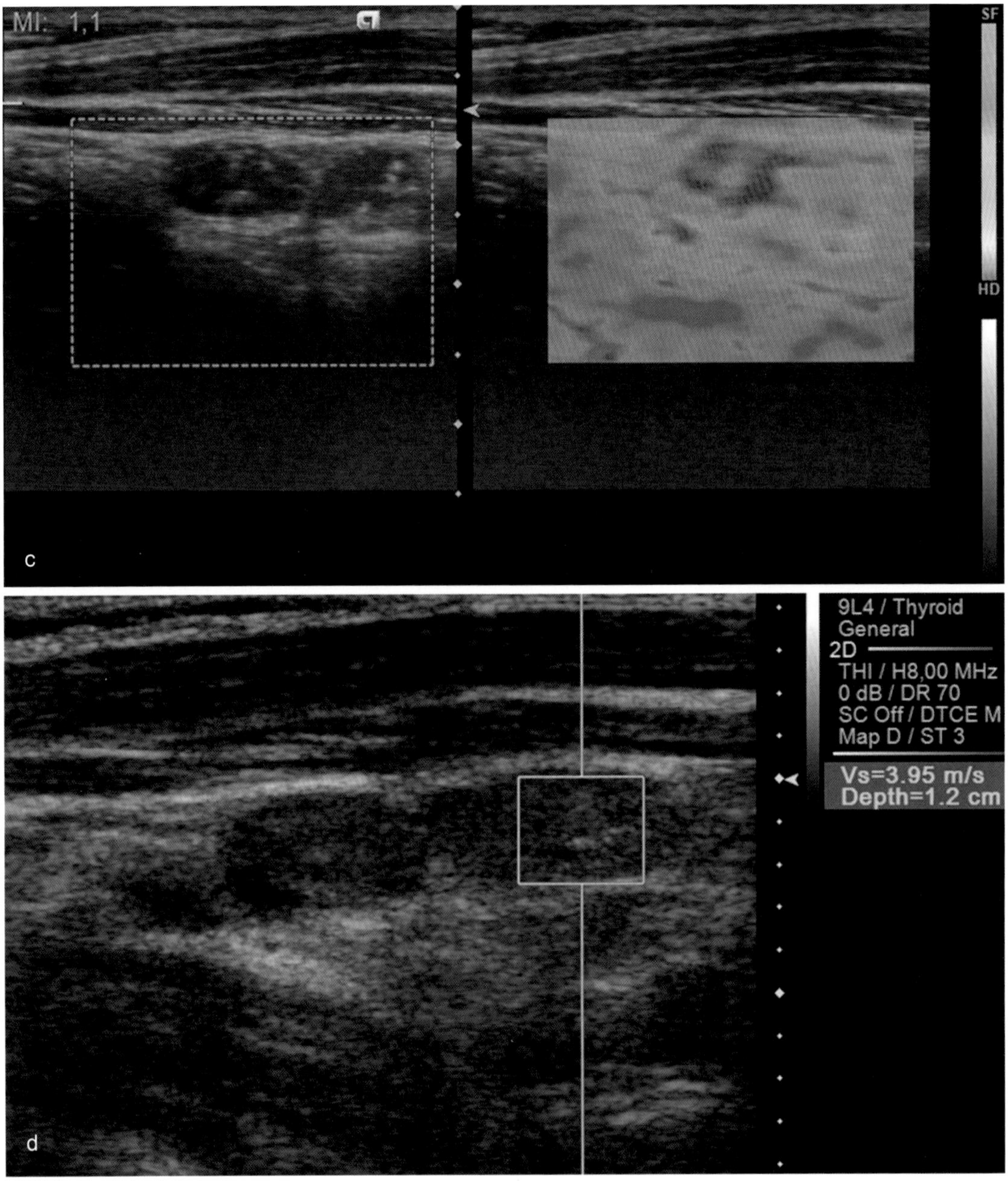

续图 11.9

CEUS近期已开始被用于淋巴结的研究，它有助于鉴别恶性和反应性淋巴结，并在怀疑有区域淋巴结转移时为FNAB提供更准确的选择依据。在转移性淋巴结中，肿瘤转移灶使血管结构扭曲，包括淋巴结门部的血管。此外，皮质的肿瘤浸润与新生血管结合，被膜下血管数量增加，进而导致周围血管增生，扭曲和异常的血管供应淋巴结的周边和血窦（图11.10）。

甲状腺癌患者中有6%～55.5%会发生远处转移。最常见的是肺部（62.5%）、骨骼

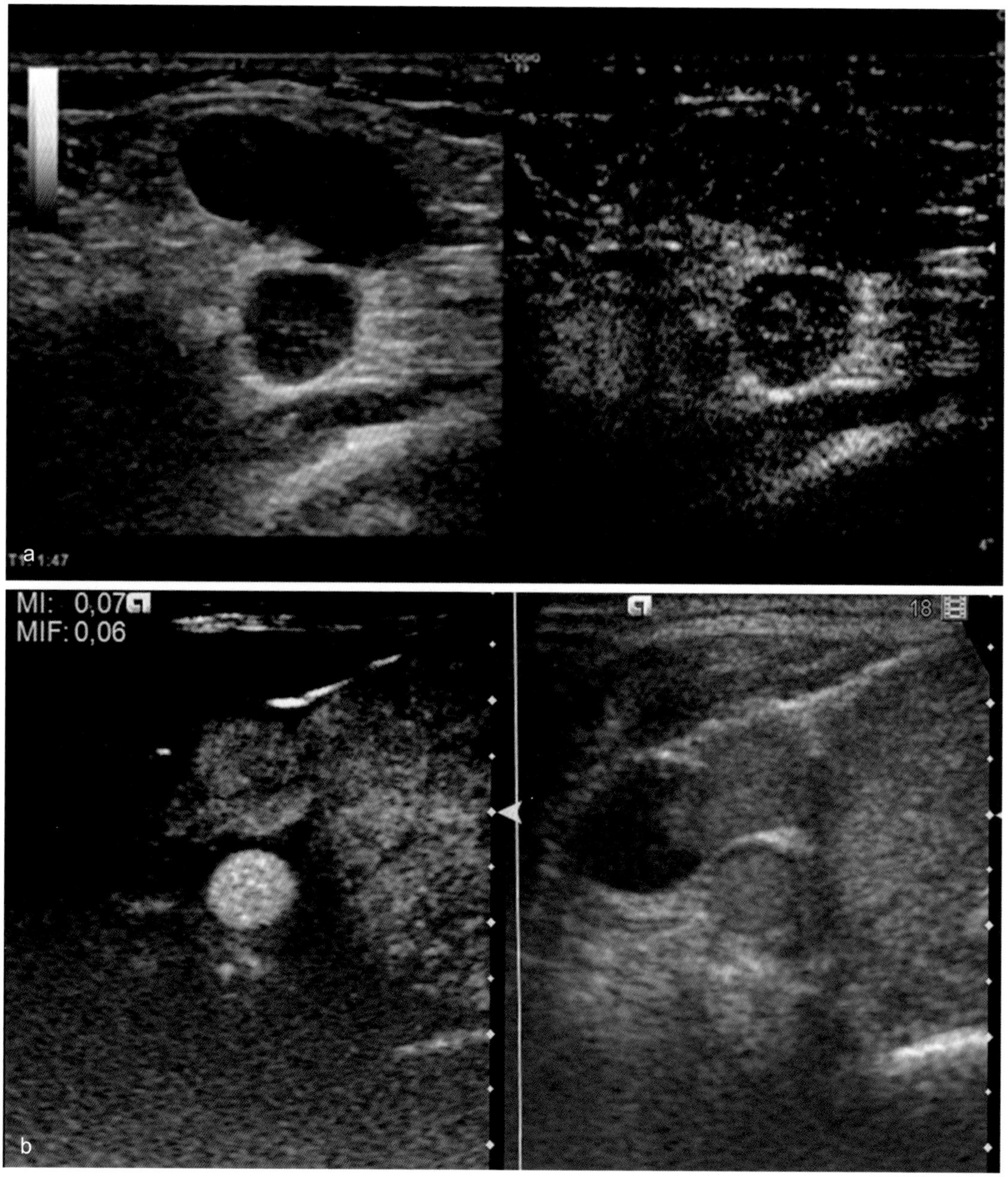

图 11.10　（a，b）颈部淋巴结转移。使用 2.4ml 声诺维 ® 增强对比的超声回声图

（20%）和纵隔淋巴结（7.5%）[12]。超声通常无法观察到胸腔内的转移灶，因此需要选择其他影像学方法。

超声对甲状腺癌转移性淋巴结的检测和鉴别诊断的敏感性为30%～87%，特异性为57%～84%，诊断准确性为56%～81%。然而以上结果很大程度上取决于设备的质量以及操作员的水平和经验，尤其是在淋巴结内出现微转移的情况下。

大多数学者认为，在许多情况下，超声检查并不能最终确定颈部淋巴结的性质，但能探及淋巴结转移的可疑征象，可以指导进一步检查。超声引导下FNAB联合甲状腺球蛋白水平监测和细胞学检查可明确淋巴结性质。

参考文献

1. Gritzmann N, Czembirek H, Hajek P, et al. Sonographic anatomy of the neck and its importance in lymph node staging of head and neck cancer. Rofo. 1987;146(1):1–7.
2. Zabolotskaya NV. The use of ultrasound to assess the condition of surface groups of lymph nodes. Sonoace Int. 1999;5:42–5.
3. Solbiati L. Ultrasound of superficial structures. London: Churchill Livingstone; 1995.
4. Trofimova EY. Ultrasound examination of lymph nodes. SonoAce-Ultrasound. 2008;18:59–64.
5. Abbasova EV, Parhomenko RA, Shcherbenko OI. (2005) Echography in differential diagnosis of benign and malignant lymphadenopathies in children. Materials of the scientific forum "Radiology-2005", Moscow, pp. 3–4 (Article in Russian).
6. Karmazanovsky GG, Nikitaev NS (2005) Computed tomography of the neck: differential diagnosis of extraorgan lesions. Vidar, Moscow (Book in Russian).
7. Pinsky SV, Dvornichenko VV, Beloborodov VA (1999) Thyroid tumors. Irkutsk (Book in Russian).
8. Kotlyarov PM, Yanushpolskaya TO, Aleksandrov YK, et al. Ultrasound in the diagnosis of thyroid cancer and its recurrence. Dent Echo. 2001;2(4):349–54.
9. Sencha AN. Ultrasonic visualization of malignant tumors of the thyroid gland. Ultrazvukovaya i Funkcionalnaya Diagnostika. 2008;2:20–9.
10. Allahverdieva GF, Sinyukova GT, Sholokhov VN, Romanov IS. Possibilities of complex ultrasound examination in diagnosis of metastatic lymph nodes of the neck. Ultrazvukovaya i Funkcionalnaya Diagnostica. 2005;1:18–22.
11. Ahuja A. The thyroid and parathyroid. In: Ahuja A, Evans R, editors. Practical head and neck ultrasound. London: Greenwich Medical Media; 2000.
12. Altunina VS. (1996) Ultrasound diagnosis of recurrence of thyroid cancer. PhD thesis, Obninsk (Book in Russian).

第12章
超声引导下细针穿刺活检

Yuriy K. Aleksandrov, Yury N. Patrunov,
and Alexander N. sencha

细胞学活检是目前唯一一种可以在术前对甲状腺病变进行形态学评价的方法，是明确诊断甲状腺疾病所必需的。通过组织学形态分析，可以对甲状腺疾病进行早期诊断和鉴别。

利用超声引导穿刺大大方便了穿刺过程，并显著提高了穿刺的价值[1-4]。可使用内径1mm的细针或空心针进行活检。细针穿刺活检（FNAB）因高效、廉价、安全，已成为目前最常用的穿刺方式，它通常使用21G一次性针头，门诊即可实施，无需任何麻醉。

实时超声引导可识别并精确引导穿刺深部不可触及的甚至小至3～5mm的病灶。选择超声多普勒，例如CDI和PDI，可以评估目标病变的血管分布，并区分血管和淋巴引流，以避免出血。

许多研究者认为FNAB是甲状腺疾病诊断的主要筛查方法，也是唯一的术前形态学检查方法[1, 5, 6]。

超声引导下细针穿刺活检的适应证：

- 可疑恶性结节（TIRADS 3～5类）
  - 首次发现的结节
  - 快速增长的结节
  - 具有超声恶性特征的结节（包括回声、血流、其他超声征象或临床特征在1年内发生显著变化）

Y. K. Aleksandrov（✉）
Department of Surgery，Federal State Budget Educational Institution of Higher Education Yaroslavl State Medical University of the Ministry of Healthcare of the Russian Federation，Yaroslavl，Russia

Y. N. Patrunov
Department of Ultrasound Diagnostics，Center for Radiological Diagnostics of Non-State Healthcare Institution Yaroslavl Railway Clinic of JSC “Russian Railways”，Yaroslavl，Russia

A. N. Sencha
Department of Visual and Functional Diagnostics，National Research Center for Obstetrics，Gynecology and Perinatology，Ministry of Healthcare of the Russian Federation，Moscow，Russia

- 多房复杂性囊肿（特别是伴有富血管的实性成分）
- 异位甲状腺结节
- 胸骨后甲状腺肿
- 可疑恶性的复发性甲状腺结节
- 超声与其他有临床意义诊断方法的结果不一致
- 原发灶不明的颈部转移性淋巴结
- 微创手术或手术前的细胞学检查

许多学者认为所有甲状腺结节都有必要活检，尤其是可触及的结节，而小于1cm不可触及的结节则倾向于随访。如果存在恶性超声特征或存在髓样癌家族史的患者也应进行活检。另外，在有多个相同病变的情况下，是活检每个结节还是只活检一个主要的结节是有争议的。

FNAB禁忌证如下[7]：

- 严重的凝血功能异常
- 血管壁异常导致的出血性疾病患者，穿刺风险超过其对结节的诊断价值
- 患者坚决拒绝接受穿刺
- 急性精神障碍

甲状腺穿刺可通过以下方法进行：

1.“盲穿”：结节可被触及，无需影像学引导即可操作。

2.超声预先定位后穿刺：由超声预先确定结节位置，并在颈部皮肤上标记。

3.超声引导下穿刺：实时引导可确保针尖穿刺在病灶内。

建议采用超声引导下的甲状腺FNAB技术。对于患者而言，这是可预测且安全的，并可确保为医生提供可靠而精确的穿刺信息。在临床上，极少应用“盲穿”和预先定位穿刺，因为从循证医学的角度来看，其价值较低。Takashima [4]报道说，无超声引导的FNAB比有引导的FNAB诊断错误的发生率更高（分别为19.5%和0.04%）。根据Alexandrov [1]的研究，超声引导的FNAB的灵敏性为80%，超声定位后FNAB的敏感性为72%，而“盲穿”式FNAB的敏感性仅为69%。

穿刺人员的熟练度、进针的准确性、取材量、涂片技术和细胞学专家技术水平会对FNAB的准确率产生显著影响。专科诊疗中心无法诊断的活检（细胞学检查BSRTC 1类）比例低于5%，据Alexandrov[1]报道，无法诊断的样本仅占0.2%。

超声引导甲状腺病变FNAB具有以下优点：

- 快速实时监测
- 获取标本时精确定位

- 对患者和操作者无害，没有电离辐射
- 高分辨率（但这主要取决于超声仪器的质量）

超声引导甲状腺活检的缺点如下：

- 依赖于使用设备的类别
- 高度依赖操作者的经验和技能
- 图像质量依赖于患者个体特征（组织密度、结节位置、患者体位和躯体状态等）

超声引导下的活检可通过以下方法进行：

1.徒手穿刺：自信且有穿刺技巧的操作者常使该种方法，特别是对于大的病灶或在超声探头上没有穿刺架的情况下。该技术的优点是具有较高的操作自由度和良好的针尖观察效果。这是FNAB的常用方法。

2.利用穿刺探头：可在穿刺前确定进针路径。然而，在操作过程中，穿刺针的显像效果往往很差，矫正的范围也很有限，需要特殊的针（通常是空芯针）。

3.利用穿刺架：在超声探头上安装穿刺架，可以精准确定进针方向，并能很好地显示针的形状，但由于其刚性结构，限制了针的灵活性。活检的数量受无菌器械装备的限制。这种活检通常是空芯针活检。

4.一些超声诊断设备制造商（如SonixGPS，Ultrasonix公司）提供的针跟踪专用硬件，需要昂贵的特殊设备和一次性空心针头。该技术适用于位于深部的腹部病灶。这不属于细针活检，也不用于典型的甲状腺病灶。

甲状腺结节的FNAB采用7.5～15MHz线性探头进行超声引导，由两名专家组成的团队（超声医师和外科医生/内分泌学家）更佳（图12.1）。操作前，患者无需特殊的准备。患者仰卧位，肩部垫高，头部后仰，充分暴露颈区。通常不需要局部麻醉，因为穿刺并不比注射麻药更疼痛。此外，麻醉会导致目标区域的图像变差，并影响涂片的质量。选取适宜的进针路径，将超声探头放置于最方便的位置。探头用薄膜包裹并进行消毒备用，颈部皮肤消毒后，使用无菌耦合剂。活检是在无菌条件下进行的，使用一次性的5～10ml注射器和21G针头，一般只需几分钟即可完成。病变部位的针的运动显示在超声扫描仪的屏幕上。针头可以从超声探头的侧面进入，也可以直接插入到结节上（沿探头长度的中间位置）。这对应于横向扫查中的回波点或纵向扫查中的回波线，它们根据针的运动改变位置（图12.1）。

将针插入目标病灶，从病灶内至少三个区域抽取细胞学检查样本。当结节具有不均匀回声结构时，应从病灶中心及周围最可疑的区域取样。囊肿的实体部分也必须进行活检。获得的样本在载玻片上扩展、涂抹，然后送到细胞学实验室进行分析。穿刺部位用无菌敷料压紧10～15分钟，以防止出血（图12.2）。

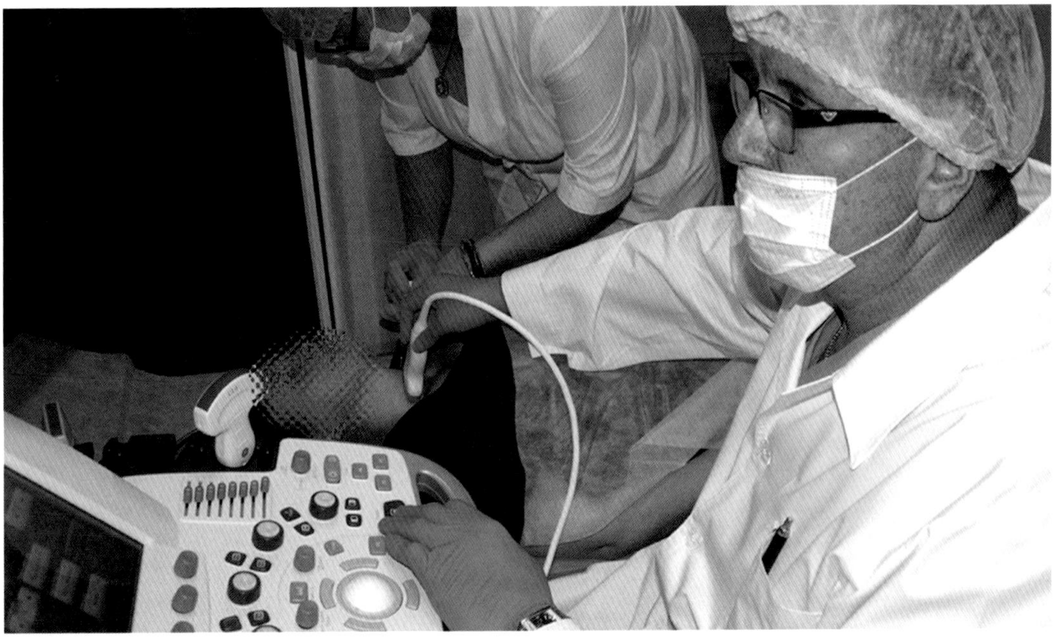

图 12.1　两名专科医师徒手穿刺活检

并发症的发生率取决于操作者的经验、在穿刺过程中是否严格遵循准确的操作流程、使用的设备以及其他方面。不同的研究报道并发症的发生率在1%～12%之间[1, 8]。

副作用和并发症可分为局部症状（疼痛、局部炎症、损伤喉返神经等）和全身症状（不适、发热、激素紊乱等）。

最常见的并发症[3, 7, 9]如下：

- 颈部疼痛
- 发声受损
- 结节或囊腔内出血
- 出血，皮下血肿
- 大血管、气管、食道或神经受损

早期发生穿刺部位疼痛可能是局部组织损伤或血肿所致。疼痛的强度取决于破坏的严重程度。局部出血并发症，如囊下血肿、筋膜间血肿、肌间血肿或皮下血肿，是由不同部位的血管损伤引起的，包括皮下静脉。血肿也可能出现在穿刺富血供病变时和一些血流丰富的弥漫性甲状腺疾病（AIT或Graves病）中。

包膜下血肿伴有下列超声征象（图12.3a）：

- 甲状腺被膜下边缘不规则的非血管性无回声区
- 甲状腺叶增大
- 加压时形状不改变

● 挤压时出现明显疼痛

患者穿刺部位疼痛加重。血肿通常在2～5天内消失。

筋膜间和肌间血肿通常表现为下列超声征象（图12.3b）：

● 均匀的无血管低回声结构覆盖甲状腺前面、侧面，沿甲状腺外的筋膜间隙扩散

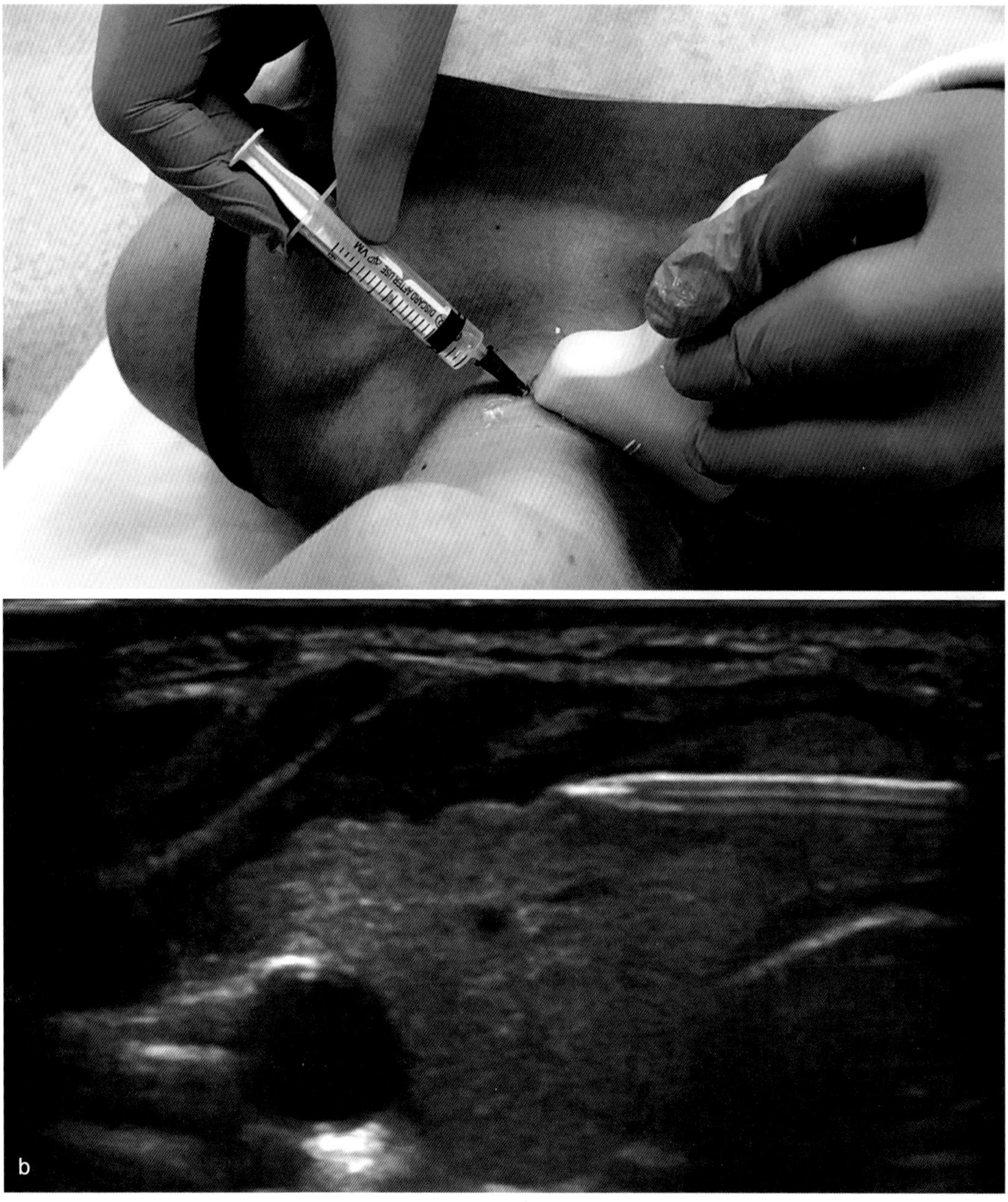

图 12.2　细针穿刺活检。（a）超声探头位置，针从其侧面进入。（b）如图 12.1a 所示，针为高回声的线状图像。（c）超声探头位置，针从探头中间位置进入 。（d）如图 12.1c 所示，结节内的针为高回声点。（c）（d）见下页

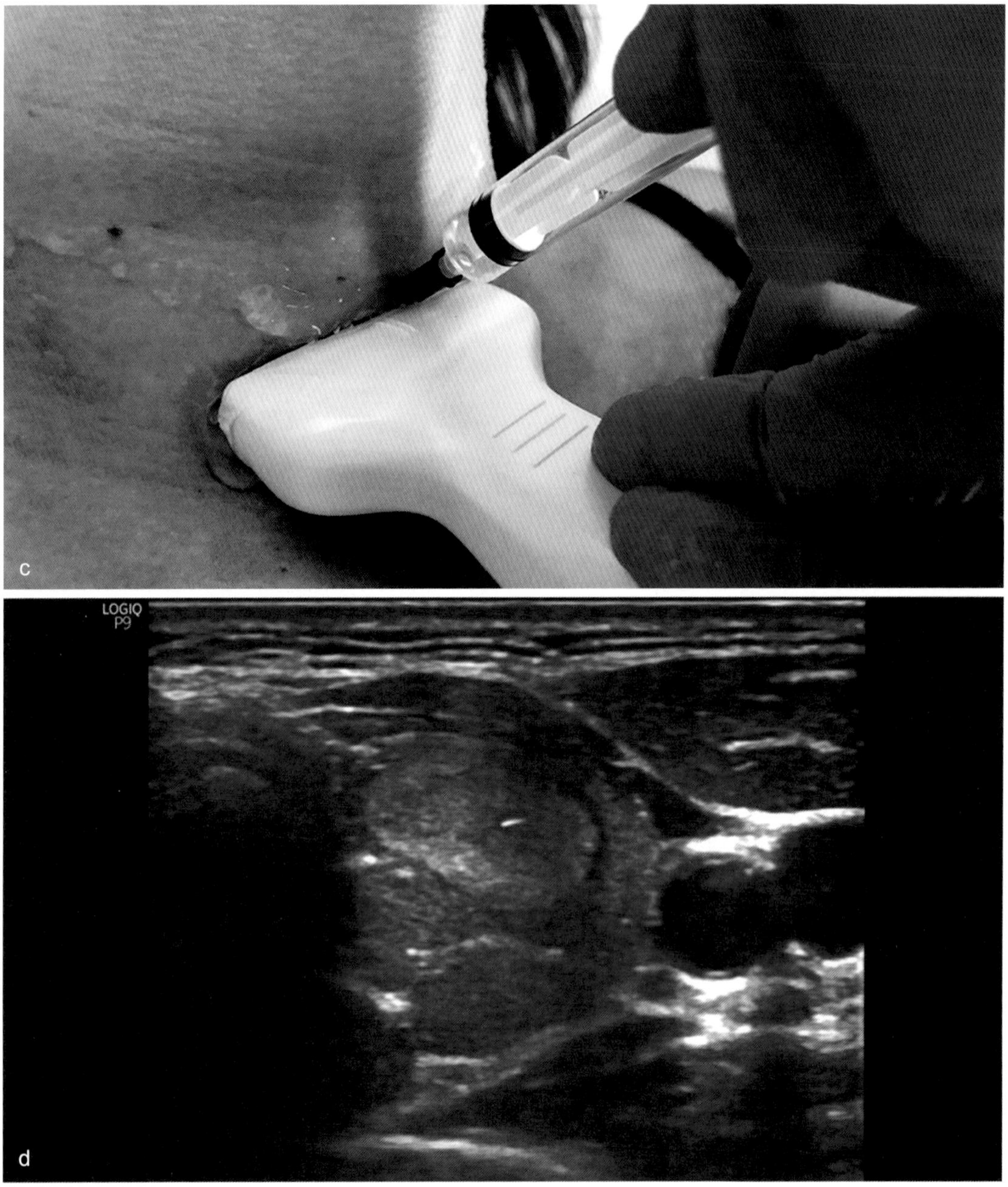

续图 12.2

- 按压能引起血肿的变形
- 按压能引起中度疼痛

甲状腺表面和颈部肌肉之间厚度的增加可以认为是血肿的增大。这些血肿通常较小，可向下扩张，停止穿刺后可不增大。然而，血肿的发生需要超声随访和一些措施来防止其扩大。筋膜间血肿有时表现为手术后2～3天内胸骨上窝或颈前部表面伴有瘀伤。

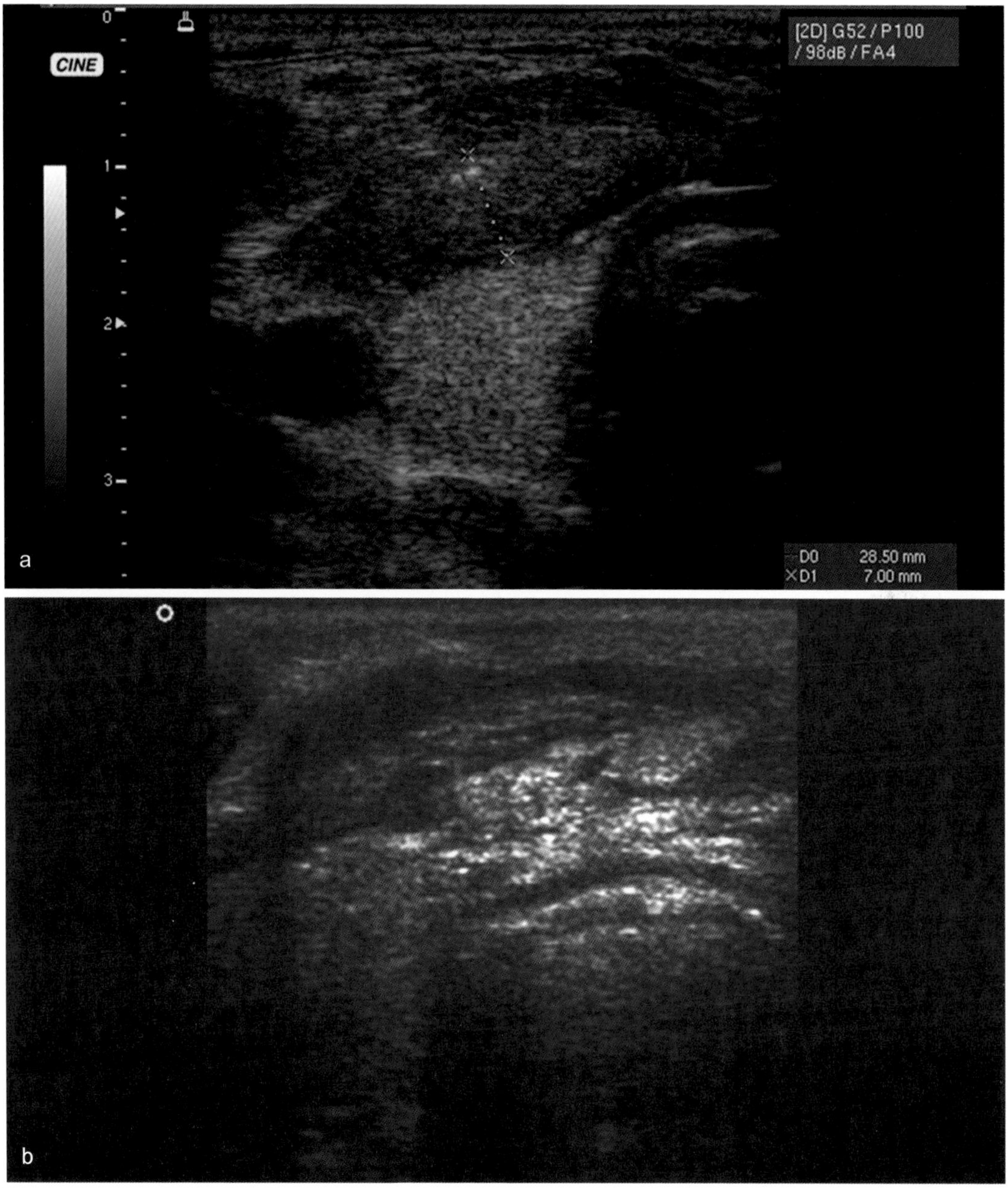

图 12.3　FNAB 并发症。（a）甲状腺包膜下血肿的超声灰阶图像。（b）甲状腺筋膜间血肿的超声灰阶图像

几天之后（5～7天）就会消失，超声上也无法识别。

在某些情况下，通常血肿出现在有大量液体成分或单纯囊肿的结节中，并不影响周围组织，而是影响囊腔。抽吸出内容物后，有些囊腔可立即恢复至原大小，而有些会因出血甚至可增大。超声显示结节有低回声、强回声的混杂不均质团块。几天后，结节不均质性更加明显，结节内出现各种形态的回声。CDI和PDI显示病变血管丰富。这种出血可发展为囊肿或因组织的完全或部分吸收而形成不均匀的低回声结节，伴有强回声和钙化。这些结节以后会有血管穿过，所以结节的血管分布可能伴行在真正的甲状腺结节周围。

如果穿刺针的路径靠近这些结构，则可能刺破大静脉或动脉血管。如果注射器在抽吸时充满血液，则说明血管被扎破。穿刺针显示为血管腔内的强回声点或强回声线。大动脉损伤，包括颈动脉，可导致血管壁血肿和狭窄。超声显示低回声的新月形病变，血管内皮向管腔内突起，管壁呈偏心性增厚（图12.4a）。动脉外血肿比较罕见，大静脉损

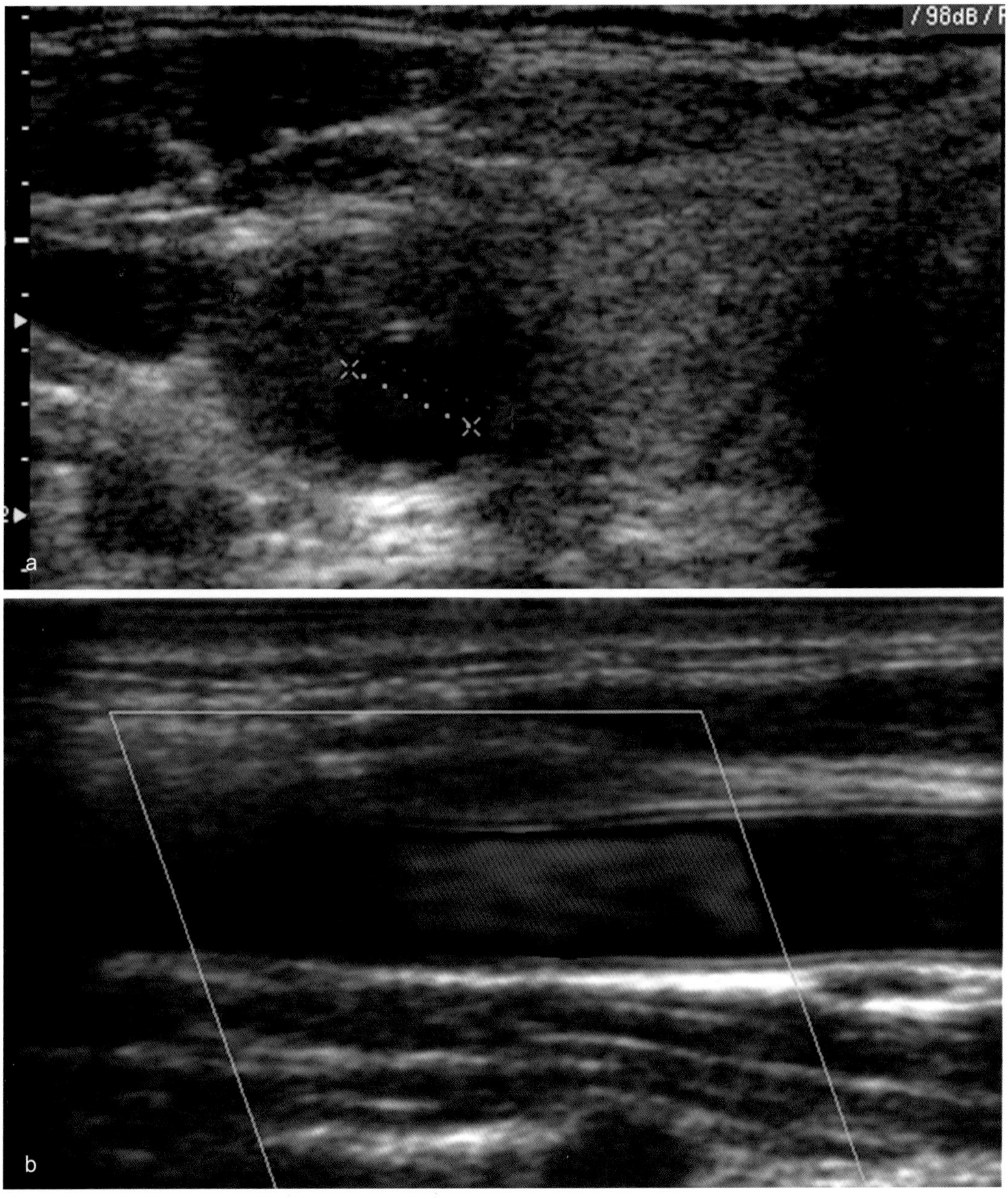

图 12.4　FNAB 并发症。（a）颈总动脉壁间血肿。横断面的超声灰阶图像。（b）颈总动脉壁间血肿。纵向的能量多普勒扫查。（c，d）左颈内静脉血栓形成。横断面的超声灰阶图像。（c）（d）见下页

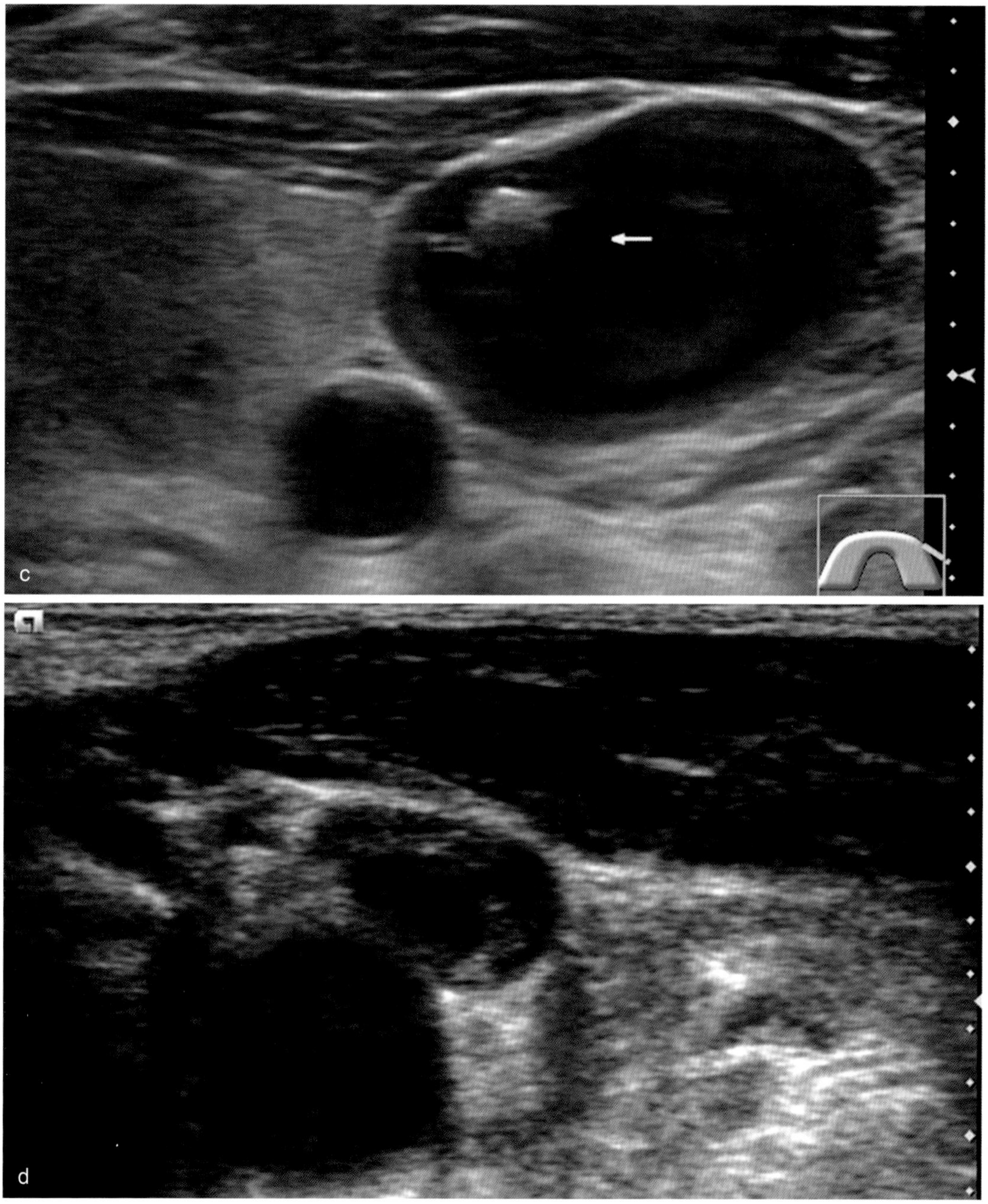

续图 12.4

伤很少伴有血肿，但增加了血栓形成的风险。

静脉血栓形成具有典型的超声特征（图12.4b）：

● 静脉腔内完全闭塞，呈均匀的管状低回声或等回声。血栓随着存在的时间变长，回声逐渐增强、不均匀。

- CDI和PDI静脉腔内血流充盈缺损，甚至完全没有血流。
- 探头加压后静脉无压瘪现象。
- 在上腔静脉的方向上具有尾部生长和扩散的趋势。

FNAB罕见的并发症是穿刺到大神经，包括颈丛的分支。这些神经损伤后，相应的颈部、肩关节或上肢会出现剧烈疼痛。喉上或下（返神经）神经受损可导致相应的神经症状，如声音嘶哑（喉返神经损伤）、在大声说话时容易感到疲劳，喝水时出现呛咳（喉上神经损伤）。

如果超声对针尖显示不清，则可能气管旁结节穿刺时会刺破气管，导致干咳和声音嘶哑1～5分钟，有时可能出现轻微的皮下气肿，但并不需要任何特殊的治疗。

是否有穿刺到食管的可能性很大程度上取决于超声专家的经验。甲状腺左侧叶背侧的圆形（椭圆形）结构在横断面扫查时可被误认为结节。因此，为避免穿刺时伤及食管，应在多个切面进行评估。

在细针穿刺活检之后，患者通常无需超声随访。细胞学诊断的有效性取决于四位专家的技能：进行FNA的外科医生、提供可视化精确引导的超声专科医师、对涂片进行染色的实验室工作人员、病理科医生。

许多研究报道，FNAB检测甲状腺癌的敏感性为70%～98%，特异性为70%～100%，准确性为87%～92%，假阳性率高达20%，假阴性率高达2%～15%。据Semikov [10]报道，FNAB诊断甲状腺肿、腺瘤和甲状腺癌的敏感性分别为87%、93%和70%。在诊断结节合并甲状腺弥漫性疾病（AIT、Graves病）时，FNAB尤为重要。

目前，甲状腺结节FNAB细胞学报告应使用甲状腺细胞病理学Bethesda报告系统（BSRTC）中列出的分类，该系统于2007年在Bethesda举行的美国国家癌症研究所会议上通过。根据Bethesda系统的要求，FNAB的结果为无法诊断或不满意、非典型性意义不明或意义不明的滤泡病变患者应重复FNAB[11]。ATA指出，重复FNAB [12]无需等待几个月。

据报道，细胞学检查结果错误率可达10%～60%，10%～30%的患者有可疑或不确定的结果，5.7%的细胞学检查假阴性，甚至6.7%的细胞学检查为假阳性。高分化滤泡癌和滤泡腺瘤的细胞学鉴别存在困难，并将所有滤泡性甲状腺肿瘤都归于滤泡性肿瘤一类，提示需进一步的确诊和外科手术。而根据Severskaya[13]的研究，细胞学报告为滤泡性肿瘤的情况下，甲状腺癌的概率仅为23%。

甲状腺微创手术前必须进行FNAB[1,14,15]。以下是常用的治疗甲状腺异常的微创手术方式：

- 经皮乙醇注射
- 经皮激光消融

- 射频热消融甲状腺结节
- 亚急性甲状腺炎腺内注射糖皮质激素

微创治疗对于特定的患者群体非常有效。其优点是选择性破坏甲状腺病变，对周围组织的损伤很小。因而患者不需要全身麻醉（通常是局部麻醉），可显著减少可能的并发症，降低副作用的发生率和严重性，价格低廉，患者康复时间短，增加了重症患者治疗的可能性。超声引导是所有甲状腺微创技术的重要组成部分。

参考文献

1. Alexandrov YK. Puncture methods in the diagnosis and treatment of thyroid diseases. Yaroslavl: MP Diabet; 1996. (Book in Russian).
2. Gismant M, Tittoto P, Riccardi L, et al. Role of contrast enhanced ultrasound with SonoVue® in characterization of thyroid nodules in comparison with color-power Doppler and fine needle aspiration biopsy. Ultrasound Med Biol. 2006;32(5):284.
3. Kotlyarov PM, Kharchenko VP, Alexandrov YK, et al. Ultrasound diagnosis of the diseases of the thyroid gland. Moscow: Vidar-M; 2009. (Book in Russian).
4. Takashima S, Fukuda H, Nomura N, et al. Thyroid nodules: reevaluation with ultrasound. J Clin Ultrasound. 1995;23(3):179–84.
5. Burch HB. Fine needle aspiration of thyroid nodules. Determinants of insufficiency rate and malignancy yield at thyroidectomy. Acta Cytol. 1996;40:1176–83.
6. Paches AI, Propp RM. Thyroid cancer. Moscow; 1995 (Book in Russian).
7. Trofimova EY, Frank GA, et al. Puncture of tumors of superficial organs and soft tissues under the control of ultrasound. Russ Oncol J. 1999;4:39–43. (Article in Russian).
8. Brom-Ferral R, Reyes-Devesa S, Ferral H, et al. Image-guided fine-needle aspiration biopsy. One-year experience. Rev Investig Clin. 1993;45(1):49–55.
9. Pashchevsky SA. Possibilities of ultrasonography in complex radiodiagnosis and treatment of thyroid diseases. PhD thesis, Sankt-Peterburg; 2004 (Book in Russian).
10. Semikov VI. Therapeutic and diagnostic strategy in thyroid nodules. PhD thesis, Moscow; 2004 (Book in Russian).
11. Cibas ES, Ali SZ. The 2017 Bethesda system for reporting thyroid cytopathology. Thyroid. 2017;27(11):1341–6.
12. Haugen BR, Alexander EK, Bible KC, et al. 2015 American Thyroid Association management guidelines for adult patients with thyroid nodules and differentiated thyroid cancer: the American Thyroid Association guidelines task force on thyroid nodules and differentiate dthyroid cancer. Thyroid. 2016;26(1):1–133.
13. Severskaya NV. Evaluation of the importance of radiation and non-radiation methods in the diagnosis of thyroid cancer. PhD thesis, Obninsk; 2002 (Book in Russian).
14. Mogutov MS. Ultrasound assisted surgery for diseases of the thyroid gland. PhD thesis, Moscow; 2009. (Book in Russian).
15. Sencha AN. Ultrasound diagnostics. Surface-located organs. Moscow: Vidar M Publishing House; 2015. (Book in Russian).

第13章

甲状腺超声的主要挑战和难点

Ella I. Peniaeva, Alexander N. Sencha, Yury N. Patrunov, Liubov A. Timofeyeva, and Munir G. Tukhbatullin

近年来，尽管甲状腺成像已日趋成熟，但仍有30%～50%的甲状腺癌患者被误诊[1]。60%的甲状腺癌患者被诊断时已是Ⅲ期和Ⅳ期。疾病早期的误诊率达到50%～100%。诊断难点主要在于识别亚厘米级病变中的早期或微小癌。

导致超声检查对甲状腺状况评估不准确的因素可分为以下几类：

1.客观因素

- 患者的解剖、生理和体质特征的差异导致图像质量不佳。
- 设备的限制（超声扫查设备的质量、探头的特性等）

2.主观因素

- 超声医生经验不足
- 甲状腺扫查方法不正确

合适的超声检查条件、充足的超声扫查空间、足够的颈部面积以及其他个人因素都

E. I. Peniaeva（✉）·Y. N.Patrunov
Department of Ultrasound Diagnostics，Center for Radiological Diagnostics of Non-State Healthcare Institution Yaroslavl Railway Clinic of JSC “Russian Railways”，Yaroslavl，Russia

A. N. Sencha
Department of Visual and Functional Diagnostics，National Research Center for Obstetrics，Gynecology and Perinatology，Ministry of Healthcare of the Russian Federation，Moscow，Russia

L.A.Timofeyeva
Department for Internal Diseases Propaedeutic，Course of Diagnostic Radiology of Medical Faculty of Federal State Budget Educational Institution of Higher Education “I. N. Ulianov Chuvash State University”，Cheboksary，Russia

M.G.Tukhbatullin
Department of Ultrasound Diagnostics，Kazan State Medical Academy – Branch Campus of the Federal State Budget Educational Institution of Further Professional Education，Russian Medical Academy of Continuing Professional Education of the Ministry of Healthcare ofthe Russian Federation，Kazan，Russia

会影响甲状腺超声成像的质量。为了改善甲状腺超声图像质量，有多种技术可以采用。例如，可以改变患者头部和手臂的摆放位置，让患者进行吞咽动作，使用低频超声探头、凸阵或微凸探头、以及使用其他声窗（例如对于胸骨后甲状腺肿可以从上部肋间隙扫查）。

甲状腺超声检查中，不同检查者之间，甚至同一检查者的不同次检查之间的差异都很大，很大程度上是由于设备的质量和操作人员的技能水平差异所致。据Bataeva等[2]报道，专家在8.7%的病例中无法重复自己的2D甲状腺体积计算结果，不同专家进行的评估相差可达12.8%。用3D表面重建和分段方法进行的测量分别显示有4%和4.8%的差异。使用超声的一个缺点是对异位甲状腺的检出率低，甲状腺异位在胸骨后气管分叉处明显限制了超声检查的可能性。

高分辨率超声的使用可检查出一些过去发现不了的病灶，例如中、大型蜂窝状图像模式（大小为2～4mm的多个细小低、无回声病变）。这种超声声像图广泛见于生活在碘缺乏地区的人群和弥漫性地方性甲状腺肿早期。它是由于多余的胶体累积导致滤泡扩张和胶质囊性变。这些滤泡内的高回声点是致密的胶质。另一种小变化是AITD（自身免疫性甲状腺病）初始阶段的炎性病灶，这时会出现回声降低，是由于淋巴浆细胞浸润和水肿引起的甲状腺轻度异质性变。但对于AITD患者来说，甲状腺小结节和自身免疫性病灶的鉴别诊断比较困难（图13.1）。

在这种情况下，应特别注意病灶边缘的清晰度、形状、血流模式以及超声弹性成像和超声造影等其他征象。有时通过后续随访或其他方法可得到正确诊断。

另外，一些正常的甲状腺结构会被误诊断结节，尤其是在左叶后方或沿右叶下极背侧部分。这种类型的误诊是因为仅通过横断面扫查，有可能会把邻近的食管结构报告为结节。甲状腺下动脉的正常血管结构也可能被误诊为结节。在某些情况下，甲状腺下动脉干进入甲状腺叶下极时并未形成细小的分支，而是包绕正常甲状腺组织形成类似结节样结构。

峡部附近的淋巴结常使诊断变得困难。AITD中增大的淋巴结常位于峡部的上方或下方，也会被误认为是甲状腺结节。使用最高的探查频率，可以提供更详细的图像，有助于鉴别诊断。需要注意淋巴结的特定特征，例如形态、皮质和髓质以及血流模式。相反，甲状腺峡部结节则极少被误诊为颈部肿大的淋巴结。

由于超声操作者经验不足，一些少见的颈部病变也会被误诊。许多甲状腺旁腺腺瘤和增生被误诊为甲状腺结节。这种病变类型相对少见，因此没有在内分泌专科执业过的全科医生或超声医生对此并不了解，也缺乏诊断经验（图13.2）。

食管憩室也存在同样的情况。在大多数情况下，超声检查医生凭借自己的经验，对“典型”的甲状腺结节有一个特定的意象。因此，与这种典型图像不同的任何病变均应格外小心。

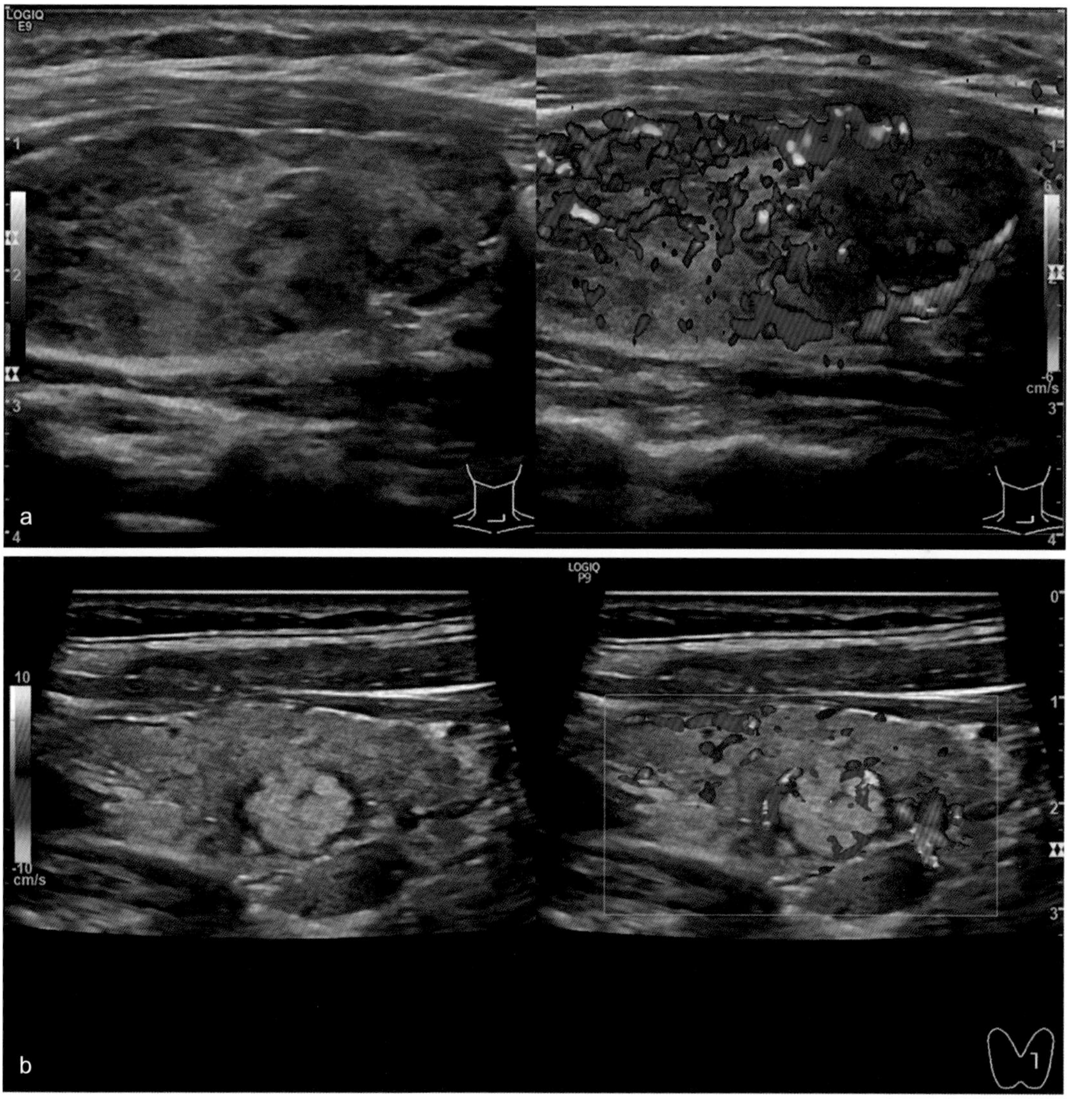

图 13.1 （a，b）在 AITD 时，甲状腺结节与局部回声改变的鉴别存在困难。灰阶超声和 CDI

甲状腺和周围器官的先天性异常也可能引起诊断困难，尤其是对于超声初学者，例如甲状腺先天性缺如、严重的甲状腺发育不全、右位食管等。

一些辅助方法有助于鉴别诊断，例如转动患者的头部、用手指压迫颈部组织、吞咽等。现代化超声设备可对直径大于2～3mm的甲状腺实性结节清晰显示，对于更小的病变则不定义为“结节”。只有在至少两个相互垂直的扫查切面中清楚地看到病变时才能得出有结节的结论。

掌握正确的检查方法很重要。包括甲状腺在内的浅表小器官只有使用7.5MHz或更高频率的线阵探头才能清晰显示，腹部凸阵探头可用于测量甲状腺叶的长度或用于肿大的甲状腺。单独使用凸阵探头进行甲状腺检查会导致多个严重错误，降低超声检查的可信度。

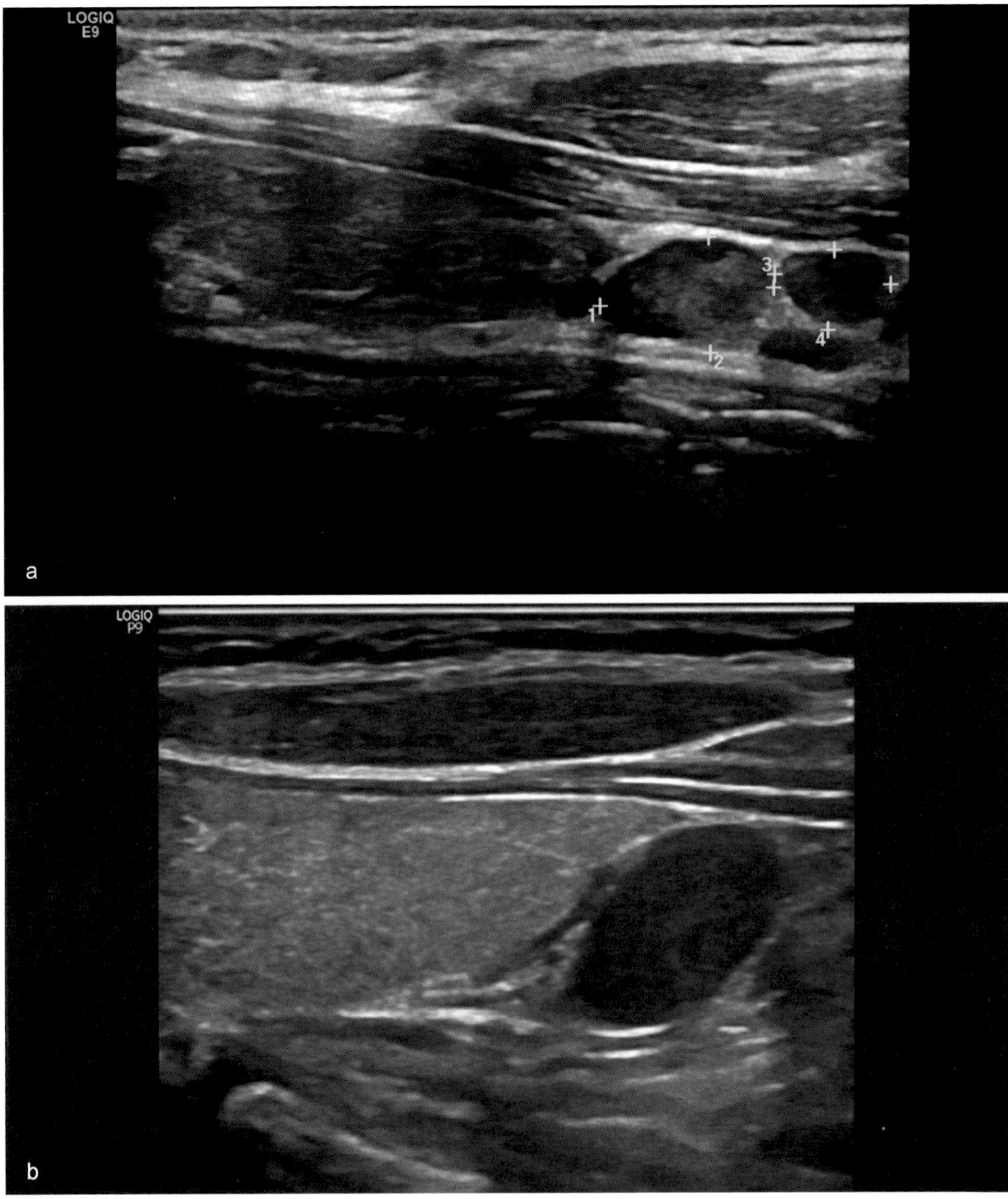

图 13.2　颈部淋巴结和甲状旁腺病变的鉴别诊断困难。灰阶超声。（a）邻近甲状腺叶下极的反应性淋巴结超声图像。（b）邻近甲状腺叶下极的左甲状旁腺腺瘤超声图像

甲状腺疾病的图像可能伴有超声伪像，且这些伪像不只是存在于甲状腺中。主要如下：

- 声影是钙化的典型表现（例如，甲状腺癌和良性结节中的粗大或蛋壳样钙化）
- “彗星尾”征出现在胶质病变中，包括大滤泡
- 侧方声影是某些实性结节的特征，可与“声晕”征结合，例如在甲状腺腺瘤中

● 后方回声增强是液体聚积的典型表现

类似地，在彩色模式下也会出现一些伪像。在CDI、PDI和PW多普勒中设置最佳参数，对获得的数据质量是非常重要的。用不正确的设置尤其是低速阈值观察血流，在彩色多普勒和频谱多普勒中都会出现混叠伪像（图13.3）。在这里，速度超过了Nyquist极

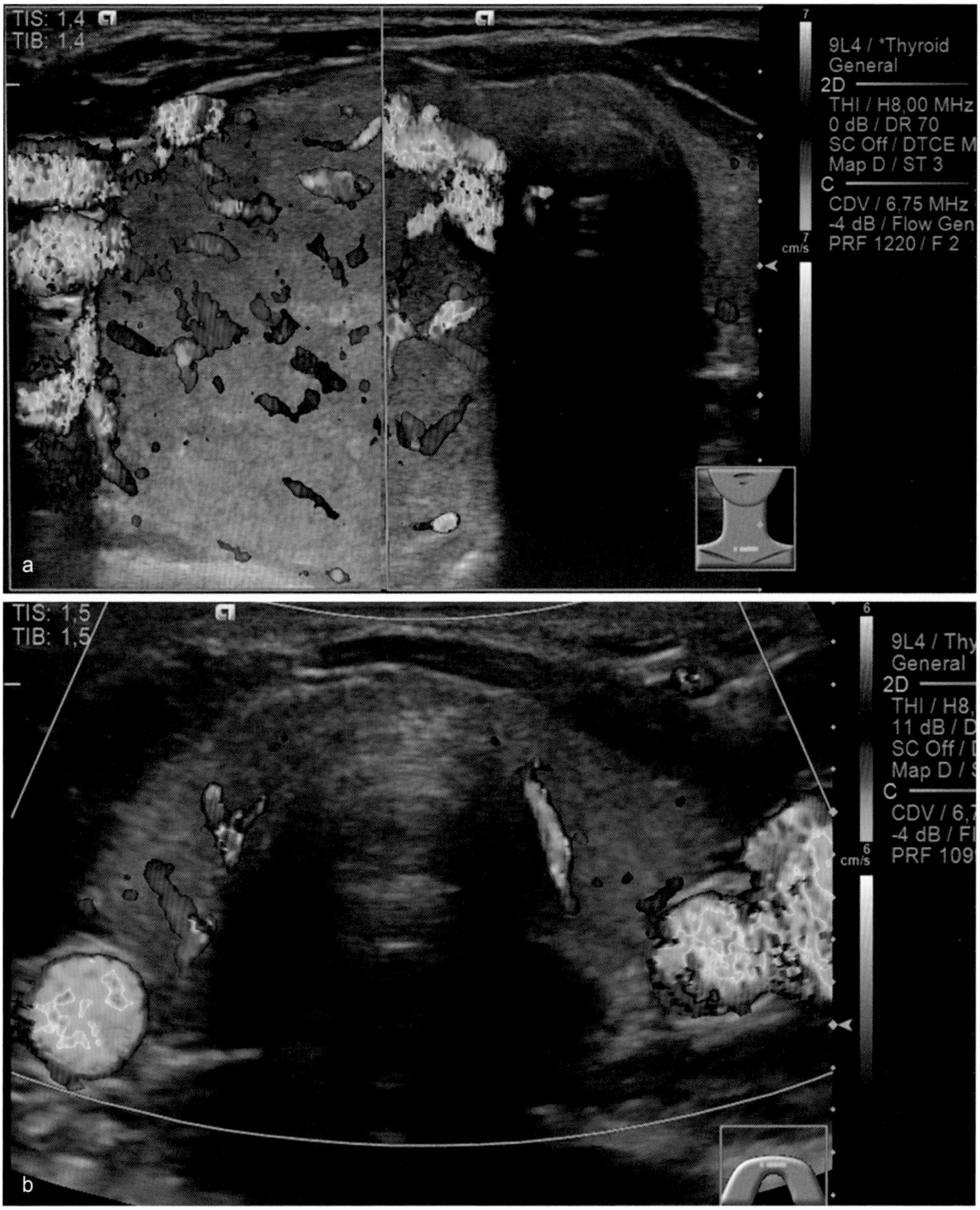

图 13.3　CDI 评估血流时采样不足的混叠伪像

限，显示的图像与血流的实际流动方向相反。

使用超声弹性成像技术时，掌握正确的技术非常重要。不同制造商生产的超声仪的技术、测量方法和组织应变显示方法不同，会导致大量不一致的结论。组织硬度/弹性的定量数据虽然看似是一些客观数据，但是由于使用的测量单位（kPa、m/s等）不同，会使各个研究间难以进行比较。压迫式弹性成像也可能伴有一些伪像[3,4]，如下所示：

- “马耳他十字”——硬结构周围阴影的出现，在压缩过程中挤进了其边界相邻的软组织。这会导致超声显示的组织硬度比该组织本身的硬度低。
- 由于在压缩过程中周围组织的参与和移位，硬病变的边缘增强。
- 错误的压缩伪像（过强或过弱）。施加于组织的压力过大会降低病变边界的清晰度，有时会导致组织横向移位。
- 大量积液区产生的伪像。当组织被压缩时，液体运动的随机特征也会产生类似实体结构病变的伪像。

甲状腺肿瘤的鉴别诊断并不总是取决于影像医生或临床医生。尽管在超声成像方面有了很大的进步和创新，但仍有超过4%的恶性甲状腺肿瘤存在非典型超声特征[1]（图13.4）。

超声检查应做出明确的结论，因为它会影响进一步诊断和治疗的选择。它可以帮助外科医生确定手术的范围和类型，帮助内分泌科医生制定治疗方案，并帮助影像医生计划后续的随访。

结论是对描述部分的清晰总结，在我们看来，关于甲状腺的结论必须包含以下四个方面：

1.超声测量甲状腺体积（甲状腺肿大）

2.甲状腺实质的状况（例如，AIT实质特征的弥漫性变化）

3.发现病灶的描述（如甲状腺右叶结节）

4.根据TIRADS（例如TIRADS 2类）对甲状腺病变的说明

超声的重要组成部分是获得的数据的数字存档。几乎所有的超声设备都能以通用DICOM格式存储和传输数字信息。它便于随访和进一步的诊断，并可在各种医疗设备、临床医生和网络之间提供轻松、便捷和有效的交流。超声的另一些优势，诸如消融技术已经在日常实践中得到利用，前景是显而易见的。

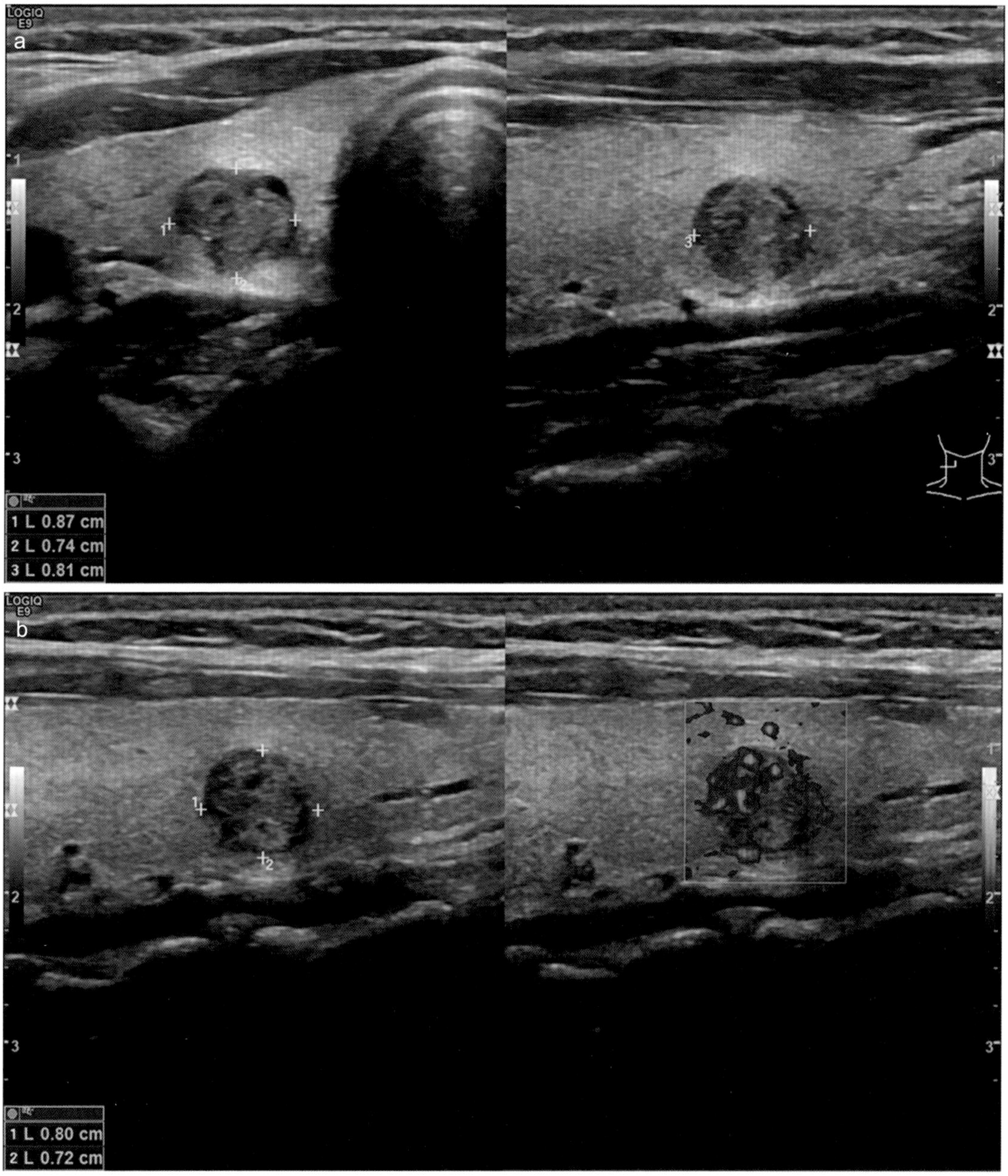

图 13.4 甲状腺癌超声图像。但其却显示为良性超声特征，包括：（a）灰阶超声和（b）PDI。（c）压迫式弹性成像和（d）剪切波弹性成像。（c）（d）见下页

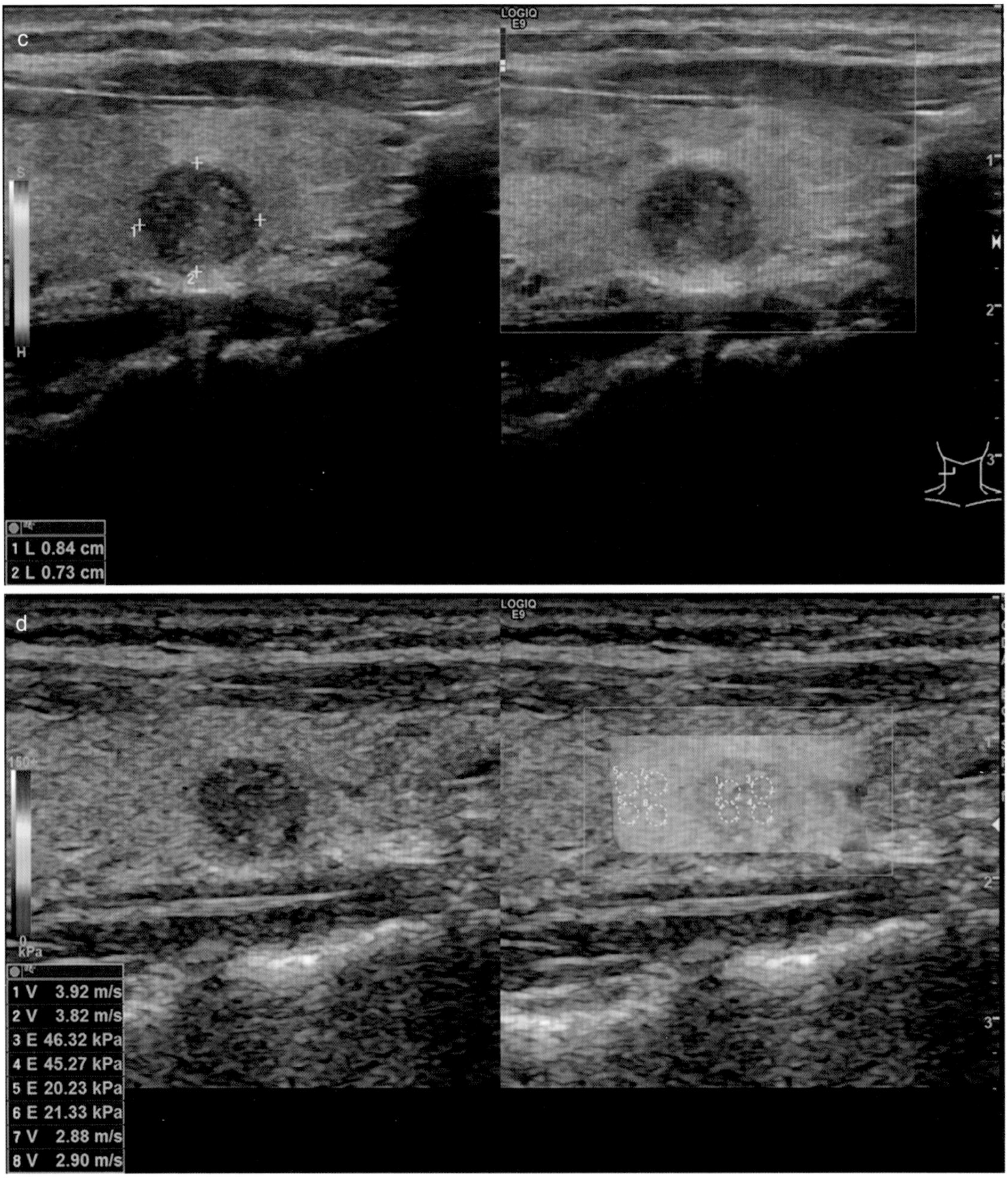
c
LOGIQ E9
1 L 0.84 cm
2 L 0.73 cm
d
LOGIQ E9
kPa
1 V 3.92 m/s
2 V 3.82 m/s
3 E 46.32 kPa
4 E 45.27 kPa
5 E 20.23 kPa
6 E 21.33 kPa
7 V 2.88 m/s
8 V 2.90 m/s

续图 13.4

参考文献

1. Sencha AN. Ultrasound diagnostics. Surface-located organs. Moscow: Vidar M Publishing House; 2015. (Book in Russian).
2. Bataeva RS, Mitkov VV, Mitkova MD. Evaluation of the reproducibility of the results of ultrasound volumetry of the thyroid gland. Ultrazvukovaya i Funkcionalnaya Diagnostica. 2006;1:37–43. (Article in Russian).
3. Bamber J, Cosgrove D, Dietrich CF, et al. EFSUMB guidelines and recommendations on the clinical use of ultrasound elastography. Part 1: basic principles and technology. Ultraschall Med. 2013;34(2):169–84.
4. Osipov LV. Ultrasound diagnostic devices. Modes, methods and techniques. Moscow: Izomed; 2011 (Book in Russian).